Brain Rules fürs Älterwerden

Brain Rules fürs Älterwerden

John Medina

Wissenschaftlicher Beirat Programmbereich Psychologie:

Prof. Dr. Guy Bodenmann, Zürich; Prof. Dr. Lutz Jäncke, Zürich; Prof. Dr. Franz Petermann, Bremen; Prof. Dr. Astrid Schütz, Bamberg; Prof. Dr. Markus Wirtz, Freiburg i. Br.

John Medina

Brain Rules fürs Älterwerden

Lebensfroh, vital und geistig fit bleiben

Aus dem amerikanischen Englisch von Cathrine Hornung

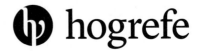

Die Übersetzerin dankt dem Freundeskreis zur Förderung literarischer und wissenschaftlicher Übersetzungen e. V. für ein Arbeitsstipendium, das vom Ministerium für Wissenschaft, Forschung und Kunst Baden-Württemberg ermöglicht wurde.

Geschützte Warennamen (Warenzeichen) werden nicht besonders kenntlich gemacht. Aus dem Fehlen eines solchen Hinweises kann also nicht geschlossen werden, dass es sich um einen freien Warennamen handelt.

Bibliografische Information der Deutschen Nationalbibliothek
Die Deutsche Nationalbibliothek verzeichnet diese Publikation in der Deutschen Nationalbibliografie; detaillierte bibliografische Daten sind im Internet über http://www.dnb.de abrufbar.

Anregungen und Zuschriften bitte an:
Hogrefe AG
Lektorat Psychologie
Länggass-Strasse 76
3012 Bern
Schweiz
Tel: +41 31 300 45 00
E-Mail: verlag@hogrefe.ch
Internet: www.hogrefe.ch

Lektorat: Dr. Susanne Lauri
Herstellung: René Tschirren
Umschlagabbildung: istock/Rawpixel
Umschlag: Claude Borer, Riehen
Satz: punktgenau GmbH, Bühl
Druck und buchbinderische Verarbeitung: Finidr s. r. o., Český Těšín
Printed in Czech Republic

Das vorliegende Buch ist eine Übersetzung aus dem amerikanischen Englisch. Der Originaltitel lautet „Brain Rules for Aging Well - 10 Principles for Staying Vital, Happy, and Sharp" bei Pear Press. Copyright © 2017 by John J. Medina.

1. Auflage 2019
© 2019 Hogrefe Verlag, Bern
(E-Book-ISBN_PDF 978-3-456-95898-9)
(E-Book-ISBN_EPUB 978-3-456-75898-5)
ISBN 978-3-456-85898-2
http://doi.org/10.1024/85898-000

Sir David Attenborough gewidmet,
Vorbild und Mentor aus der Ferne,
für die stete Erinnerung daran, dass die Wissenschaft
keinen Waffenstillstand mit der Wahrheit eingeht.

Inhalt

10 Brain Rules fürs Älterwerden

1.

Seien Sie anderen ein Freund, und lassen Sie andere Ihre Freunde sein

2.

Pflegen Sie eine Haltung der Dankbarkeit

3.

Achtsamkeit beruhigt nicht nur, sondern verbessert auch Ihre Gehirnleistung

4.

*Denken Sie daran: Es ist nie zu spät, um zu lernen –
und anderen etwas beizubringen*

5.

Trainieren Sie Ihr Gehirn mit Videospielen

6.

Prüfen Sie zehn Warnzeichen, bevor Sie sich fragen: „Habe ich Alzheimer?"

7.

Achten Sie auf gesunde Ernährung und viel Bewegung

8.

*Bewahren Sie einen klaren Kopf, indem Sie ausreichend
(aber nicht zu viel) schlafen*

9.

Sie können nicht ewig leben – zumindest noch nicht

10.

*Setzen Sie sich bloß nicht zur Ruhe und schwelgen Sie unbedingt
in Erinnerungen*

Einführung

In diesem Buch steht alles, was Sie über die Ursachen und Auswirkungen des Alterns wissen müssen. Anhand von neurowissenschaftlichen Erkenntnissen lege ich dar, wie Sie das Älterwerden zu einer erstaunlich erfüllenden Erfahrung machen können, von der Sie und Ihr Gehirn für den Rest Ihres Lebens profitieren. Wir beginnen mit einer Gruppe von siebzigjährigen Männern, die sich in die kompetenten Hände der bekannten Harvard-Psychologin Ellen Langer begeben haben.

Fröhlich wie Kinder verlassen die älteren Herren eines schönen Herbstmorgens ein Kloster in New Hampshire. Unter Langers Beobachtung haben sie fünf Tage in dem alten Gemäuer zugebracht. Jetzt fahren sie nach Hause – lachend, ausgelassen, aktiv, gut drauf. Wir schreiben das Jahr 1981. Es ist die erste Amtszeit von Ronald Reagan, und die Siebzigjährigen wirken so fit wie der vierzigste Präsident der Vereinigten Staaten, der zufällig genauso alt ist wie sie. Doch diese Senioren, alles Teilnehmer an Langers Forschungsprojekt, haben gerade eine Zeitreise hinter sich. Ihre Gehirne haben die letzte Woche nicht im Jahr 1981 verbracht, sondern im Jahr 1959. Überall im Kloster wurden Songs wie „Mack the Knife" und „The Battle of New Orleans" gespielt. Im Schwarz-Weiß-Fernsehen lief *Rauchende Colts* und Basketball: Die Boston Celtics schlugen in der Endrunde die Minneapolis Lakers (jawohl, die Minneapolis Lakers!), und Johnny Unitas spielte für die Baltimore Colts. Originalausgaben des *Life Magazine* und der *Saturday Evening Post* lagen herum. Gerade hatte Ruth Handler den Spielzeugkonzern Mattel davon überzeugt, eine schlanke Plastikpuppe mit weiblichen Kurven auf den Markt zu bringen, die den Spitznamen ihrer Tochter, „Barbie", trug und für Mädchen in der Vorpubertät gedacht war. Präsident Eisenhower hatte vor Kurzem den Hawaii Admission Act unterzeichnet und damit den fünfzigsten Bundesstaat in die USA aufgenommen.

Diese Reise in die Vergangenheit ist der Grund, weshalb die Männer an diesem Morgen so gut gelaunt sind. Während sie auf den Bus warten, der sie nach Hause bringen soll, fangen sie spontan an, Touch Football zu spielen, was die meisten von ihnen seit Jahrzehnten nicht mehr getan haben.

Sie hätten diese Männer 120 Stunden zuvor sehen sollen: schlurfender Gang, schlechte Sehkraft und nachlassende Gedächtnisleistung, eingeschränktes Hörvermögen. Einige stützten sich beim Betreten des Klosters auf Gehstöcke, manche waren nicht in der Lage, ihr Gepäck in ihr Zimmer zu tragen. Langer und ihr Team hatten die Probanden im Vorfeld auf Herz und Nieren geprüft und ihre Gehirne beurteilt. Diese Tests machten eins deutlich: Bevor sie das Kloster betraten, entsprachen die Männer dem Stereotyp des Greises. Es war, als hätte eine Casting-Agentur sie unter der Vorgabe „Wir brauchen acht gebrechliche Senioren" ausgewählt.

Sie blieben aber nicht gebrechlich. Am Ende ihres Aufenthalts wurden sie noch einmal den gleichen Tests unterzogen. Als ich den *New-York-Times*-Bericht über die quantifizierbaren Ergebnisse las, stockte mir der Atem. Selbst eine oberflächliche Vorher-nachher-Betrachtung ließ eine dramatische Veränderung erkennen: Die Körperhaltung der Männer war stabiler, die Griffstärke ihrer Hände – ein wichtiges Maß in der Altersmedizin – hatte zugenommen, und sie wiesen eine bessere Handfertigkeit auf. Außerdem waren sie viel beweglicher (Touch Football, man stelle sich das vor!). Ihr Hörvermögen hatte sich verbessert, ebenso ihre Sehkraft. Die Art und Weise, wie sie sich unterhielten, ließ erkennen, dass auch in ihren Gehirnen etwas geschehen war. Dieser Eindruck wurde durch erneute IQ- und Gedächtnistests bestätigt. Das außergewöhnliche Experiment wurde treffend als die „Counterclockwise"-Studie bezeichnet, weil es bei den Teilnehmern gewissermaßen „die Uhr zurückgedreht" hatte.

Das Buch, das Sie in Händen halten, befasst sich damit, was in jenen fünf Tagen mit den Männern geschah – und was statistisch betrachtet mit Ihnen geschehen wird, wenn Sie die Empfehlungen auf diesen Seiten beherzigen. Eine derart optimistische Aussage ist alles andere als typisch für mich. Schließlich bin ich ein griesgrämiger, skeptischer Neurowissenschaftler. Jeder Satz in diesem Buch gibt wissenschaftliche Erkenntnisse wieder, die veröffentlicht, mittels Peer-Review (also durch andere Wissenschaftler) beurteilt und mehrfach repliziert worden sind (siehe Literaturverzeichnis in diesem Buch). Mein Fachgebiet sind die genetischen Grundlagen psychischer Störungen. Aber wenn Sie glauben, dass es beim Älterwerden nur um das Nachlassen der Kräfte geht, sollten Sie sich ein wenig Zeit nehmen und andere Standpunkte berücksichtigen, etwa den von Langer – oder den dieses Buches.

Brain Rules fürs Älterwerden beschreibt nicht nur, wie das Gehirn altert, sondern auch, wie man die Abnutzungserscheinungen des Alterns verringern kann. Dieses Forschungsgebiet wird „Alternsforschung" genannt.[1]

---

1   Anm. d. Übers.: Im Gegensatz zur Gerontologie (Alterswissenschaft), deren Hauptaugenmerk auf den physischen, psychologischen, demografischen und sozialen Auswirkungen des Alterns liegt, und zur Geriatrie (Altersmedizin) befasst sich die Alternsforschung (engl. *geroscience*) mit den biologischen Ursachen des Alterns und den Möglichkeiten, die Gesundheitsspanne im Alter zu verlängern.

In diesem Buch erfahren Sie, was Alternsforscher bereits wissen. Sie lernen, wie Sie Ihre Gedächtnisleistung steigern können, warum Freundschaften im wahrsten Sinne überlebenswichtig sind und warum Sie so oft wie möglich mit Ihren Freunden tanzen gehen sollten. Sie erfahren, warum Sie länger leben können, wenn Sie mehrere Stunden pro Tag ein Buch lesen; warum das Erlernen einer Fremdsprache womöglich das Beste ist, was Sie für Ihren Kopf tun können, vor allem wenn Sie sich vor Demenzerkrankungen fürchten; und warum regelmäßige, freundschaftliche Diskussionen mit Menschen, die anderer Meinung sind, wie „Gehirnvitamine" wirken. In diesem Buch erfahren Sie außerdem, warum bestimmte Videospiele Ihre Problemlösungsfähigkeit verbessern können.

Nebenbei werden wir mit ein paar Mythen aufräumen. Vergessen Sie die „Wenn Sie sofort bestellen, bekommen Sie die doppelte Menge zum gleichen Preis"-Angebote dubioser Geschäftemacher, die Ihnen irgendwelche Jungbrunnen-Elixiere anpreisen – so etwas gibt es nämlich nicht. Das Problem beim Altern ist weniger der Verschleiß als die mangelnde Reparaturfähigkeit des Körpers. Und es ist *nicht* unvermeidbar, dass Ihre geistigen Fähigkeiten mit den Jahren nachlassen. Wenn Sie den Ratschlägen in diesem Buch folgen, kann Ihr Gehirn in jedem Alter plastisch (sprich: formbar), lernbereit und entdeckungswillig bleiben.

Wir werden auf diesen Seiten auch feststellen, dass Altern nicht nur Nachteile mit sich bringt, sondern auch ein Gewinn sein kann – für den Kopf ebenso wie für das Herz. Ihre Fähigkeit, das Glas halb voll (und nicht halb leer) zu sehen, nimmt mit steigendem Alter zu, während das Stressniveau sinkt. Hören Sie also nicht auf diejenigen, die Ihnen weismachen wollen, dass Altwerden automatisch Verdrießlichkeit bedeutet. Wenn Sie es richtig anstellen, kann das Alter zu den besten Jahren Ihres Lebens gehören.

Vier Teile

Brain Rules fürs Älterwerden ist in vier Teile gegliedert. Der erste befasst sich mit dem sozialen - beziehungsweise „fühlenden" - Gehirn und untersucht Themen wie Beziehungen, Wohlbefinden und Gutgläubigkeit im Alter; hier wird auch aufgezeigt, wie sich Ihre Emotionen mit den Jahren verändern. Im zweiten Teil geht es um das denkende Gehirn und darum, wie sich die kognitiven Vorrichtungen verändern, wenn wir älter werden. (Mit „Vorrichtungen" meine ich die komplexen, miteinander verbundenen Hirnregionen, die unterschiedliche Funktionen erfüllen.) Manche dieser Fähigkeiten verbessern sich übrigens im Alter. Der dritte Teil widmet sich dem Körper. Hier wird dargelegt, wie bestimmte Übungen, Ernährung und Schlaf den altersbedingten Abbau verlangsamen können.

Jeder dieser Teile ist mit praktischen Ratschlägen gespickt. Es wird gezeigt, wie bestimmte Maßnahmen die Leistung verbessern können und welche neurowissenschaftlichen Erkenntnisse diesen Maßnahmen zugrundeliegen.

Im letzten Teil geht es um die Zukunft – Ihre Zukunft. Hier werden erfreuliche Themen wie der (Un-)Ruhestand und unerfreuliche wie die Unvermeidbarkeit des Todes behandelt. Außerdem fasse ich die vorangehenden Kapitel zu einem Tagesplan zusammen, mit dem Sie Ihr Gehirn gesund halten können. Lesen Sie unbedingt alle vier Teile. Warum, lässt sich am besten anhand des Amazonas erklären, genauer gesagt, anhand der Erkenntnisse von Sir David Attenborough über den Amazonas.

Ein mächtiger Strom

In den 1980er-Jahren schaute ich mir immer die außergewöhnlichen Dokumentarfilme des berühmten Naturforschers im Fernsehen an, und sie haben mich von mehr Irrtümern befreit, als ich je zugeben würde. Einer dieser Irrtümer hatte mit dem Amazonas zu tun.

Ich war immer davon ausgegangen, dass der wasserreichste Fluss der Welt einer einzigen Quelle entspringt und dass dieses Rinnsal dann auf wundersame Weise zu einem mächtigen Strom anschwillt. Ich dachte, das sei bei den meisten Flüssen der Fall. Doch Attenborough belehrte mich eines Besseren: Genau wie die meisten Flüsse der Erde hat auch der Amazonas keine einzelne Quelle. Ich sehe den Forscher noch vor mir, wie er in einer Episode der *Living-Planet*-Serie durch einen mickrigen Bach watet und verkündet: „Dies ist eine der vielen Quellen, aus denen der größte Fluss der Welt entsteht: der Amazonas!" Und dann: „Die Quellen des Amazonas sind unzählige Rinnsale, die an den Ostflanken der Anden entspringen." Wie enttäuschend! Das größte Süßwasserreservoir der Erde hatte also keinen klar definierbaren Ursprung. Stattdessen gab es viele kleinere Quellen, von denen jede einzelne einen *E-pluribus-unum*-Beitrag zu einem gewaltigen Strom leistete.

Das ist ein Muster, dem wir in diesem Buch immer wieder begegnen werden. Nehmen wir zum Beispiel das Kapitel über das Gedächtnis: Die Wissenschaft zeigt, dass viele Faktoren dazu beitragen, den gewaltigen Gedächtnisstrom am Laufen zu halten. Das Stressniveau spielt dabei eine wichtige Rolle, ebenso regelmäßige sportliche Aktivität, das Lesen von Büchern oder ein guter Nachtschlaf.

Solche Faktoren sind kleine Rinnsale, die alle zu der großen, amazonasartigen Erinnerungsfähigkeit beitragen.

Damit das Gehirn auch im Alter gut funktioniert, bedarf es bestimmter Lebensstile, die wie Quellflüsse hoch oben in den Anden einen Beitrag leisten. Um zu verstehen, wie wir den Pegel unseres mentalen Reservoirs hoch halten können, wird dieses Buch in die Wasser jedes einzelnen Quellstroms waten.

Zum Schluss werde ich darlegen, was Wissenschaftler heute unternehmen, um die molekularen Abläufe des Alterungsprozesses zu beeinflussen und das Unumkehrbare rückgängig zu machen, indem sie am „Unvermeidbarkeitscode" des Alterns herumtüfteln. Als Familienvater, der vom Alter her in die AARP[2] passen würde, begrüße ich diese Bemühungen uneingeschränkt; als AARP-tauglicher Wissenschaftler dämpfe ich die Begeisterung jedoch mit einer gesunden Dosis wissenschaftlicher Miesepetrigkeit und Skepsis.

Im letzten Kapitel werden wir auch auf Langers heitere Siebzigjährige zurückkommen, denn dann werden wir die Ergebnisse ihrer Zeitreisestudie besser verstehen. Ich werde nicht beschönigen, wie unbarmherzig die Zeit die menschliche Erfahrung mit Füßen treten kann. Doch am Ende werden Sie sehen, dass Altern viel mehr ist als Zipperlein und Gebrechen und der Wunsch, wieder jung zu sein und in der Eisenhower-Ära zu leben.

Eine gute Zeit, um alt zu werden

Wir haben es vergleichsweise gut. In der Geschichte der Menschheit lag die Lebenserwartung lange Zeit bei gerade mal dreißig Jahren. Die Lebenserwartung ist ein statistischer Wert, der sich auf den Durchschnitt bezieht. Und sie steigt beständig. Noch um 1850 starben die Menschen in England im Schnitt mit Mitte vierzig. Heutzutage beträgt unsere Lebenserwartung rund dreißig Jahre mehr. Wer um 1900 in Amerika lebte, starb ungefähr mit neunundvierzig. Im Jahr 1997 lag die Lebenserwartung bei sechsundsiebzig.

Aber diese Zahl ist auch schon wieder überholt. Amerikaner, die 2015 geboren wurden, haben eine Lebenserwartung von achtundsiebzig Jahren (bei Frauen ist sie ein bisschen höher, bei Männern ein bisschen niedriger). Wenn Sie es bereits bis zu Ihrem fünfundsechzigsten Geburtstag geschafft haben, können Sie davon ausgehen, dass Ihnen noch fast vierundzwanzig Jahre bleiben, wenn Sie eine Frau

---

2 Anm. d. Übers.: AARP steht für „American Association of Retired Persons" (Amerikanische Vereinigung der Ruheständler), eine Lobbyorganisation, die sich für die Belange älterer Menschen einsetzt.

sind, und noch fast zweiundzwanzig, wenn Sie ein Mann sind. Das ist ein bemerkenswerter 10-Prozent-Sprung seit dem Jahr 2000, und man geht davon aus, dass die Zahlen sogar noch weiter steigen.

Wenn uns die durchschnittliche Lebenserwartung eine Vorstellung davon gibt, was normal ist, was ist dann *möglich*?

Die Jahre, die ein Lebewesen existieren kann, bezeichnen wir als Lebensdauer (genauer gesagt: als Determinierung der Lebensdauer). Diese Zahl wird indirekt von den Genen bestimmt. Wenn Sie von „genetischer Determinierung der Lebensdauer" sprechen, nicken anwesende Wissenschaftler anerkennend mit dem Kopf.

Die *genetische Determinierung der Lebensdauer* ist allerdings nicht das Gleiche wie die *maximale Lebensspanne*, und beides bedeutet etwas anderes als die *Lebenserwartung*. Man bringt diese Begriffe leicht durcheinander, was besagte Wissenschaftler wiederum mit einem missbilligenden Stirnrunzeln quittieren würden. Glücklicherweise hat die wissenschaftliche Zeitschrift *Nature* vor ein paar Jahren eine prägnante Definition veröffentlicht: „Die maximale Lebensspanne ist ein nüchternes Maß für die Lebensjahre, die ein Mensch [biologisch betrachtet] erreichen kann. Dagegen ist die Lebenserwartung ein versicherungsmathematisches Maß dafür, welche Lebensdauer ab der Geburt – oder ab einem bestimmten Alter – zu erwarten ist."

Folglich ist die Anzahl der Jahre, die man auf diesem Planeten verbringen *könnte*, wenn die Bedingungen ideal wären, deutlich höher als die Anzahl der Jahre, die man *wahrscheinlich* auf dem Planeten verbringt, denn die Bedingungen sind so gut wie nie ideal. Der Unterschied liegt also darin, wie lange man leben *kann* und wie lange man leben *wird*.

Wie lange kann ein Mensch leben? Die bislang älteste Person, deren Geburtsdatum einwandfrei verifizierbar war, starb wenige Monate nach ihrem 122. Geburtstag. Überhaupt erreichen die langlebigsten Menschen in der Regel ein Alter zwischen 115 und 120 Jahren. Man muss schon eine Menge perfekter biologischer Stürme überstehen, um seinen 120. Geburtstag feiern zu können, und die allermeisten von uns werden ihn nicht erleben. Die Wahrscheinlichkeit ist allerdings größer als null.

Wir erfahren immer mehr darüber, wie wir die Frist bis zu unserem Verfallsdatum ausreizen können. Und, wie die Geschichten in diesem Buch zeigen, sind wir dabei in besserer körperlicher und geistiger Verfassung als je zuvor.

Diese Geschichten sagen jedoch nichts darüber aus, wie *Sie* persönlich altern werden, denn dieser Vorgang ist individuell verschieden. Veranlagung und Umwelt tanzen einen verzwickten Foxtrott. Und der Umstand, dass unser Gehirn so flexibel ist und so stark auf die Umgebung reagiert, erweist sich in vielen Bereichen der Hirnforschung als erheblicher Störfaktor. Offenbar ist das Gehirn alles andere als statisch. Bedenken Sie, was passiert, wenn Sie diesen Satz lesen und merken, dass ich am Ende den Punkt vergessen habe Allein dadurch, dass ich diesen „Fehler" begangen und Sie darauf aufmerksam gemacht habe und Sie vermutlich genau hingesehen haben, um festzustellen, ob das stimmt, wurde Ihr Gehirn *physisch* neu verdrahtet.

Wie das Gehirn verdrahtet ist

Wann immer das Gehirn etwas lernt, verändern sich die Verbindungen zwischen den Neuronen. Wie genau geht das vonstatten? Der neuronale Schaltkreis hat viele Optionen. Manchmal stellen Neurone neue Verbindungen zu benachbarten Nervenzellen her. Oder bestimmte Verbindungen werden aufgegeben und an anderer Stelle neue geschaffen. Oder die Synapsenstärke, die elektrische Beziehung zwischen zwei Neuronen, verändert sich.

Wahrscheinlich haben Sie in der Schule gelernt, dass das Gehirn von elektrisch aktiven Nervenzellen – sogenannten Neuronen – durchzogen ist, aber möglicherweise haben Sie vergessen, wie diese Zellen aussehen. Um das zu veranschaulichen, möchte ich Ihnen die unangefochtenen „First Ladys" im Garten meiner Frau vorstellen: die beiden anmutigen Japanischen Ahornbäume. Es sind wunderschöne Gewächse, mehr Busch als Baum, mit eleganten, spitz zulaufenden Blättern, die sich im Herbst tiefrot färben. Diese Blätter hängen an verschlungenen Zweigen, die zu einem kurzen Stamm zusammenlaufen. Man sieht ihn fast nicht, weil er von den ausladenden Zweigen verdeckt wird, und das kurze Stück, das darunter hervorschaut, verschwindet gleich wieder in der Erde. Dort mündet der Stamm in ein verzweigtes Wurzelsystem, das der Baumkrone ähnelt und (wie bei den meisten Pflanzen) kaum weniger komplex ist.

Obwohl Neurone unterschiedlich groß sind und verschiedene Formen annehmen können, besitzen sie alle eine Grundstruktur, die an die beiden *Grandes Dames* in unserem Garten erinnert. An dem einen Ende einer typischen Nervenzelle befinden sich komplexe Verästelungen, sogenannte Dendriten. Diese Zellfortsätze laufen zu einer Struktur zusammen, die einem Stamm ähnelt und Axon genannt wird. Anders als beim Stamm unserer Ahornbäume befindet sich dort, wo die Zellfortsätze zusammenlaufen, eine Verdickung, die sehr wichtig ist: der Zellkörper. Seine Bedeutsamkeit verdankt der Zellkörper dem kleinen runden Zellkern in seinem Innern. In ihm befinden sich die Kommando- und

Kontrollstrukturen, das doppelsträngige, leiterförmig aufgebaute Molekül der DNA.

Axone können kurz und gedrungen sein, wie der Stamm unserer Ahornbäume, oder lang und schlank, wie der Stamm einer Pinie. Die meisten sind von einer Art Rinde umgeben, die als weiße Substanz bezeichnet wird. Am anderen Ende des Axons befindet sich ein Wurzelsystem aus verzweigten Strukturen, die Telodendron oder Endbäumchen heißen. Diese Nervenendaufzweigungen sind ebenso komplex wie die Dendriten und erfüllen darüber hinaus eine wichtige Funktion bei der Weiterleitung von Informationen, wie wir gleich sehen werden.

Das Informationssystem des Gehirns arbeitet mit Elektrizität, ähnlich wie Glühbirnen, deren Form nicht von ungefähr kommt. Stellen Sie sich vor, ich würde einen der beiden Japanischen Ahornbäume aus der Erde reißen und ihn (während meine Frau kurz vorm Herzinfarkt steht) über den anderen Baum halten, ohne dass die beiden sich berühren. Das Wurzelsystem des oberen Baums befindet sich nun über den Ästen des unteren Baums.

Stellen Sie sich jetzt vor, die beiden Bäume wären Neurone. Die Nervenendaufzweigungen (Wurzeln) des oberen Neurons befinden sich in unmittelbarer Nähe zu den Dendriten (Ästen) der unteren Nervenzelle. Im Gehirn fließt nun ein elektrischer Strom von den Dendriten des oberen Neurons in sein Axon und erreicht die Endaufzweigungen, bevor er auf die Lücke zwischen den beiden Zellen stößt. Diese Lücke muss irgendwie überwunden werden, damit die Information von einer Nervenzelle zur anderen gelangen kann. Die Schaltstelle, an der das geschieht, wird Synapse genannt, und der Spalt, den sie bildet, synaptischer Spalt. Doch wie genau wird die Information von A nach B transportiert?

Die Lösung liegt in den Enden des wurzelähnlichen Telodendrons. Dort befinden sich winzige Knöpfchen, die die berühmtesten Moleküle der gesamten Neurowissenschaft enthalten, die sogenannten Neurotransmitter. Ich wette, Sie haben schon von einigen dieser Botenstoffe gehört: Dopamin, Glutamat, Serotonin.

Sobald ein elektrisches Signal das Telodendron eines Neurons erreicht, werden einige dieser Berühmtheiten in den synaptischen Spalt freigesetzt. Es ist, als würde das Neuron sagen: „Hör mal, ich muss diese Information unbedingt auf die andere Seite schicken." Die Neurotransmitter segeln daraufhin pflichtbewusst über die Meerenge. Es ist keine lange Überfahrt. Die meisten dieser Spalte sind gerade mal 20 Nanometer breit. Wenn die Neurotransmitter auf der anderen Seite angelangt sind, binden sie an die Dendriten der benachbarten Nervenzelle, wie ein Schiff, das im Hafen andockt. Die andere Nervenzelle merkt das. Ihr wird signalisiert, dass sie etwas unternehmen muss. In den meisten Fällen bedeutet „etwas unternehmen", ebenfalls elektrisch erregt zu werden.

Diese Erregung wird dann von den Dendriten zum Axon und weiter zu den Endaufzweigungen geleitet.

Es ist ein toller Trick, mithilfe von chemischen Substanzen den Spalt zwischen den Neuronen zu überwinden, aber die elektrischen Schaltkreise sind alles andere als simpel. Wenn Sie sich Tausende Japanische Ahornbäume – Wurzeln an Ästen – aneinandergereiht vorstellen können, entspricht das in etwa einem elementaren neuronalen Schaltkreis im Gehirn. Und selbst dieses Bild ist noch viel zu einfach. Für gewöhnlich bildet eine einzelne Nervenzelle ungefähr 7000 Verbindungen zu anderen Neuronen. (Und das ist nur der Durchschnitt: Manche haben mehr als 100 000!) Unter dem Mikroskop sehen Nervengewebe aus wie Tausende dicht gedrängte Ahornbäume, gepeitscht von einem Tornado der Stärke 5 auf der Fujita-Skala.

Diese flexiblen Strukturen verändern sich, sobald das Gehirn etwas Neues lernt. Und eben diese Strukturen werden durch den Alterungsprozess in Mitleidenschaft gezogen. Es gibt aber noch einen weiteren faszinierenden Grund, weshalb die Auswirkungen des Alterns so individuell sind.

Das Gehirn reagiert nicht nur auf Veränderungen in der äußeren Umgebung. Bemerkenswerterweise kann es auch auf Veränderungen in seinem Innern reagieren. Wie es das macht? Wir haben keine Ahnung. Fest steht, dass unser Gehirn Problemlösungen erarbeiten kann, wenn es den Eindruck hat, dass sich diese Veränderungen negativ auswirken könnten.

Zellen erodieren, verlieren ihre Verbindungen oder hören einfach auf zu funktionieren. Man sollte meinen, dass solche Veränderungen zwangsläufig zu Verhaltensänderungen führen, aber das ist nicht immer der Fall. Das Gehirn schaltet nämlich in eine Art kompensatorischen „Overdrive" und leitet sich selbst nach einem neuen Plan um.

Die eigentliche Ursache des Alterungsprozesses wird heiß diskutiert. Manche Wissenschaftler machen eine Schwäche des Immunsystems dafür verantwortlich (die immunologische Theorie); andere ziehen dysfunktionale Energiesysteme als Erklärungsmodelle heran (die Freie-Radikale-Theorie; die mitochondriale Theorie). Andere wiederum gehen von einem systemischen Entzündungsvorgang aus. Wer hat recht? Die Antwort lautet: alle. Oder keiner, denn jede dieser Hypothesen erklärt nur bestimmte Aspekte des Alterns. Insgesamt sind viele Systeme betroffen, aber welches als Erstes schlapp macht, ist individuell verschieden.

Die Art und Weise, wie der Alterungsprozess abläuft, ist so unterschiedlich wie die Menschen selbst. Das ist wie beim Kauf einer Jeanshose: Es gibt kein Modell, das allen passt. Zwar lassen sich bestimmte Muster erkennen und verallgemeinern, und die Hirnforschung hat bereits einige davon entdeckt. Doch um uns ein genaues Bild machen zu können, werden wir in einen statistischen Spiegel blicken müssen, der mitunter beschlagen sein kann. Aber keine Sorge: Wir werden trotzdem umwerfend aussehen – eben nur ein bisschen älter.

Unser Ziel ist es, herauszufinden, welche Lebensstile die biologischen Getriebe schmieren, die dafür verantwortlich sind, wie lange wir leben. Und wie *gut* wir leben. Glücklicherweise ist die Alternsforschung wissenschaftlich gut fundiert. Forscher haben bereits viele coole Dinge entdeckt, die wir für unser alterndes Gehirn tun können. Alle diese über Jahrzehnte gewonnenen Erkenntnisse machen deutlich: Die Wissenschaft hält wertvolle Tipps bereit, wie wir unser Gehirn optimal pflegen und ihm Nahrung geben können. Das alles ist ungemein spannend. Und viel davon hätten wir nie erwartet. Eine der erfreulichsten Entdeckungen ist Gegenstand unseres ersten Kapitels. Es ist die joviale Kraft, die wir aus Freundschaften schöpfen.

Wichtiges in Kürze

- Die Alternsforschung untersucht, wie wir altern, warum wir altern und wie wir die Abnutzungserscheinungen des Alterns verringern können.
- Das Altern wird hauptsächlich durch den Zusammenbruch unserer biologischen Instandhaltungssysteme verursacht, das heißt, der Körper ist immer weniger in der Lage, dem Zahn der Zeit Paroli zu bieten und Abnutzungserscheinungen hinreichend zu reparieren.
- Nie zuvor in der Menschheitsgeschichte war unsere Lebenserwartung so hoch wie heute. Wir sind die einzige Spezies, die auch über ihre besten Jahre hinaus weiterleben kann.
- Das menschliche Gehirn ist so anpassungsfähig, dass es nicht nur auf Veränderungen in der äußeren Umgebung reagieren kann, sondern auch auf Veränderungen in seinem Innern. Das Gehirn ist in der Lage, alterungsbedingte systeminterne Ausfälle zu kompensieren.

Das soziale Gehirn

Ihre Freundschaften

Brain Rule

Seien Sie anderen ein Freund,
und lassen Sie andere Ihre Freunde sein

Der einzige Schmerz, den ich gern in Kauf nehme,
ist das Bauchweh, das ich bekomme,
wenn meine Freunde mich so richtig zum Lachen bringen.
Anonymus

Irgendwann wird dir klar:
Manche Menschen können in deinem Herzen,
aber nicht in deinem Leben bleiben.
Sandi Lynn, Autorin von *Forever Black*

Den folgenden Satz möchte wahrscheinlich niemand kurz nach der Trauung vom eigenen Vater hören: „Eins kann ich dir versprechen: Wenn es länger als ein Jahr hält, gebe ich dir hundert Dollar."

Genau das ist Karl Gfatter passiert, und er gibt diese Geschichte in dem Seniorenheim, in dem er lebt, mit Begeisterung zum Besten. Karl sitzt inzwischen im Rollstuhl, aber die Braut von damals ist immer noch an seiner Seite. Und sein Dad musste die hundert Dollar berappen, denn Karl und Elizabeth sind seit über siebzig Jahren verheiratet. Sie erzählen die Anekdote einem Journalisten von der Lokalzeitung, als sie anlässlich ihres fünfundsiebzigsten Hochzeitstags ihr Eheversprechen erneuern. Außer dem Mann von der Zeitung sind auch Vertreter der Kirchengemeinde sowie zahlreiche Heimbewohner und Mitarbeiter anwesend, die das Paar mit Reis bewerfen und fröhlich feiern. Es wird viel gelacht und auch ein bisschen geweint – man könnte meinen, am Set von *Ist das Leben nicht schön?* zu sein. Die Jubilare strahlen und sind völlig klar im Kopf. „Wir sind damals zusammen durchgebrannt, weil unsere Eltern gegen die Heirat waren. Sie sagten, wir seien zu jung!", erzählt Elizabeth vergnügt.

Was Karl und Elizabeth vielleicht nicht wissen: Eine lange Ehe und ein Raum voller Freunde tragen dazu bei, das Gehirn jung zu halten. Und die sozialen Aktivitäten älterer Menschen stehen im Mittelpunkt dieses Kapitels. Wir nehmen die positiven kognitiven Auswirkungen langjähriger Freundschaften ins Visier, aber auch das Gegenteil: die Einsamkeit. Anschließend wenden wir uns einem überraschend wirksamen „Gehirn-Booster" zu.

Soziale Kontakte sind Vitamine für das Gehirn

Sie werden kaum jemanden finden, der sozial so aktiv und geistig so rege war wie die Millionenerbin und Kunstmäzenin Brooke Astor. Sie gehörte zur New Yorker High Society und war mit einem Mann verheiratet, dessen Vater auf der Titanic ums Leben gekommen war. Zusammen mit drei ihrer engsten Freundinnen, der Modejournalistin Eleanor Lambert, der ehemaligen Opernsängerin Kitty Carlisle und der Designerin Pauline Trigère, absolvierte Brooke ein gesellschaftliches Programm, für das sie mindestens viermal am Tag die Garderobe wechseln musste: Lunch in einem Café in Downtown Manhattan, dann eine Vorstandssitzung im Museum of Modern Art (sie war eine Kuratorin), dann ein abendliches Konzert in der Carnegie Hall, gefolgt von einem Benefizdinner, einem Mitternachtscocktail und dem Aufbruch im Blitzlichtgewitter der Paparazzi.

Brookes Tagesprogramm (und das ihrer Freundinnen) hielt gut ein Dutzend persönlicher Assistenten auf Trab und war umso erstaunlicher, wenn man das Alter des fröhlichen Kleeblatts bedenkt: Im Jahr 2000 war Kitty, die jüngste der Vier, gerade neunzig geworden, Pauline war einundneunzig, Eleanor sechsundneunzig, und Brooke war achtundneunzig Jahre alt.

Hatten ihr hohes Alter, ihre sozialen Aktivitäten und ihre geistige Frische etwas miteinander zu tun? Ältere Partygänger werden sich über die Antwort freuen, denn sie lautet unumwunden: Ja! Soziale Interaktionen wirken wie Vitamine und Mineralstoffe auf das alternde Gehirn und sind ungemein nützlich. Selbst soziale Kontakte über das Internet wirken sich positiv aus.

Die Studien, die das gezeigt haben, sind wissenschaftlich fundiert und wurden von Fachleuten überprüft. (In der Fachsprache nennen wir das „peer-reviewed".) Sie haben eine solide Korrelation zwischen sozialen Interaktionen und kognitiven Fähigkeiten festgestellt. Ein Beispiel: Bryan James, Epidemiologe am Rush Alzheimer's Disease Center in Chicago, hat die kognitiven Funktionen und sozialen Interaktionen von 1400 Senioren mit Demenz untersucht. Zunächst beurteilte er ihre soziale Interaktivität; anschließend maß er über einen Zeitraum von zwölf Jahren den allgemeinen kognitiven Abbau der Probanden. Bei der Gruppe, die am meisten soziale Kontakte pflegte, war die Rate des kognitiven Abbaus um 70 Prozent geringer als bei der Gruppe mit den wenigsten sozialen Kontakten.

Andere Wissenschaftler, die sich auf bestimmte kognitive Funktionen konzentrierten, kamen zu dem gleichen Ergebnis. In einer bekannten Studie mit sage und schreibe 16 000 Teilnehmern wurde sechs Jahre lang die Gedächtnisleistung von sozial isolierten Personen mit der von geselligen Personen verglichen. Unter den

Brooke-Astor-Typen war der Anteil der Probanden mit abnehmender Gedächtnisleistung halb so groß wie bei den Probanden, die abgeschottet lebten. Zahlreiche weitere Studienergebnisse bestätigten eine robuste Korrelation zwischen sozialen Interaktionen und kognitiver Gesundheit.

Noch vielversprechender war eine andere Gruppe von Studien, die nicht nur die Korrelation, sondern auch die Ursache unter die Lupe nahm. Zunächst wurde die Kognition der Probanden vor der Intervention gemessen. Dann fand eine Form von sozialer Interaktion statt, und anschließend wurde die Kognition erneut gemessen und mit dem Ausgangswert verglichen. In einer Studie hatte die Intervention eine beträchtliche Steigerung der Verarbeitungsgeschwindigkeit und der Leistung des Arbeitsgedächtnisses zur Folge – und das nach gerade mal zehn Minuten sozialer Interaktion. Daten, die soziale Kontakte mit verbesserter Gehirnleistung in Verbindung bringen, sind ausgesprochen beständig.

Die Interaktionen müssen nicht in Langzeitbeziehungen erfolgen, und es ist auch nicht entscheidend, wie viele Freunde man hat. Wissenschaftler sprechen in diesem Zusammenhang von „positiven sozialen Interaktionen" (die im Allgemeinen mit der Ausschüttung von Dopamin im Gehirn assoziiert sind), „negativen sozialen Interaktionen" (bei denen – in Reaktion auf den Stress – Hormone wie Katecholamine und Glucocorticoide freigesetzt werden) und „sozialem Austausch" beziehungsweise „Interaktivität". Ich verwende hier häufiger den Begriff „Beziehung", weil er freundlicher klingt. Aber wenn Sie positive soziale Interaktionen haben – ganz gleich, ob intensiv oder kurz, ob mit einer Person oder mit einem Dutzend –, steigert das die nutzbringende Wirkung.

Und was ist mit der digitalen Welt? Müssen soziale Interaktionen unbedingt von Angesicht zu Angesicht stattfinden? Forscher haben schon vor geraumer Zeit erkannt, dass das Internet geeignet sein könnte, um sozial isolierten älteren Menschen, die nicht mehr so mobil sind, Interaktionen mit anderen zu ermöglichen. Die Erfindung von Video-Chats bot eine hervorragende experimentelle Plattform: Konnten Menschen, die zunehmend ans Haus gebunden waren, von der neuen Technik profitieren?

Die Antwort war so erfreulich wie eine Mark-Rothko-Retrospektive, denn sie lautete ebenfalls Ja. Bei einem Experiment mit über Achtzigjährigen wurden zunächst die Fähigkeiten gemessen, die mit den *Exekutivfunktionen* zusammenhängen, darunter auch ein Aspekt der Sprachfähigkeit. Die Exekutivfunktionen sind für die Kontrolle und Selbstregulation des Verhaltens zuständig. Sie sitzen hauptsächlich im präfrontalen Cortex, einem wichtigen Hirnareal, das sich gleich hinter der Stirn befindet. Zu den Exekutivfunktionen gehören die kognitive Kontrolle (etwa die Fähigkeit, die Aufmerksamkeit gezielt zu verlagern), die Emotionsregulation (zum Beispiel die Fähigkeit, Wut zu kontrollieren) und das Kurzzeit-gedächtnis. Die Forscher bestimmten die Ausgangswerte und richteten dann bei jedem Studienteilnehmer ein Video-Chat-Programm ein. In den folgenden sechs Wochen führten sie täglich ein dreißigminütiges Videogespräch mit den Achtzig-jährigen. Nach viereinhalb Monaten wurde die Gehirnleistung der Probanden er-neut getestet.

Die Forscher fanden signifikante Verbesserungen sowohl der Exekutivfunktio-nen als auch der Sprachfähigkeiten. Die Resultate waren deutlich besser als bei den Teilnehmern der Kontrollgruppe, die lediglich halbstündige Telefongesprä-che geführt hatten, ohne ihr Gegenüber zu sehen. Diese Ergebnisse decken sich mit Daten aus anderen Studien und legen nahe, dass soziale Interaktionen umso effektiver sind, je besser man einen echten menschlichen Kontakt simuliert. Vi-deo-Chats sind nicht perfekt, aber für all jene, die sonst keine Möglichkeit haben, mit anderen Menschen in Kontakt zu treten, sind sie ein Segen.

Diese Forschungsergebnisse hätten fünf Sterne für die Zufriedenheit älterer Kunden verdient – man muss sie nur umsetzen. Also: Zücken Sie Ihren Termin-kalender, bügeln Sie Ihre besten Klamotten und machen Sie sich auf den Weg zu einer Veranstaltung. Denn die Frage, ob soziale Interaktionen tatsächlich den kognitiven Abbau verringern, lässt sich mit einem entschiedenen, uneinge-schränkten Ja beantworten.

Doch wie genau entfalten soziale Kontakte ihre vitalisierende Wirkung? Im Wesentlichen auf zweierlei Arten: Sie reduzieren Stress, was dazu beiträgt, die allgemeine Gesundheit des Körpers aufrechtzuerhalten und bestimmte Aspekte des Immunsystems zu stärken. Und sie sind Gymnastik für das Gehirn.

Mehr Partys, weniger Erkältungen

Je mehr positive soziale Interaktionen Sie haben, desto geringer ist Ihre allo-statische Last, wie es der Neuroendokrinologe Bruce McEwen formulieren wür-de. Er hat den Einfluss von chronischem Stress auf das Gehirn untersucht und das Konzept der Allostase entwickelt. Die allostatische Last bezeichnet die Anhäufung belastender Faktoren und die langfristigen Auswirkungen auf den Körper und die Gehirnleistung. Je mehr Stress man ansammelt, desto größer wird die Last – und der Schaden, den sie anrichtet. Metaphorisch betrachtet sind die Belastungen im Leben Wellen, und der Körper ist eine Klippe. Je mehr Wellen gegen diese Klippe schlagen, umso größer ist die Erosion und umso schwerwiegender die Gesamtwirkung. Die allostatische Last misst die körperliche Abnutzung durch die Stresswellen, denen man im Laufe des Lebens ausgesetzt ist.

Das Stressniveau ist vor allem für das Immunsystem von Bedeutung. Durch den natürlichen Alterungsprozess wird es ohnehin in Mitleidenschaft gezogen, aber je gestresster man ist, desto größer ist auch das Risiko, dass Teile des Immunsystems geschwächt werden. Wir wissen auch, warum. Ein wichtiger Zweig des Immunsystems besteht aus einer Gruppe von zellulären Kriegern, die T-Zellen genannt werden. Diese Zellen spielen eine wichtige Rolle bei der Wundheilung (etwa, wenn man sich in den Finger geschnitten hat) und bei der Genesung von Infektionskrankheiten (zum Beispiel bei einer Erkältung oder einer Grippe). Stresshormone wie Cortisol – das vermehrt ausgeschüttet wird, wenn man beispielsweise in einer unglücklichen Ehe lebt oder sonst irgendwie chronisch gestresst ist – töten die T-Zellen ab. Wenn Sie und Ihr Ehepartner verfeindet sind, heilen Ihre Wunden um 40 Prozent langsamer, als wenn Sie in einer harmonischen Partnerschaft leben oder positive soziale Interaktionen haben. Und Sie bekommen häufiger Erkältungen. Gary Skole, ein Experte für Altenpflege, hat es folgendermaßen formuliert: „Ältere Menschen, die in der Erkältungszeit häufig ausgehen und mit anderen Menschen interagieren, erkranken tatsächlich seltener als diejenigen, die die meiste Zeit allein sind."

Das alles untermauert die Daten in der wissenschaftlichen Literatur, wonach positive Interaktionen, Stressreduktion und ein längeres Leben miteinander zusammenhängen. Karl und Elizabeth würden jetzt bestimmt eifrig nicken. Und Karls Vater würde sich vermutlich im Grab umdrehen.

Gymnastik für Ihr Gehirn

Einer der Gründe, weshalb soziale Kontakte so gut für Sie sind (und zugleich so viel Energie kosten), ist, dass Ihr Gehirn regelrecht Sport treibt, wenn Sie mit anderen Menschen interagieren. Nehmen wir eine Szene aus dem Film *Harry und Sally* (1989). Sally (gespielt von Meg Ryan) hat gerade erfahren, dass ihr Ex-Freund heiraten wird. Sie ruft Harry (Billy Crystal) an und bittet ihn, vorbeizukommen, um sie zu trösten. Zwischen Tränen und Schluchzen und Bergen von Taschentüchern erklärt sie: „Die ganze Zeit hab ich mir eingeredet, dass er was gegen das Heiraten hat. Aber die Wahrheit ist, dass er nur *mich* nicht heiraten wollte." Der gute Harry macht ein Gesicht wie ein Rettungsboot, während Sally in einem See aus Salzwasser und Rotz zu ertrinken droht. „Ich bin schwierig!", heult sie. „Herausfordernd", erwidert Harry. Sally schluchzt. „Ich bin kompliziert und in vielen Dingen völlig festgefahren." Harry beschwichtigt sie: „Du übertreibst."

Die Energie, die die beiden in dieser amüsanten Szene aufwenden, ist enorm. Sallys unbändiger Kummer und Harrys Beschwichtigungen veranschaulichen, was Wissenschaftler schon lange wissen: Reale Freundschaften sind anstrengend. Ich meine, biochemisch und energietechnisch betrachtet. Manche Wissenschaftler halten soziale Interaktionen für die komplexesten, energieintensivsten Tätigkeiten, die das Gehirn bewusst zu leisten vermag. Jedes Mal, wenn wir eine Cocktailparty besuchen oder eine Freundin trösten, ist es, als würde unser Gehirn auf kognitiver Ebene Sport treiben.

Chelsea Wald schreibt in der Fachzeitschrift *Nature*: „[Wissenschaftler] vermuten, dass der kognitiv anspruchsvolle Vorgang der sozialen Interaktion das Gehirn tatsächlich aufbauen kann, so wie körperlicher Sport die Muskeln aufbaut. Eine solche ‚Gehirnreserve' kann dem Verlust von kognitiven Funktionen später entgegenwirken und sogar vor Demenzerkrankungen wie Alzheimer schützen."

Angenommen, Sie wären ein Wissenschaftler und würden die These aufstellen, dass der Umgang mit anderen Menschen das Gehirn trainiert. Das würde eine weitere Vermutung nahelegen, nämlich: Je mehr soziale Kontakte man hat, desto stärker werden die Gehirnregionen trainiert, die für soziale Interaktionen zuständig sind. Außerdem würden Sie wahrscheinlich davon ausgehen, dass das Nervengewebe dadurch größer und stärker beziehungsweise aktiver wird. Sie würden sogar spekulieren, dass diese Wirkung auch auf andere Gehirnregionen übergreift, da ja die „Berufsbilder" der meisten Areale eng miteinander verflochten sind und viele Gehirnregionen im Nebenjob noch eine ganze Reihe weiterer Funktionen erfüllen. Ob Wachstum vorliegt, kann man sowohl an den Zellen als auch am Verhalten messen.

Genau diese Vermutungen haben Wissenschaftler angestellt. Ihre Daten stimmen weitgehend überein, und sie haben tatsächlich Wachstum gefunden.

Lassen Sie mich an dieser Stelle kurz ein paar Begriffe definieren: soziale Aktivitäten, soziale Netzwerke und soziale Kognitionen. Forscher sprechen in diesem Zusammenhang von „neurologischen Substraten". Unter sozialen Aktivitäten versteht man das, was man mit anderen erlebt, ob man nun gemeinsam eine Bootsfahrt unternimmt oder mit jemandem ausgeht. Soziale Netzwerke umfassen eine bestimmte Gruppe von Personen, mit denen man diese Erlebnisse teilt. Für gewöhnlich gehören enge Freunde und Familienangehörige zu einem sozialen Netzwerk. Soziale Kognitionen sind die psychologischen (und folglich neurologischen) Grundlagen oder Substrate, die man bei sozialen Interaktionen einsetzt.

Kommen wir zu den Studien, die zeigen, dass das Gehirn Gymnastik macht, wenn wir mit anderen Menschen interagieren.

Je mehr soziale Beziehungen man unterhält, desto größer ist das Volumen der grauen Substanz in bestimmten Regionen des Stirnlappens. Das heißt, Beziehungen sind für den Stirnlappen das, was Milchshakes für Ihre Taille sind. Der Stirnlappen setzt gleich oberhalb der Augen an und erstreckt sich bis zur Schädelmitte, etwa dort, wo man einen Haarreif platzieren würde. In dieser Gehirnregion befindet sich eine kognitive Vorrichtung, die Mentalisierung oder *Theory of Mind* genannt wird. Unter Mentalisierung versteht man die Fähigkeit, die mentale Verfassung anderer Personen zu erkennen, insbesondere ihre Motivationen und Intentionen. Näher an das Gedankenlesen kommt Ihr Gehirn nicht heran. Mentalisierungsfähigkeiten spielen eine wichtige Rolle beim Aufbau und bei der Aufrechterhaltung von sozialen Beziehungen.

Der Stirnlappen ist auch dafür zuständig, die Konsequenzen des eigenen Handelns einzuschätzen. Er hilft uns dabei, sozial unangemessene Verhaltensweisen zu unterdrücken und auf der Grundlage von Vergleichen Entscheidungen zu treffen. Es gibt also viele gute Gründe, um dieses Gehirnareal fett und zufrieden zu halten.

Die Amygdala, eine kleine mandelförmige Struktur im Bereich hinter den Ohren, ist an der Verarbeitung von Emotionen beteiligt. Auch sie wird von sozialen Aktivitäten beeinflusst. Je mehr soziale Beziehungen Sie pflegen und je unterschiedlicher diese Beziehungen sind, desto größer wird Ihre Amygdala. Das sind keine geringfügigen Veränderungen. Wenn Sie die Anzahl der Personen in Ihrem sozialen Netzwerk verdreifachen, verdoppeln Sie das Volumen Ihrer Amygdala. Sie fragen sich, wie Sie mit so vielen Personen Kontakt halten sollen? Die engsten Beziehungen pflegt man zeitgleich mit fünf Personen. Forscher haben aber festgestellt, dass man Beziehungen unterschiedlicher Intensität und Qualität zu weiteren hundertfünfzig Personen haben kann.

Soziale Aktivitäten beeinflussen auch eine Gehirnregion, die entorhinaler Cortex genannt wird. Dieses Areal hilft Ihnen, sich an wichtige Dinge (zum Beispiel an Ihren ersten Kuss) zu erinnern. Das romantische Nervenbündel, das auch andere Arten von Erinnerungen sowie bestimmte soziale Wahrnehmungen verarbeitet, befindet sich in den Schläfenlappen des Gehirns, ganz in der Nähe des Trommelfells.

Die Bedeutung des Internets wirft die Frage auf, ob es einen Unterschied macht, in welchem sozialen Netzwerk (in dem auf Silikon- oder auf Kohlenstoffbasis) man sich bewegt. Es macht tatsächlich einen Unterschied. So treten zum Beispiel Veränderungen der grauen Substanz außerhalb der Amygdala (etwa im Stirnlappen oder im entorhinalen Cortex) nur bei Interaktionen mit Menschen aus Fleisch und Blut auf. Veränderungen der Dichte in der Amygdala hängen hingegen sowohl mit der Größe der sozialen Netzwerke im Internet als auch mit der Zahl der direkten sozialen Interaktionen zusammen. Warum es diese Unterschiede gibt, wissen wir nicht.

Fest steht, dass nicht alle sozialen Interaktionen gleich sind. Es genügt, an einem beliebigen Wochentag einen Blick in ein amerikanisches Büro zu werfen, in dem das Management nicht stimmt.

Der fiese Chef

Der Chef trug seine unangenehme Art wie einen Enthaltsamkeitsring am Mittelfinger zur Schau. Er trommelte seine Mitarbeiter zusammen und verkündete vor versammelter Mannschaft, was er von privaten Unternehmungen hielt. Einer treuen Angestellten, die seit fünfundvierzig Jahren in der Firma arbeitete, erteilte er eine Abfuhr, als sie ihn bat, sich freinehmen zu dürfen, um ihre Tochter im Krankenhaus zu besuchen, nachdem diese einen Unfall gehabt hatte. „Was wollen Sie denn dort?", fragte der Chef bissig. „Etwa ihre Hand halten?"

Diese Geschichte ist nur eine von vielen, die im Internet kursieren und von chronisch schlechten Arbeitsbeziehungen erzählen, und ich gebe sie hier nur wieder, um den Eindruck zu vermeiden, dass unser Gehirn von *allen* Beziehungen profitiert. Das trifft nämlich nicht zu. Sie können viele Beziehungen zu anderen Menschen haben, aber wenn es sich dabei um negative Beziehungen handelt, sind sie ungesund. Studien zeigen, dass ein gesundheitlicher Nutzen nicht von der Gesamtzahl der Beziehungen abhängt, sondern von ihrer Qualität. Wissenschaftler der University of North Carolina in Chapel Hill haben herausgefunden, dass die körperliche Gesundheit im mittleren Erwachsenenalter nicht von der Anzahl der Beziehungen beeinflusst wird, sondern von ihren qualitativen Eigenschaften, also davon, ob sie unterstützend oder belastend sind. Offenbar wirkt sich die Qualität von Beziehungen auch noch im späten Erwachsenenalter auf die Gesundheit aus.

Verhaltensstudien legen dar, was man in Beziehungen tun oder lassen sollte. Interaktionen mit Zeitgenossen, die ein ausgeprägtes Wettbewerbsdenken an den Tag legen und ständig versuchen, einen zu übertreffen, bringen überhaupt keinen kognitiven Nutzen. Beziehungen zu Personen, die andere emotional kontrollieren, verbal übergriffig sind oder (wie der fiese Chef) zu aggressiven Äußerungen neigen, sollte man beschränken oder am besten gleich beenden.

Legen Sie Ihr Ego ab

Worin liegt das Geheimnis einer Interaktion, die gut für Ihr Gehirn ist? In der Bereitschaft, die Dinge aus der Sicht des anderen zu betrachten und Standpunkte nachzuvollziehen, die von den eigenen abweichen. Ob man nun mit seinem Gegenüber einer Meinung ist oder nicht: Allein der Versuch, den anderen zu verstehen, verwandelt Small Talk in Brain Food. Falls sich das für Sie nach Theory-of-Mind-Jargon anhört, liegen Sie richtig. Wissenschaftlich-freundlich ausgedrückt bedeutet das: Hören Sie auf, so egozentrisch zu sein. Das ist übrigens nicht nur für Ruheständler ein gesunder Rat, sondern auch für jüngere Menschen. Unterhalten Sie sich regelmäßig mit anderen Leuten, und Ihr Gehirn wird es Ihnen danken, ganz gleich, wie alt Sie sind.

Sie können eine Umgebung schaffen, die qualitativ hochwertigen Beziehungen zuträglich ist. Die Sozialpsychologin Rebecca Adams hat in einem Interview in der *New York Times* dargelegt, worauf es dabei ankommt:

- „Ungeplante Interaktionen": Kommen Sie öfter mal spontan mit guten Freunden zusammen.
- „Räumliche Nähe": Wenn Sie in der Nähe von Freunden und Ihrer Familie leben, ist immer jemand da, mit dem Sie reden können.
- „Ein Setting, das Menschen dazu ermuntert, sich zu öffnen."

Nicht umsonst, so Adams, gehen unsere engsten Freundschaften mehrheitlich auf das College zurück, denn dort herrschen ideale Bedingungen für den Aufbau qualitativ hochwertiger Beziehungen.

Am besten hat man Freunde jeden Alters – einschließlich Kinder. Diese Vorstellung mag in unserer Kultur fremd erscheinen, aber die Daten sprechen dafür. Je mehr generationsübergreifende Beziehungen ältere Menschen pflegen, desto stärker profitiert ihr Gehirn davon, insbesondere wenn sie mit Grundschulkindern zu tun haben. Solche Interaktionen reduzieren Stress, verringern die Häufigkeit affektiver Störungen wie Angst und Depression und senken sogar die Mortalitätsrate.

Das hat vermutlich zahlreiche Gründe. Junge Menschen haben grundsätzlich andere Sichtweisen als ältere. Und je öfter Sie sich mit Vertretern anderer Generationen auseinandersetzen, desto häufiger stoßen Sie auf Ansichten, die von Ihren eigenen und denen Ihrer Altersgenossen abweichen. Vielleicht ändert sich Ihr Musikgeschmack. Oder Sie greifen zu Büchern, die Sie sonst nie gelesen hätten. Oder Sie lernen, über Dinge zu lachen, die Sie noch nicht kannten. Wenn Sie regelmäßig neue Sichtweisen kennenlernen, trainieren Sie wichtige Regionen in

Ihrem Gehirn. Die Redensart „Manchmal muss man sich mit einem Dreijährigen unterhalten, um das Leben zu verstehen" trifft hier buchstäblich zu. Hinzu kommt: Wenn Sie nur Freunde fortgeschrittenen Alters haben, gehen Sie höchstwahrscheinlich häufiger zu Beerdigungen als zu Hochzeiten. Und nichts gibt einem so sehr das Gefühl, nichts mehr vom Leben erwarten zu können, als zuzusehen, wie die Menschen um einen herum reihenweise sterben. Jüngere Freunde vermitteln einem dagegen eine gesunde „Das Leben geht weiter"-Haltung. Hochzeitsfeiern und Kindersegen inklusive. Statistisch gesehen können Sie sicher sein, dass Ihre jüngeren Freunde Sie überleben werden.

Ein weiterer Vorteil von generationsübergreifenden Beziehungen ist, dass auch Kinder davon profitieren. Regelmäßige Interaktionen mit älteren Menschen verbessern die Problemlösungsfähigkeiten, wirken sich positiv auf die emotionale Entwicklung aus und fördern den Spracherwerb. Ältere Menschen sind häufig geduldiger, schauen eher auf die Sonnenseite des Lebens und haben mehr Erfahrung mit Kindern, weil sie meist selbst welche großgezogen haben. Ihre Fähigkeit, zuzuhören und anderen Menschen mit Wohlwollen und Empathie zu begegnen, ist vor allem für Kinder wohltuend, die bei gestressten berufstätigen Eltern aufwachsen. Kinder verlangen ihrem Umfeld viel ab, aber Senioren, die sich Zeit für sie und ihre kindlichen Schwächen nehmen können, entdecken auch, wie viel Freude es bereitet, noch einmal Elternaufgaben zu übernehmen, mit dem Unterschied, dass sie dieses Mal viel mehr Lebenserfahrung mitbringen.

Also: Werden Sie die Lieblingsoma oder der Lieblingsopa eines Kindes und stehen Sie ihm als Mentor, Freund und Vertrauensperson zur Seite. Schaffen Sie Frieden in Ihrer Ehe oder Partnerschaft. Freunden Sie sich mit Ihren Nachbarn an. Treffen Sie sich häufig mit Ihren Freunden.

Und wenn nicht?

„All the Lonely People …"

Wissenschaftler haben drei wichtige Fakten über Einsamkeit im Alter entdeckt. Die erste Erkenntnis ist so unbeliebt wie Falten: Einsamkeit nimmt im Alter tatsächlich zu. Je nachdem, welche Studie man heranzieht, liegt der Anteil der älteren Personen, die zumindest zeitweise Einsamkeit erleben, bei 20 bis 40 Prozent. Zweitens: Das Ausmaß der Einsamkeit schwankt im Laufe eines Lebens gemäß einer U-förmigen Kurve. Drittens: Einsamkeit ist der allergrößte Risikofaktor für eine klinische Depression.

Einsamkeit lässt sich gemeinhin leicht definieren: Man möchte unter Menschen sein, kann es aber nicht, folglich geht es einem schlecht. Die wissenschaftliche Definition von Einsamkeit ist schon schwieriger. Manche Menschen sind Einzelgänger und ziehen es vor, für sich zu sein. Manche umgeben sich lieber mit Haustieren als mit Menschen. Andere wiederum brauchen ständig Menschen um sich herum. Wissenschaftler sprechen daher von objektiver sozialer Isolation bei denjenigen, die isoliert sind (und diesen Zustand vielleicht sogar vorziehen), und von gefühlter sozialer Isolation bei all jenen, die sich allein fühlen (und nicht freiwillig einsam sind). Eine wissenschaftliche Definition von Einsamkeit lautet: „Ein gefühlter Mangel an Kontrolle über die Quantität und vor allem die Qualität der eigenen sozialen Aktivitäten."

Fachleute verfügen auch über einen psychometrischen Test, um die Parameter dieser Definition zu messen. Der Test wurde in Südkalifornien, an der University of California in Los Angeles (UCLA), entwickelt, wo die Einsamkeitsrate im weltweiten Vergleich ausgesprochen niedrig ist. Daher wird dieser Test auch die UCLA-Einsamkeitsskala genannt. Wissenschaftler haben Folgendes herausgefunden:

Das Gefühl von Einsamkeit setzt erstmals im späten Jugendalter ein und nimmt im Laufe des frühen und des mittleren Erwachsenenalters ab. Das ist ganz normal. Wir machen eine Ausbildung, fangen an zu arbeiten, gründen eine Familie – Lebensphasen, die rappelvoll mit anderen Menschen sind. Die Zahl unserer Freunde steigt stark an und erreicht ihren Höhepunkt mit fünfundzwanzig Jahren, bevor sie bis zum fünfundvierzigsten Lebensjahr leicht sinkt, eine Zeit lang unverändert bleibt und nach dem fünfundfünfzigsten Lebensjahr weiter abfällt. Auf diese Weise entsteht die U-förmige Kurve der Einsamkeit.

Allerdings schwankt diese Kurve ein bisschen, denn die Daten, aus denen sie sich speist, sind nicht immer konstant. So fühlen sich zum Beispiel Menschen, die älter als fünfundsiebzig sind, am wenigsten einsam, wohingegen die Einsamkeit in den Monaten nach dem achtzigsten Geburtstag offenbar am größten ist. Senioren, denen wenig Geld zur Verfügung steht, empfinden die Einsamkeit stärker als finanziell gut gestellte Senioren. (Überhaupt scheint die Kombination aus fortgeschrittenem Alter, Armut und Einsamkeit besonders gravierend zu sein.) Verheiratete fühlen sich weniger einsam als Alleinstehende. Das trifft auf alle Altersgruppen zu, aber die Vertrautheit wirkt sich bei älteren Menschen stärker auf das eheliche Wohlbefinden aus als bei jüngeren Paaren. Die körperliche Gesundheit spielt eine große Rolle dabei, wie sehr ältere Menschen unter Einsamkeit leiden.

Die Folgen sozialer Isolation

Je einsamer man lebt, desto unglücklicher ist man. Wissenschaftler glauben, dass die Gründe dafür tief in der Evolution verwurzelt sind. Biologisch gesehen war der Mensch zu schwach, um allein zu überleben. Unser Gehirn hat sich daher eine Reihe negativer Reaktionen auf soziale Isolation einfallen lassen, die uns dazu verleiten, uns anderen Menschen anzuschließen. Kooperation und die Mentalisierungsfähigkeiten, die wir dafür brauchen, haben uns direkt in die darwinistische Fahrgemeinschaftsspur befördert. Auf diese Weise haben wir es geschafft, lange genug zu überleben, um unsere Gene weiterzugeben.

Wenn wir einsam sind, geht es uns nicht gut. Unsere sozialen Verhaltensweisen werden in Mitleidenschaft gezogen. Einsamkeit ist zum Beispiel mit einer Vernachlässigung der Selbstpflege assoziiert. Gewohnte Vorgänge wie duschen, zur Toilette gehen, essen, sich selbstständig anziehen und aus dem Bett kommen, werden zunehmend schwierig. Manches davon könnte auch auf eine Depression hindeuten, wofür einsame Senioren besonders anfällig sind.

Einsame Senioren haben auch eine schlechtere Immunfunktion. Sie können Virusinfektionen nicht so gut abwehren und sind anfälliger für Krebserkrankungen. Und sie weisen höhere Konzentrationen von Stresshormonen auf, was alle möglichen negativen Auswirkungen mit sich bringt, vor allem Bluthochdruck und somit ein erhöhtes Risiko für Herzerkrankungen und Schlaganfälle. Einsamkeit beeinträchtigt außerdem die allgemeine Kognition, von der Merkfähigkeit bis hin zur Wahrnehmungsgeschwindigkeit. Und sie zählt zu den Risikofaktoren für eine Demenz.

Chronische Einsamkeit kann zu einem hässlichen Teufelskreis führen. Wie Sie vermutlich wissen, geht der Alterungsprozess mit körperlichen Schmerzen einher: Bestimmte Gewebe bauen ab, und dagegen ist kein medizinisches Kraut gewachsen. In manchen Körperteilen, die von Natur aus besonders anfällig für Alterserscheinungen sind, nehmen die Schmerzen zu. (Arthritis ist nur ein Beispiel von vielen.) Solche Beschwerden können Ihre Gesprächsthemen bestimmen, Ihre Mobilität einschränken und den Schlaf beeinträchtigen. Das alles führt dazu, dass Sie sich zu einer regelrechten Spaßbremse entwickeln, und je unverträglicher Sie werden, desto seltener suchen andere Menschen Ihre Gesellschaft. Weniger soziale Interaktionen haben zur Folge, dass Sie noch anfälliger für die oben genannten Beschwerden werden. Freundschaften mit Ihnen werden noch schwieriger, und irgendwann kommt Sie niemand mehr besuchen. Dieser Teufelskreis ist schwer zu durchbrechen: Je einsamer Sie sind, desto einsamer werden Sie. Das ist der Punkt, an dem der Kampfhund der Depression zuschlägt. Bei Menschen in den Achtzigern ist Einsamkeit mit Abstand der größte Risikofaktor für eine klinische Depression. Das ist eine geballte Ladung schlechter neuronaler Neuigkeiten, wie wir in einem späteren Kapitel sehen werden.

Die dramatischste Auswirkung von Einsamkeit auf ältere Menschen ist der Tod. Die Sterbewahrscheinlichkeit ist bei einsamen Senioren um 45 Prozent höher als bei ihren sozial aktiven Altersgenossen. Diese Zahl bleibt auch dann stabil, wenn man körperliche Leiden und Depressionen berücksichtigt. Wenn Sie keine oder nur wenige Freunde haben, sterben Sie früher, als Sie eigentlich müssten.

Entzündung des Gehirns

„Sagen Sie, Mrs. Holderness, was ist das Beste daran, hundertunddrei Jahre alt zu sein?", fragte der Journalist. Mollys fröhliche Antwort kam wie aus der Pistole geschossen: „Keinen Peer-Druck zu haben!"

Mrs. Holderness kann sich glücklich schätzen, so fit im Kopf zu sein. Viele ältere Menschen sind es nicht, und die meisten davon sind Frauen. Die Neurowissenschaftlerin Laura Fratiglioni hat sich gefragt, ob es einen Zusammenhang geben könnte zwischen der Tatsache, dass Männer früher sterben als Frauen (und die Witwen allein zurückbleiben), und dem Umstand, dass Frauen häufiger an Demenz leiden als Männer, vor allem nach dem achtzigsten Lebensjahr. Könnte Isolation der Grund dafür sein? Fratiglioni ist zu dem Schluss gekommen, dass es da tatsächlich einen Zusammenhang gibt. Bei Frauen, die allein leben oder keine starken sozialen Beziehungen pflegen, ist das Risiko, an einer Demenz zu erkranken, deutlich höher als bei Frauen, die mit jemandem zusammenleben und regelmäßig enge soziale Interaktionen haben.

Die Gehirnmechanismen, die diesem beunruhigenden Ergebnis zugrunde liegen, wurden eingehend untersucht. Dabei hat sich herausgestellt, dass übermäßige Einsamkeit regelrechte Gehirnschäden verursacht.

Das ist eine Feststellung von ungeheurer Tragweite, die einer ausführlicheren Erklärung bedarf. Biologisch betrachtet sind an diesem Vorgang dieselben Mechanismen beteiligt, die in Gang gesetzt werden, wenn man sich den Zeh anstößt.

Bestimmt wissen Sie, wie eine Entzündung entsteht: Man schürft sich den Zeh auf, und Infektionserreger wie Bakterien nutzen die Gelegenheit, um ihren Liliputaner-Angriff zu starten. Das betroffene Gewebe reagiert mit Rötung, Schwellung und Schmerz. Die klassische Entzündungsreaktion, die für gewöhnlich nicht lange anhält, wird durch zahlreiche Moleküle überwacht, darunter Zytokine. Diese erfüllen ihre Aufgabe und machen den unerwünschten Eindringlingen innerhalb weniger Tage den Garaus. Das ist der Verlauf einer akuten Entzündung.

Es gibt aber noch eine andere Art von Entzündung, bei der Zytokine ebenfalls eine Rolle spielen und die in unserem Fall relevanter ist: die systemische oder persistierende Entzündung. Der Hauptunterschied geht aus dem Namen hervor: Sie hält lange Zeit an und betrifft den ganzen Körper. Es ist, als würden sich kleine Schürfwunden über das gesamte Organsystem ausbreiten, was zur Folge hat, dass der Körper mit einer systemischen Entzündung von geringer Intensität reagiert.

Lassen Sie sich aber von der „geringen Intensität" nicht täuschen. Eine systemische Entzündung schädigt eine Vielzahl von Gewebearten über einen langen Zeitraum hinweg, ungefähr so, wie sich saurer Regen in einen Wald hineinfrisst. Sie kann das Gehirn schädigen, insbesondere die weiße Substanz. Diese besteht aus Myelinscheiden, die die Nervenfasern umhüllen und isolieren und so für eine rasche Weiterleitung der elektrischen Signale sorgen. Ohne die weiße Substanz würde das Gehirn nicht richtig funktionieren.

Wie zieht man sich eine systemische Entzündung zu? Es gibt verschiedene Auslösefaktoren, darunter Schadstoffe aus der Umwelt, das Rauchen oder Übergewicht. Stress, dieser ewige Säurereflux des Verhaltens, kann ebenfalls Entzündungsreaktionen hervorrufen. Und dasselbe gilt für die Einsamkeit, wie Timothy Verstynen, Leiter des Cognitive Axon Lab an der Carnegie Mellon University, herausgefunden hat. 2015 legte er eine Studie vor, nach der eine chronische soziale Isolation die Häufigkeit systemischer Entzündungen erhöht. Wie viel Schaden Einsamkeit bei Menschen anrichtet, ist erstaunlich. Sie ist so schädlich wie Rauchen. Oder Fettleibigkeit. Der molekulare Mechanismus hinter dieser Erkenntnis liest sich wie eine Feedbackschleife in drei Schritten, die geradewegs der geriatrischen Hölle zu entstammen scheint: (1) Einsamkeit verursacht systemische Entzündungen; (2) die Entzündung zerstört die weiße Substanz im Gehirn, und (3) die Schädigung führt zu den oben genannten Verhaltensänderungen und der daraus resultierenden Isolation der Betroffenen. Damit schließt sich der Kreis.

In Anbetracht der Tatsache, dass es von der Einsamkeit zur Gehirnschädigung nur ein kleiner Schritt ist, müssen wir uns ernsthaft damit auseinandersetzen, wie unsere Gesellschaft ihre alten Menschen behandelt. Und wie alte Menschen sich selbst behandeln. Wir sollten dankbar sein für die Freunde, die wir haben, und uns Zeit nehmen, um Freundschaften zu pflegen. Und wenn der Freundschaftsspeicher leer ist, sollten wir Strategien entwickeln, um ihn wieder aufzufüllen.

Gesellschaftliche Veränderungen

Den Freundschaftsspeicher wieder aufzufüllen, kann mit zunehmendem Alter schwieriger werden. Wissenschaftler haben nachgewiesen, dass die Zahl unserer Freunde bis zum fünfundzwanzigsten Lebensjahr zunimmt. Danach sinkt sie beständig, und dieser Trend hält bis ins mittlere Erwachsenenalter an. Die Babyboomer sind davon besonders betroffen. Im Alter haben sie weniger soziale Interaktionen mit anderen Menschen – seien es Familienmitglieder, Freunde oder Nachbarn –, als das bei älteren Menschen in der vorangehenden Generation der Fall war.

Soziologen machen mehrere Faktoren für diesen Schwund verantwortlich, wobei sie sich über die genauen Ursachen uneins sind. Manche verweisen auf den Umstand, dass jüngere Menschen heute häufig umziehen, was zur Folge hat, dass ständig neue Gemeinschaften gebildet und wieder auseinandergerissen werden – keine guten Voraussetzungen, um langfristige, tiefer gehende Erwachsenenfreundschaften zu bilden. Die Stabilität von Beziehungen wird nicht zuletzt durch räumliche Nähe gewährleistet und geht durch häufige Ortswechsel verloren. Meine Großeltern feierten noch die goldene, die diamantene oder sogar die eiserne Hochzeit befreundeter Paare, die sie zum Teil seit der Grundschule kannten. Heutzutage ist so etwas kaum mehr vorstellbar.

Hinzu kommt, dass die Menschen in den Industrieländern weniger Kinder bekommen als frühere Generationen. Mit der Zeit bedeutet das: weniger Onkel, Tanten, Cousins und Cousinen. Das hat den Vorteil, dass man nicht so oft an langweiligen Familienfeiern teilnehmen muss, aber die Wahrscheinlichkeit, Langzeitbeziehungen mit Verwandten aufrechtzuerhalten (selbst wenn man immer am selben Ort lebt), nimmt dadurch deutlich ab. Man hat also nicht nur keine Freunde, sondern auch keine Familie. Ganz zu schweigen von einem dauerhaften Zuhause. Diese Bedingungen sind für das Ausbrüten toxischer Isolation ungefähr so ideal wie stehendes Wasser für die Vermehrung von Stechmücken.

Obendrein verändert sich das Wesen von Freundschaften. Die digitale Welt stellt verlockende elektronische Ersatzgebilde für direkte zwischenmenschliche Kontakte zur Verfügung. Wie sich diese Verlagerung von Interaktionen in die virtuelle Sphäre langfristig auswirkt, wird derzeit ausgiebig erforscht. Wir werden in einem späteren Kapitel noch einmal darauf zurückkommen.

Unterm Strich können wir feststellen, dass Senioren aufgrund zahlreicher äußerer Einflussfaktoren nie zuvor einem so hohen Vereinsamungsrisiko ausgesetzt waren wie heute. Das ist insofern fatal, als das Gehirn ohnehin schon den natürlichen, altersbedingten Abbauprozess verkraften muss; daher ist soziale Isolation zu diesem Zeitpunkt das Letzte, was es braucht.

Aber das ist längst nicht alles. Nicht nur die Umwelt spielt eine wichtige Rolle, sondern auch die Veranlagung, und diesem Umstand wenden wir uns als Nächstes zu.

Von Angesicht zu Angesicht

Prosopagnosie. Allein schon die Aussprache dieses Fachbegriffs ist eine Herausforderung. Noch viel schwieriger ist es, damit zu leben. Wer unter der Störung mit P leidet, dem fehlt eine Fähigkeit, die sogar Säuglinge besitzen: Gesichter erkennen. Selbst wenn ein Betroffener Sie seit Jahren kennt, kann es passieren, dass er nicht weiß, wer Sie sind, wenn er Ihnen auf der Straße begegnet. Und so ergeht es ihm nicht nur mit Ihnen, sondern auch mit allen anderen Menschen. Wobei es ihm in der Regel keine Probleme bereitet, bestimmte *Dinge* oder einzelne Merkmale wiederzuerkennen, ob das nun Hüte oder Augenbrauen sind. Auch das Konzept „Gesicht" als solches bereitet ihm keine Probleme.

Prosopagnosie wird gemeinhin auch als Gesichtsblindheit bezeichnet, und Betroffene greifen oft zu ungewöhnlichen Mitteln, um sich in der sozialen Welt durchzuschlagen. Sie merken sich zum Beispiel, wer in der Familie welche Kleidung trägt, um Angehörige unterscheiden zu können. Oder sie prägen sich bestimmte Bewegungen und Körperhaltungen ein, an denen sie ihre Arbeitskollegen erkennen. Der berühmte Neurologe Oliver Sacks, der selbst an Gesichtsblindheit litt, ließ seine Gäste bei sozialen Anlässen Namensschilder tragen, damit er sie erkannte.

Viele Betroffene ziehen sich jedoch vollständig aus dem sozialen Leben zurück, weil sie aufgrund ihrer Störung obendrein an sozialer Phobie leiden. Das ist in gewisser Weise nachvollziehbar, denn ein Großteil der sozialen Informationen wird über das Gesicht weitergegeben. Hinweise, ob jemand gut gelaunt oder traurig ist, ob er sich freut, uns zu sehen, oder eher genervt ist, ob er freundliche Absichten hegt oder eine Bedrohung für uns darstellt – all das können wir normalerweise an seinen Augen und seiner Mimik ablesen. Wer den Gefühlszustand seines Gegenübers nicht zu deuten vermag, zieht sich oft in eine Grauzone zurück, in der andere einen zwar erkennen, man selbst aber nicht dazu in der Lage ist. Auch Oliver Sacks zog sich irgendwann vollständig aus der Öffentlichkeit zurück und besuchte keine Konferenzen und keine Feste mehr.

Prosopagnosie wird mit Schädigungen des sogenannten Gyrus fusiformis in Verbindung gebracht, einer Region im unteren Bereich des Schläfenlappens. Schlaganfälle und verschiedene Kopfverletzungen können den Gyrus fusiformis schädigen. Gesichtsblindheit wird wie die Augenfarbe vererbt, das heißt, sie wird von den Eltern weitergegeben. Etwa zwei Prozent der Bevölkerung sind davon betroffen. Doch offenbar gibt es auch eine weniger ausgeprägte Form der Gesichtsblindheit, die mit dem normalen Alterungsprozess zusammenhängt.

Im Alter fällt es Menschen zunehmend schwerer, bekannte Gesichter wiederzuerkennen, und auch die Fähigkeit, bestimmte emotionale Informationen in diesen Gesichtern wahrzunehmen, lässt nach. Wir wissen sogar, warum das so ist. Der Neuraltrakt (die Verkabelung der weißen Substanz), der den Gyrus fusiformis mit anderen Gehirnregionen verbindet, verliert allmählich seine strukturelle Integrität. Prosopagnosie verdeutlicht ein wichtiges Prinzip der Neurowissenschaften: Bestimmte Gehirnregionen üben gewissermaßen eine Diktatur über spezifische Funktionen aus. Wenn diese Regionen geschädigt werden, verändern sich diese Funktionen oder verschwinden ganz.

Die Verhaltensdefizite, die dadurch entstehen, sind aber keineswegs global. Senioren können bei anderen durchaus Stimmungen wie Überraschung, Freude oder Ekel erkennen. (Tatsächlich schneiden sie bei Tests, die die Wahrnehmung von Ekel messen, besser ab als jüngere Probanden.) Anders verhält es sich jedoch bei Traurigkeit, Angst und Zorn. Älteren Menschen fällt es schwerer, bekannte Gesichter zu erkennen, und obendrein bereitet es ihnen größere Schwierigkeiten, bestimmte Emotionen in den Gesichtern dieser Menschen wahrzunehmen.

Ziehen sich Senioren – ähnlich wie Menschen mit Gesichtsblindheit – aufgrund dieser Defizite aus dem sozialen Leben zurück? Damit diese Frage mit letzter Sicherheit beantwortet werden kann, sind zwar (wie immer) weitere Forschungen notwendig, aber es ist durchaus denkbar. Wie wir gesehen haben, nehmen die sozialen Interaktionen nach dem fünfundfünfzigsten Lebensjahr deutlich ab, und bei Senioren ist dieser Rückgang besonders ausgeprägt. Interessanterweise lässt sich diese Entwicklung auch bei Laboraffen feststellen: Ihre sozialen Aktivitäten nehmen ebenfalls ab, wenn sie älter werden.

Wir haben bereits die Mentalisierung beziehungsweise die Theory of Mind angesprochen. Mit zunehmendem Alter schwindet die Fähigkeit, zu mentalisieren, das heißt, zu erkennen, was in anderen Menschen vorgeht. Bei einem klassischen Laborversuch, der False-belief-Aufgabe genannt wird, sollen die Probanden versuchen, die Intention ihres Gegenübers zu erraten. Die Antworten der jüngeren Erwachsenen sind zu 95 Prozent korrekt, die der älteren Erwachsenen nur zu 85 Prozent. Und je älter die Probanden sind, desto schlechter schneiden sie ab:

Bei den über Achtzigjährigen sind nur noch 70 Prozent der Antworten korrekt. Die Ursache scheint eine altersbedingte Veränderung der funktionalen Aktivität einer Region im präfrontalen Cortex zu sein. Evolutionsgeschichtlich betrachtet ist der präfrontale Cortex (PFC) die jüngste Erweiterung der grundlegenden Gehirnarchitektur. Es ist eine überaus gescheite Struktur, deren Funktionen von der Entscheidungsfindung bis hin zur Persönlichkeitsbildung reichen. Wie wir später sehen werden, rühren die meisten Fähigkeiten, die wir als „rein menschlich" bezeichnen würden, vom PFC her.

Kann es sein, dass Veränderungen bei der Gesichtserkennung und den Mentalisierungsfähigkeiten miteinander zusammenhängen? Und wenn ja, tragen diese Veränderungen womöglich zur sozialen Isolation vieler älterer Menschen bei? Um ehrlich zu sein: Wir wissen es nicht. Aber die Tatsache, dass ich in diesem Zusammenhang überhaupt wissenschaftliche Erkenntnisse vorbringen kann, bedeutet, dass wir heute viel mehr über diese Dinge wissen als noch vor wenigen Jahren. Dieser Fortschritt macht sich auch bei den praktischen Interventionen bemerkbar. Fundierte Forschungen zeigen nämlich Schritte auf, wie die negativen Auswirkungen von Einsamkeit gemindert werden können. Und diesen Schritten wenden wir uns als Nächstes zu.

Tanzen Sie die Nacht durch

Der Altersunterschied zwischen den berühmten Tänzern Mikhail Baryschnikow und Fred Astaire beträgt fast ein halbes Jahrhundert, doch der Bewunderung des lettischen Ballettstars für seinen älteren amerikanischen Kollegen tut das keinen Abbruch: „Kein Tänzer kann Fred Astaire zuschauen, ohne dabei das Gefühl zu bekommen, den Beruf verfehlt zu haben." Der legendäre Stepptänzer und Hollywoodschauspieler Astaire hat nicht nur mit nahezu jedem weiblichen Filmstar des 20. Jahrhunderts getanzt, sondern auch mit Besen, Feuerwerkskörpern und einem rotierenden Raum, ja sogar mit seinem eigenen Schatten. Er hat eine ganze Generation von Amerikanern dazu animiert, rauszugehen und die Nacht durchzutanzen – sehr zur Freude der Tanzschulen, die von diesem Boom profitierten. Wenn ich Astaire in meiner Eigenschaft als Neurowissenschaftler dabei zuschaue, wie er sich scheinbar mühelos durch den Raum bewegt, finde ich, dass er uns alle nach wie vor inspirieren sollte. Leider ist er 1987 im Alter von achtundachtzig Jahren gestorben.

Der Grund für meine Begeisterung ist wissenschaftlicher Natur. Es gibt dermaßen viele seriöse Studien über den Nutzen des Tanzens, dass man ganze Tanzsäle damit pflastern könnte. Dass Tanzen so gut tut, liegt nicht nur an den Bewegungs-abläufen, sondern auch an den sozialen Interaktionen, die damit einhergehen. Der wissenschaftlich bestätigte Nutzen ist beinahe zu gut, um wahr zu sein.

Nehmen wir zum Beispiel eine Studie, an der gesunde Senioren im Alter zwischen sechzig und vierundneunzig Jahren teilnahmen. Sechs Monate lang absolvierten sie einmal wöchentlich einen Tanzkurs. Vor Beginn der Studie maßen die Studienleiter verschiedene kognitive und motorische Fertigkeiten der Probanden und verglichen die Ausgangswerte sechs Monate später mit den neuen Messergebnissen. Die Kontrollgruppe, die keinen Tanzkurs absolvierte, wurde ebenfalls gemessen.

Die Resultate der Studie waren so aufmunternd wie eine Freikarte für das Bolschoitheater in Moskau. Die handmotorische Koordination (gemessen anhand einer standardisierten Reaktionszeitanalyse) verbesserte sich innerhalb von sechs Monaten um etwa 8 Prozent. Das mag auf den ersten Blick nicht viel erscheinen – ist es aber, wenn man bedenkt, dass die Werte der Kontrollgruppe im selben Zeitraum deutlich abnahmen. Darüber hinaus wurden kognitive Fertigkeiten wie fluide Intelligenz, Kurzzeitgedächtnis und Impulskontrolle gemessen. Diese Fertigkeiten nahmen während der sechs Monate um beeindruckende 13 Prozent zu. Bei Körperhaltung und Gleichgewicht (gemessen anhand eines Tests mit instabiler Plattform) ließ sich sogar eine Verbesserung um 25 Prozent verzeichnen. Demgegenüber wiesen die Mitglieder der Kontrollgruppe auch bei diesen Werten eine Nettoverringerung auf. Unterm Strich lässt sich feststellen, dass die Tänzer nach einem halben Jahr anders dachten und sich anders bewegten.

Welche Tänze geübt wurden, spielte offenbar keine Rolle. Ob Tango, Jazz, Salsa, Folk oder diverse Gesellschaftstänze: Alle übten ihre schwungvolle Zauberwirkung auf das Gehirn aus. Weitere Forschungen haben gezeigt, dass auch andere ritualisierte Bewegungsabläufe wie zum Beispiel Tai-Chi und verschiedene Kampfsportarten für die oben genannten Fertigkeiten nützlich waren.

Eines der überraschendsten Ergebnisse hatte mit der Sturzanfälligkeit von Senioren zu tun, die ein Tai-Chi-Programm absolvierten: Die Zahl der Stürze sank danach um 37 Prozent. Bei älteren Menschen sind Stürze keine Bagatelle. Ganz abgesehen davon, dass sie häufig mit schweren Kopfverletzungen einhergehen, stellen sie auch eine Belastung für das Gesundheitssystem dar: In den Vereinigten Staaten belaufen sich die Ausgaben für Sturzfolgen bei älteren Patienten auf mehr als dreißig Milliarden Dollar pro Jahr. In Australien nehmen sturzbedingte Verletzungen von Senioren fast 5 Prozent des gesamten Gesundheitsbudgets in Anspruch.

Ganz offenkundig wusste Fred Astaire, was er tat.

Menschliche Berührung

Warum wirkt sich Tanzen so positiv aus? Um ehrlich zu sein: Ganz genau wissen wir das nicht. Zweifellos spielt die sportliche Betätigung eine Rolle. Tänzer müssen nicht nur synchrone, koordinierte Bewegungsabläufe lernen und sie sich einprägen, sondern auch die Energie aufbringen, um diese Bewegungen auszuführen. Das soziale Miteinander dürfte ebenfalls von Bedeutung sein. In den meisten der oben angesprochenen Studien waren viele Menschen in einem Raum versammelt und tanzten miteinander, entweder in der Gruppe oder paarweise, was eine ebenso intensive soziale Interaktivität mit sich brachte wie eine Unterhaltung bei zwei gemeinsamen Drinks.

Und schließlich sind da noch die Interaktionen von Angesicht zu Angesicht. Paartänze bieten Gelegenheit für ein gewisses Maß an menschlicher Berührung. Das ist für Menschen jeden Alters wichtig, ganz besonders aber für ältere. Die positiven Auswirkungen von Berührungen auf das Gehirn älterer (aber auch jüngerer) Menschen sind unter anderem von der renommierten Wissenschaftlerin Dr. Tiffany Field, Direktorin des Touch Research Institute an der University of Miami, untersucht worden. In Fields Studien ging es zwar nicht ums Tanzen, dafür aber um die Effekte von Massagen: Sie hat als eine der Ersten die starken kognitiven und emotionalen Verbesserungen nachgewiesen, die damit einhergehen.

Sämtliche Probanden in Fields Untersuchungen – von Altenheimbewohnern bis hin zu Neugeborenen auf einer Intensivstation – reagierten positiv auf Berührungen.

Die Wissenschaftlerin musste gar keine professionelle Masseurin anheuern, um diese Wirkung zu erzielen. Selbst gelegentliche Berührungen von Personen, die keine Fachleute sind (zum Beispiel von Freunden), tragen dazu bei, Beziehungen zu festigen – immer unter der Voraussetzung, dass die Berührung einvernehmlich stattfindet und nicht übergriffig ist. Fünfzehn Minuten pro Tag reichen schon aus. Dieses Ergebnis könnte die Zauberwirkung des Tanzens erklären, denn dabei dauern Berührungen meist länger als fünfzehn Minuten.

Hier also ein praktischer Ratschlag: Wenn Sie noch jünger sind, lernen Sie tanzen und behalten Sie diese Aktivität bei, wenn Sie in Rente gehen. Wenn Sie bereits im Rentenalter sind (oder kurz davor stehen), gilt dieser Rat umso mehr. Wenn Sie schon tanzen können, finden Sie einen Ort, wo Sie regelmäßig das Tanzbein schwingen können. Und wenn Sie es noch nicht können, besuchen Sie einen Kurs.

Das führt uns wieder zu der Frage, ob digitale Interaktionen ebenso nützlich sind wie unmittelbare. Wie bereits erwähnt, halte ich die sozialen Medien für einen sinnvollen Tummelplatz für Ältere, insbesondere wenn die Mobilität einge-schränkt ist. Aber die Kommunikation von Angesicht zu Angesicht ersetzen sie nicht. Solange Sie die Wahl haben, ziehen Sie direkte Interaktionen vor und teilen Sie den Sauerstoff mit anderen Menschen. Es stimmt schon, solche Kontakte ha-ben ihre Tücken und verlangen uns viel Energie ab, aber genau das braucht unser Gehirn in dieser Lebensphase. Vielleicht fühlen Sie sich auf der Tanzfläche unbe-holfen oder ziehen die Tastatur Ihres Computers einer Unterhaltung vor. Aber in den Millionen von Jahren unserer Evolution hatten wir immer Interaktionen mit Menschen aus Fleisch und Blut – nicht mit Internetservern und Prozessoren.

Angesichts der Wirkmacht sozialer Aktivitäten auf das Gehirn ist das Zusam-mensein mit anderen die natürlichste Sache der Welt.

Wichtiges in Kürze

Seien Sie anderen ein Freund, und lassen Sie andere Ihre Freunde sein

- Tragen Sie dazu bei, soziale Gruppen in Schwung und gesund zu halten; dadurch stärken Sie Ihre kognitiven Fähigkeiten im Alter.
- Stressreduktion und qualitativ hochwertige Beziehungen wie zum Beispiel eine gute Ehe oder Partnerschaft sind für Langlebigkeit besonders wichtig.
- Pflegen Sie Beziehungen zu jungen Menschen. Sie helfen Ihnen, Stress, Ängste und Depression zu mindern.
- Einsamkeit ist bei älteren Menschen der größte Risikofaktor für eine Depression. Übermäßige Einsamkeit kann das Gehirn schädigen.
- Tanzen, tanzen, tanzen Sie. Neben der sportlichen Betätigung fördert das Tanzen die soziale Interaktivität und verbessert Ihre kognitiven Fähigkeiten.

Ihre Zufriedenheit

Brain Rule

Pflegen Sie eine Haltung der Dankbarkeit

Die Falten im Gesicht eines Menschen sollten nur vom Lachen herrühren.
Mark Twain

Glück ist gute Gesundheit und ein schlechtes Gedächtnis.
Albert Schweitzer

Jüngst stach mir eine Geburtstagskarte ins Auge: „To-do-Liste für mürrische alte Männer":

1. Sag den Kindern, sie sollen gefälligst von deinem Rasen verschwinden.
2. Wirf dem Nachbarn einen bösen Blick zu.
3. Schreibe einen beleidigenden Brief.
4. Enterbe jemanden.
5. Fahre GANZ LANGSAM auf der Überholspur und blinke dabei pausenlos.
6. Sag den Kindern NOCHMAL, dass sie gefälligst von deinem Rasen verschwinden sollen.
7. Kaufe noch ein paar Schilder mit der Aufschrift: BETRETEN VERBOTEN!
8. Sag zu einem dieser Punks, dass WIR es in unserer Jugend wirklich schwer hatten.
9. Knurre eine Weile mürrisch vor dich hin.

Wenn man die Karte aufschlug, stand da:

10. Hab einen schönen Geburtstag!

Wie diese Karte mit den vielen Großbuchstaben suggeriert, gelten ältere Menschen als mürrisch. Ist dieser Ruf gerechtfertigt? Senioren gelten aber auch als freundlich, geduldig und weise, was nicht so recht zur Verdrießlichkeit passen will. Meine Großeltern zumindest waren alles andere als mürrisch. Aus wissenschaftlicher Sicht haben wir es hier mit ernsten Fragen der Definition zu tun. Was bedeutet „Zufriedenheit" überhaupt? Wissenschaftler sind sich da keineswegs einig. Ich halte mich aber an den Psychologen Ed Diener, der Zufriedenheit als „subjektives Wohlbefinden" definiert, und an den legendären Forscher Martin Seligman und seine Definition von Optimismus: Die Überzeugung, dass die schlechten Dinge irgendwann vorübergehen und die guten zurückkommen. Das eine ist ein Zustand, der sich auf die Gegenwart bezieht, das andere eine Einstellung zur Zukunft. Beide Sichtweisen erscheinen sinnvoll. Wie wir sehen werden, wird unser Verlangen nach optimistischen Erfahrungen – ebenso wie unsere Fähigkeit, sie zu erinnern – mit den Jahren stärker.

Mit fortschreitendem Alter geht es (meistens) aufwärts

Lange Zeit herrschte Uneinigkeit darüber, ob der Mensch im Alter missmutiger oder zufriedener wird oder ob er einfach so bleibt, wie er ist. Manche Studien sind zu dem Schluss gekommen, dass die Menschen tatsächlich dem Stereotyp des grantigen Gärtners Mr. McGregor aus Beatrix Potters Kinderbuchklassiker *Die Geschichte von Peter Hase* (1902) entsprechen und mit zunehmendem Alter immer mürrischer werden. Vielleicht lag das daran, dass die Probanden an Arthritis litten, ständig zu Beerdigungen gingen und furchtbar einsam waren. Denn andere Studien scheinen genau das Gegenteil zu zeigen: Ihnen zufolge werden die Menschen mit den Jahren immer zufriedener und passen sich besser an äußere Gegebenheiten an. Sie erinnern also eher an den freundlichen, weisen alten Mann, den Morgan Freeman in der Doku-Reihe *The Story of God* verkörpert. Womöglich hat das damit zu tun, dass sie in einer Welt voller Weisheit leben, wissen, wie man Kopfschmerzen vermeidet, und es als Bereicherung empfinden, anderen ihr Wissen zu vermitteln. Also, was nun – *Peter Hase* oder *The Story of God*?

Glücklicherweise bietet die Forschung inzwischen ein klareres und weitgehend positives Bild. Die Menschen werden mit zunehmendem Alter tatsächlich zufriedener (allerdings mit einer wichtigen Einschränkung: Sie leiden häufiger an Depressionen, worauf ich noch ausführlicher zu sprechen kommen werde). Außerdem sind sie im Alter emotional stabiler, freundlicher und gewissenhafter. Die Unterschiede sind beachtlich. Um nur ein psychometrisches Maß zu nennen: Sechzigjährige schneiden bei Tests der emotionalen Stabilität um 69 Prozent besser ab als Zwanzigjährige. Und bei den Freundlichkeitstests sind die Unterschiede sogar noch größer.

Wie kommen diese unterschiedlichen Studienergebnisse zustande? Ganz einfach: durch einen klassischen Irrtum. Die meisten älteren Studien haben nicht bedacht, welchen Einfluss Umweltfaktoren auf ihre Probanden ausüben. Heute wissen wir, dass man bei solchen Untersuchungen neben der aktuellen Befindlichkeit auch die üblichen sozioökonomischen Verdächtigen berücksichtigen muss: finanzielle Situation, Geschlecht, ethnische Zugehörigkeit, Ausbildung, berufliche Stabilität, ja sogar das Geburtsjahr. So haben zum Beispiel Senioren, die in den 1930er-Jahren, während der Weltwirtschaftskrise, zur Welt kamen, nicht das gleiche Glücksprofil (die Lebensabschnitte, in denen sie am glücklichsten und am unglücklichsten waren) wie die Babyboomer der 1950er- und 1960er-Jahre, und beide unterscheiden sich wiederum von den *Millennials*, die zwischen 1980 und 2000 geboren wurden. Ob man Kinder hat oder nicht, spielt ebenfalls eine Rolle. Auch die Zufriedenheit in der Ehe – ein enorm wichtiger Einflussfaktor – ist Schwankungen unterworfen. Am größten ist sie übrigens, wenn die Kinder aus dem Haus gehen, also in der Zeit zwischen „Empty Nest" und dem Ruhestand; am niedrigsten ist sie, solange die Kinder Teenager sind.

Begibt man sich in die kalten Wasser des statistischen Datenpools und berücksichtigt solche Faktoren (was eine Studie des National Institute of Aging mit mehreren tausend Personen der Jahrgänge 1885 bis 1980 getan hat), zeichnet sich in Sachen Zufriedenheit ein deutlicher Aufwärtstrend ab. Oder wie es ein Journalist formuliert hat: „Das Wohlbefinden nimmt im Laufe des Lebens bei *allen* zu." (meine Hervorhebung) Eine andere Studie, die ähnliche Variablen berücksichtigt hat (in diesem Fall bei mehr als 1500 Personen zwischen 21 und 99 Jahren), kam ebenfalls zu dem Ergebnis, dass die Menschen insgesamt positiv altern. Ende der Geschichte? Können wir jetzt ein fröhliches Liedchen pfeifen, zusammenpacken und dieses Kapitel abschließen? Von wegen. Denn wie sich herausgestellt hat, steigt die Stimmung im Alter nur bedingt, und der Aufwärtstrend hält auch nicht endlos – und auch nicht bei jedem – an. Doch bevor wir dazu kommen, müssen wir herausfinden, warum er überhaupt bei so vielen so lange anhält.

Was Satchmo dazu meint

Einer der meistgespielten Songs der späten 1960er- und frühen 1970er-Jahre stammte nicht etwa von einer Rockgruppe, sondern von einer Jazzlegende. Es war Louis „Satchmo" Armstrongs Interpretation von „What a Wonderful World":

I hear babys crying.	*Ich höre Babys weinen.*
I watch them grow;	*Ich sehe zu, wie sie aufwachsen;*
they'll learn much more	*sie werden viel mehr lernen,*
than I'll ever know.	*als ich je wissen werde.*

Dann bestaunte Armstrong die „wunderbare Welt", in der wir leben. Manche Zeitgenossen nahmen Anstoß an diesem halbvollen Glas mit rosarotem Zuckerwasser. Der Kalte Krieg war in vollem Gange, der Vietnamkrieg steuerte auf seinen blutigen Höhepunkt zu. Was sollte an dieser Welt bloß „wunderbar" sein?

Natürlich blieb Armstrong diese Kritik nicht verborgen, und eines Abends, bei einem Konzert, wandte er sich an sein Publikum, bevor er das Lied sang:

Ein paar von euch jungen Leuten haben zu mir gesagt: „Hey Pops, was redest du denn da von einer wunderbaren Welt? Was ist mit den Kriegen überall auf der Welt – sind die etwa wunderbar?" Wie wär's, wenn ihr dem alten Pops mal kurz zuhören würdet. Ich habe nicht den Eindruck, dass die Welt so schlecht ist – wir sind es doch, die das tun, und alles, was ich sagen will, ist: Seht, was für eine wunderbare Welt das sein könnte, wenn wir ihr eine Chance geben würden. Love, baby, love. Das ist das Geheimnis.

Bemerkenswerterweise stammten diese Worte ausgerechnet von einem Mann, dessen Karriere vom rassistischen Stereotyp des „Jim Crow" (des tanzenden, singenden und geistig minderbemittelten schwarzen Mannes) geprägt gewesen war und der Toiletten und Trinkbrunnen mit dem Hinweis „Nur für Farbige" benutzen musste.

Es ist wie bei einem Algorithmus: Im Laufe unseres Lebens widerfahren uns sowohl positive als auch negative Dinge. Dieselbe Generation, die das Massaker von My Lai in Vietnam erlebt hat, war Zeuge der Mondlandung. Doch je älter wir werden, desto unausgewogener verarbeitet unser Gehirn positive und negative Informationen. Der Wunsch nach optimistischen Inputs (und unsere Erinnerung daran) wird im Alter stärker, und wir beginnen die Welt als „wunderbar" wahrzunehmen.

Woher wir das wissen? Die ersten wissenschaftlichen Untersuchungen kamen zu dem erstaunlichen Ergebnis, dass ältere Menschen weniger negative Emotionen haben als jüngere. Forscherinnen wie Mara Mather, Gerontologin an der University of Southern California, und Laura Carstensen, Direktorin des Stanford Center on Longevity, beschlossen, dem nachzugehen, und stellten fest, dass ältere Menschen stärker auf positive Reize achten als auf negative. Außerdem erinnern Senioren positive Ereignisse ausführlicher, als das bei jüngeren Erwachsenen der Fall ist.

Bei einem Experiment zeigte man jüngeren Probanden (Durchschnittsalter 24 Jahre) und älteren Probanden (Durchschnittsalter 73 Jahre) Bilder von fröhlichen und traurigen Gesichtern, um festzustellen, welchen von beiden sie am meisten Aufmerksamkeit schenkten. (Untersucht wurde also ein „Aufmerksamkeitsbias" beziehungsweise eine bestimmte Ausrichtung der Aufmerksamkeit.) Bei den jüngeren Studienteilnehmern wurde bei 5 von 25 positiven Gesichtern und bei 3 von 25 negativen Gesichtern ein Aufmerksamkeitsbias nachgewiesen.

Das heißt, dass die Aufmerksamkeit dieser Teilnehmergruppe praktisch gleichmäßig verteilt war. Ganz anders sah das bei den Senioren aus: Ihr Aufmerksamkeitsbias-Score betrug 15 von 25 bei den positiven Gesichtern und −12 (jawohl, *minus* zwölf) von 25 bei den negativen. Von einer ausgewogenen Aufmerksamkeit konnte hier also keine Rede sein.

Ähnliche Unterschiede beobachteten Forscher bei der Untersuchung negativer Erinnerungen. Um diese Daten zu verstehen, müssen wir uns kurz vergegenwärtigen, wie das Gedächtnis funktioniert. (In Kapitel 4 werden wir uns noch ausführlicher damit befassen.) Wichtig ist: Das Gehirn erinnert das Leben nicht wie ein Tonband, auf dem sämtliche Informationen abgespeichert sind. Wir haben es vielmehr mit verschiedenen semi-unabhängigen Gedächtnissystemen zu tun - vielen unterschiedlichen Arten von Tonbandgeräten, wenn Sie so wollen -, von denen jedes für das „Aufnehmen" und das „Abspielen" bestimmter Lerndomänen zuständig ist. Wenn man zum Beispiel das Fahrradfahren lernt, kommt dabei ein anderes neuronales Tonbandgerät zum Einsatz, als wenn man sich eine Episode von *Breaking Bad* ins Gedächtnis ruft oder sich daran erinnert, wer den Song „Put on a Happy Face" gesungen hat. (Es war Tony Bennett.) Unsere Fähigkeit, etwas wiederzuerkennen, greift wiederum auf ein anderes Gedächtnis-Subsystem zurück.

Um die Wiedererkennungsfähigkeit zu testen, wurden jüngeren und älteren Probanden positive und negative Bilder (zum Beispiel von fröhlichen und traurigen Gesichtern) gezeigt. Bei den jüngeren Erwachsenen hielt sich die Wiedererkennung von positiven und negativen Bildern in etwa die Waage. Nicht so bei den älteren Erwachsenen: Ihre Wiedererkennungswerte waren bei den positiven Bildern um 106 Prozent höher als bei den negativen.

Wissenschaftler haben ähnliche Unterschiede beim episodischen Gedächtnis (dem Ereignisgedächtnis), beim Kurzzeitgedächtnis (das heute Arbeitsgedächtnis genannt wird) und beim Langzeitgedächtnis gefunden. Das Phänomen hat sogar einen Namen: der Positivitätseffekt. Ein Grund, weshalb ältere Menschen über ein größeres Wohlbefinden berichten, ist ihre verstärkte Hinwendung zu positiven Informationen: Welchen Dingen sie Aufmerksamkeit schenken und was sie erinnern, ist zunehmend selektiv.

Wie kommt es, dass ausgerechnet Senioren so optimistisch sind? Schließlich tun ihnen die Gelenke weh (was irgendwann kaum mehr behandelbar ist), ihre Freunde sterben weg wie die Fliegen, sie gehen in den Keller und kaum sind sie unten, wissen sie nicht mehr, was sie dort wollten, und sie vergessen die Geburtstage ihrer Kinder und Enkelkinder. Wahrscheinlich ist Positivität eine Strategie des Gehirns, um die Menschen weiterhin am sozialen Leben teilnehmen zu lassen, was wiederum mit Wohlbefinden belohnt wird. Die selektive Aufmerksamkeit für positive Dinge hält Depressionen fern und dient als Puffer gegen Suizidgedanken. Eine positive Einstellung gegenüber anderen erhöht auch die Wahrscheinlichkeit, weiterhin Teil der Gruppe zu sein, wodurch die Überlebenschancen steigen.

Es gibt aber noch einen weiteren prosozialen Grund, weshalb sich Senioren auf positive Dinge konzentrieren. Um ihn zu erklären, wende ich mich einer ausgesprochen negativen Figur aus der Literatur zu, der Verkörperung des verdrießlichen alten Mannes schlechthin: Ebenezer Scrooge.

Eine Lektion aus London

Was ich an Charles Dickens' *Weihnachtsgeschichte* (1843) so unheimlich finde, ist, dass zahlreiche Passagen dieser berühmten Erzählung aus dem neunzehnten Jahrhundert geradewegs aus einem Gerontologielehrbuch des einundzwanzigsten Jahrhunderts stammen könnten. Um das zu demonstrieren, zeichne ich kurz die Verwandlung des Protagonisten Ebenezer Scrooge nach. Der hartherzige alte Geizhals und Weihnachtsmuffel wird in der Heiligen Nacht von diversen Geistern heimgesucht, die sein Leben Revue passieren lassen. Als Vertreter der wissensbasierten Welt des industriellen Zeitalters hatte er immer nur seine Karriere und seinen Erfolg im Kopf. Doch nun, da er alt ist und die Geister ihm seine Verfehlungen vor Augen führen, verschieben sich seine Prioritäten allmählich, oder besser gesagt: Sie werden auf den Kopf gestellt. Die erschreckende Konfrontation mit dem Tod (der dem habgierigen Geldverleiher ebenso blüht wie „Tiny Tim", dem behinderten Sohn seines Angestellten) gibt schließlich den Ausschlag, und er tauscht die kalte, wissensgetränkte Welt der Konten gegen die warme, gefühlsgetränkte Urtümlichkeit menschlicher Beziehungen ein.

An diesem Punkt decken sich die Forschungsdaten mit Dickens' Geschichte, denn – von den Geistern einmal abgesehen – dieser Wandel ist genau das, was unserem Gehirn im Alter widerfährt. Auch unsere Prioritäten verschieben sich: Erst dreht sich alles darum, die Studienschulden zurückzuzahlen und das Bankkonto zu füllen. Dann dreht sich alles um die Enkelkinder, und daraus ziehen wir letztlich den größeren Gewinn. Die glückliche Metamorphose hat sowohl mit unserer Veranlagung als auch mit der Umwelt zu tun, und beides sollte gleichermaßen berücksichtigt werden.

Solange wir jung sind, macht unser Gehirn uns glauben, wir würden lange (wenn nicht sogar ewig) leben. Diese Einstellung geht mit sozialen Konsequenzen einher, ob man nun private Vorsorge fürs Alter betreibt oder eine Lebensversicherung abschließt. (Versicherungsgesellschaften nennen die Klienten dieser Altersklasse oftmals „die Unsterblichen".) Außerdem befinden wir uns am Anfang unserer beruflichen Laufbahn, daher räumen wir wissensbasiertem Handeln mit Blick auf künftige Errungenschaften oberste Priorität ein. Dasselbe gilt für unsere Beziehungserfolge. Wer verheiratet ist oder Kinder in die Welt gesetzt hat (oder beides), weiß, wie viel zusätzliches Wissen man braucht, um dieser Aufgabe gerecht zu werden.

All das ändert sich mit dem Alter. Nun, da unser biologischer Tacho einige Meilen mehr anzeigt, wissen wir besser Bescheid, wie die Welt funktioniert. Auch ohne das Zutun von Geistern erkennen wir, was wir falsch gemacht oder versäumt haben, und wir begreifen, dass wir nicht ewig leben werden. Mir wurde das zum ersten Mal richtig bewusst, als ich eine Liste mit Büchern erstellte, die ich noch lesen wollte, bevor ich den Löffel abgebe. Ich rechnete aus, wie viel Zeit es in Anspruch nehmen würde, sie alle zu lesen, und kam zu dem Ergebnis, dass ich noch mindestens hundertachtzig Jahre leben müsste, um das zu schaffen – vorausgesetzt, ich würde fortan nichts anderes mehr tun als Bücher lesen. Eine paradiesische Vorstellung, aber leider muss ich auch noch andere Dinge erledigen. Das Älterwerden hat mich dazu gezwungen, Prioritäten zu setzen. Und da ich mehr Zeit mit meiner Familie verbringen wollte als mit Dickens oder anderen Schriftstellern, entschied ich mich für die behagliche Wärme menschlicher Beziehungen.

Diese Verlagerung der Prioritäten stimmt mit den Forschungsergebnissen überein. Wenn einem klar wird, dass man ein Verfallsdatum hat, fängt man an (wie Scrooge nach den Geisterbesuchen), Beziehungen über alles andere zu stellen. Und jedes Mal, wenn man der sozioemotionalen Komponente des Lebens den Vorrang gibt, wird man ein bisschen zufriedener, wie wir im Kapitel über Freundschaften gesehen haben. Die Prioritätenverschiebung ist so verbreitet und empirisch so gut dokumentiert, dass man ihr einen eigenen (etwas hochtrabenden) Namen gegeben hat: sozioemotionale Selektivitätstheorie.

Während die einen noch über die wissenschaftliche Tragweite dieser Verhaltensdaten rätselten, begannen andere, sich über mögliche neurologische Ursachen Gedanken zu machen. Sie erfanden ihre eigene (zugegebenermaßen noch kompliziertere) Bezeichnung für diese altersbezogenen Veränderungen: *Frontal-Amygdalar Age-Related Differences in Emotion*), kurz FADE.[3]

---

3 Anm. d. Übers.: Ins Deutsche übersetzt bedeutet das Akronym „FADE" so viel wie „Schwinden", „Verblassen" (von negativen Aspekten und Erinnerungen).

Eine dieser Veränderungen haben wir bereits diskutiert: Je mehr soziale Beziehungen man pflegt, desto größer wird die Amygdala. Mit dem Alter gehen aber noch weitere Veränderungen einher. Das alternde Gehirn aktiviert die entsprechenden Emotionen stärker, und diese Emotionen verändern wiederum die Art und Weise, wie wir auf die Welt reagieren. Gut möglich, dass die neurologischen Effekte, die als FADE bezeichnet werden, direkt darauf Einfluss nehmen, was wir für wichtig halten. Mit dem Ergebnis, dass sich jeder Tag ein bisschen wie Weihnachten anfühlt.

Der Opa auf der Achterbahn

Es heißt, dass ältere Menschen Risiken scheuen. Nicht so Gary Coleman, ein pensionierter Pastor aus Ohio.

Reverend Coleman sieht aus wie der Schauspieler Sean Penn (oder zumindest so, wie Sean Penn mit vierundsiebzig aussehen könnte), und er ist verrückt nach Achterbahnen. Im Jahr 2015 hat er seine zwölftausendste Fahrt gefeiert, und zwar auf der legendären Diamondback in Ohio. „Es ist die beste Achterbahn, mit der ich je gefahren bin", erklärte er in einem Interview. „Ein Mordsspaß in meinem Alter!" Er weiß, wovon er redet, denn seit seiner Kindheit fährt er wie ein Besessener Achterbahn.

Wissenschaftler haben zwei interessante Muster entdeckt, nach denen sich das Risikoverhalten mit zunehmendem Alter verändert, und beide haben (wie im Fall von Reverend Coleman) mit Zufriedenheit zu tun. Das eine wird Gewissheitseffekt genannt, das andere Präventionsmotivation.

Dabei war die Risikoforschung anfangs keineswegs durch Gewissheiten geprägt, denn jüngere und ältere Menschen gehen ungefähr gleich viele Risiken ein – und das mit ähnlicher Begeisterung. Wissend, dass „gleich" nicht zwangsläufig „dasselbe" bedeutet, klemmten sich die Wissenschaftler dahinter und prüften ihre Tabellenkalkulationen. Dabei stießen sie auf etwas Handfestes. Zwar gibt es bei der Risikobereitschaft kaum Unterschiede zwischen den Generationen, aber die *Art* von Risiken, die jüngere und ältere Menschen eingehen, ist so unterschiedlich wie ein lautes Spielcasino und eine beschauliche Teestube.

Falls Sie ein gewisses Alter erreicht haben und neuerdings das Gefühl haben, risikoscheu zu sein, sind Sie nicht der Einzige. Wenn ältere Menschen bei Gewinnexperimenten zwischen größeren, aber riskanten Gewinnen und kleineren aber risikoarmen Gewinnen wählen können, entscheiden sie sich fast immer für den kleineren Gewinn. Tatsächlich ist die Risikoaversion am größten, wenn die

Gefahr besteht, man könnte ohne Gewinn nach Hause gehen, wie klein dieser Gewinn auch ausfallen mag. Warum? Senioren ziehen das vor, was ihnen mit höherer Wahrscheinlichkeit eine positive Emotion beschert. Wie beim Spielen mit Glücksspielautomaten ist Senioren die Höhe des Gewinns nicht so wichtig – Hauptsache, sie können spielen. Dieses Ergebnis ist so verbreitet, dass Wissenschaftler es den Gewissheitseffekt getauft haben.

Ältere Menschen sind also offenbar leichter zufriedenzustellen als jüngere. In jungen Jahren bewegt sich unser Glückspegel ohnehin in stratosphärischen Höhen, und wir wollen ständig mehr: noch einen Tanz, noch lautere Musik, noch mehr Ausgelassenheit. Schließlich könnten wir inmitten dieser Betriebsamkeit einen Partner fürs Leben finden oder Leute, die uns beruflich weiterbringen. All das ist mit Risiken verbunden und in hohem Maße eigennützig, aber durchaus verständlich. In unserer Jugend dreht sich alles um die Zukunft, nicht um die Vergangenheit, denn Letztere ist noch nicht so umfangreich. Weswegen es uns auch nicht zufriedenstellt, zu Hause zu sitzen und die x-te Wiederholung von *I Love Lucy* zu schauen. Wissenschaftler sprechen in diesem Zusammenhang von einer Aufstiegsmotivation.

Später ernten wir dann die Früchte unserer Aufstiegsmotivation und schwören auf den Eisernen Thron von Hypotheken und Elternschaft und Rücklagen für das Alter. Wir verwandeln uns in Effizienzexperten und versuchen, Erfolge zu erzielen und Misserfolge zu vermeiden, während beide immer häufiger auftreten. Was wir bewahren können, wird ebenso wichtig wie das, was wir noch erreichen können. Irgendwann schwindet dann auch die unterschwellige Illusion vom ewigen Leben. Wenn wir in Rente gehen, versuchen wir, das zu bewahren, was wir uns so hart erarbeitet haben, und tauschen die Aufstiegsmotivation gegen die Präventionsmotivation ein.

Das ist eine treffende Bezeichnung, geprägt von der letzten Ironie des Lebens: dem Tod. Jetzt schalten wir auf Prävention um, weil die Zeit knapp wird. Das Glück des Augenblicks zählt jetzt mehr als künftige Gewinne. In Anbetracht dessen, dass die Gelenke knacken, die Freunde wegsterben und die Kinder in eine andere Stadt ziehen, ist ein Abend mit *I Love Lucy* mit einem Mal das höchste der Gefühle.

Und genauso verhält es sich mit der Risikobereitschaft. Wir sind zunehmend darauf bedacht, potenzielle Risiken zu meiden, und geben uns mit kleineren Belohnungen zufrieden, ganz einfach deswegen, weil nicht mehr so viele Belohnungen übrig sind, an denen wir uns erfreuen könnten. Spätestens nach der zwölftausendsten Achterbahnfahrt wissen wir, dass uns dieses Vergnügen nicht schadet, und wir können immer noch viel Spaß daran haben. Was aber, wenn es beim zwölftausendundersten Mal schief geht?

Da ist was faul

Wie bereits erwähnt, habe ich Ihnen nicht die ganze Geschichte über Senioren und ihre Zufriedenheit erzählt, und es gibt einen Grund für meine Zurückhaltung: Nicht alles am Alter ist Himbeersauce und Zuckerwatte. Hier kommt ein Beispiel aus dem wirklichen Leben, das zeigt, wie traurig die Kehrseite des Alters sein kann.

Für einen verwitweten fünfundsiebzigjährigen Arzt aus Südkalifornien war die Einsamkeit eine Qual. Irgendwann meldete er sich bei einer Online-Kontaktbörse an. Es dauerte nicht lange, und der gute Doktor fand einen Stimmungsaufheller in Gestalt einer vierzigjährigen geschiedenen Dame aus Großbritannien. Sie hatte eine Tochter, die das College besuchte, und sie war pleite. Innerhalb weniger Wochen entwickelte sich zwischen den beiden eine Cyberfreundschaft, dann eine Liebe auf Distanz, die digitale Entsprechung einer Fernbeziehung. Vermutlich ahnen Sie bereits, dass hier etwas faul war. Schade nur, dass der Doktor den Braten nicht roch.

Eines Tages meldete sich die Frau voller Verzweiflung bei ihm. Ihre Tochter sei bei einem Autounfall ums Leben gekommen. Sie könne weder das Geld für die Beisetzung aufbringen noch den Kredit für das College zurückzahlen. Ob er ihr vielleicht 45 000 Dollar überweisen könne? Sie habe sonst niemanden, an den sie sich wenden könne. Er schickte ihr das Geld – was natürlich weitere Begehrlichkeiten weckte. Einmal waren es 10 000 Dollar für ein neues Dach, ein anderes Mal 75 000 Dollar für einen Mercedes (kein Scherz – ein *Mercedes*!), und schließlich das Geld für ein Erste-Klasse-Flugticket von London nach Los Angeles, damit sie endlich die Liebe ihres Lebens treffen und sich persönlich bei ihrem großzügigen Unterstützer bedanken konnte. Bedauerlicherweise kam der Arzt jeder Bitte der fremden Frau nach. Und natürlich tauchte sie nie am Flughafen auf, obwohl er eine Limousine, teuren Champagner, Blumen und ein Zimmer im Hotel Four Seasons bestellt hatte. Danach hörte der Betrogene nie wieder von ihr.

Solche Dinge passieren älteren Menschen häufiger, als man denkt. Genaue Zahlen gibt es nicht, aber Schätzungen belaufen sich auf fast drei Milliarden Dollar Schaden pro Jahr – Geld, um das Senioren gebracht werden. Männer und Frauen sind für die Masche gleichermaßen anfällig, und selbst erfolgreiche, gut situierte Ärzte aus Beverly Hills sind nicht davor gefeit. Anstatt sich Gedanken darüber zu machen, dass ihre Lebenszeit zur Neige geht, sollten ältere Menschen darauf achten, dass ihrem Ersparten nicht das gleiche Schicksal droht.

Natürlich sind Senioren nicht zufällig Ziel solcher Betrügereien: Alleinstehende Ältere haben oft ein gut gefülltes Bankkonto. Ein weiterer Grund, der allerdings seltener zur Sprache kommt, ist die oben geschilderte Positivität älterer Menschen, die in diesem Fall auch ihre Schattenseiten hat. Mit zunehmendem Alter wird der Mensch vertrauensseliger, um nicht zu sagen: leichtgläubiger. Und wir wissen auch, warum das so ist.

Im Gehirn gibt es einen Bereich, der Insula genannt wird, eine verborgene Ansammlung von Nervenzellen gleich oberhalb der Ohren. Man kann sich diese Struktur wie einen Detektor vorstellen, der einem signalisiert, wenn man über den Tisch gezogen wird. Wie so viele Gehirnregionen hat auch die Insula diverse Unterfunktionen, die von der Risikobewertung über die Reaktion auf Betrug bis hin zu Ekelgefühlen reichen. Sie trifft außerdem Vorhersagen darüber, ob eine bestimmte Handlung sicher oder riskant ist. Mit dem Alter verändert sich die anteriore Insula (also der vordere, nahe den Augen gelegene Teil dieser Struktur): Sie reagiert nicht mehr so souverän auf verdächtige oder gar bedrohliche Situationen. Wissenschaftler können die Auswirkungen dieser Veränderung in den verschiedensten Zusammenhängen nachweisen. So schwindet zum Beispiel die Fähigkeit, an den Gesichtern von Menschen zu erkennen, ob sie vertrauenswürdig sind oder nicht. Das alles kann fatale Folgen haben, wie wir am Beispiel der falschen britischen Geliebten gesehen haben.

Die Anfälligkeit für Betrügereien hängt auch mit dem Schwund einer extrem wichtigen Fähigkeit zusammen, nämlich zu erkennen, wann man einen Fehler gemacht hat, vor allem dann, wenn Belohnungen im Spiel sind. Diese Fähigkeit ist Teil einer Verhaltensabfolge, die Belohnungsvorhersage genannt wird. Sie befähigt uns dazu, vorherzusagen, ob eine Belohnung wahrscheinlich ist oder nicht. Die Fähigkeit der Belohnungsvorhersage nimmt im Alter um 20 Prozent ab, was zur Folge hat, dass vermehrt Vorhersagefehler auftreten. (Ein Belohnungsvorhersagefehler tritt zum Beispiel dann auf, wenn man aufgrund einer früheren Erfahrung eine Belohnung erwartet, aber keine bekommt.) Und um das Bild zu vervollständigen: Das alternde Gehirn trifft nicht nur häufiger falsche Belohnungsvorhersagen, sondern schätzt auch Risiken oftmals falsch ein.

Es gibt aber noch mehr schlechte Neuigkeiten. Als würde eine flackernde Insula nicht schon genügen, gibt es auch noch ein Gehirnareal, das ich gerne als das AC/DC-Netzwerk oder den Highway-to-Hell-Schaltkreis bezeichne, und auch dieses Areal verändert sich im Alter. Der „Highway to Hell" ist eine ungeheuer wirkmächtige Reihe von vernetzten Schaltkreisen nahe der Insula, tief im Innern des Gehirns. Diese Schaltkreise sind für eine Vielzahl von Funktionen zuständig, darunter fast alle Arten von Suchtverhalten. Daher auch der Name. Darüber hinaus sind sie an Fehlern bei der Belohnungsvorhersage beteiligt. Sie vermitteln das, was wir als probabilistisches Lernen bezeichnen, eine Fähigkeit, die man im hohen Alter nur noch sehr schlecht beherrscht. Wissenschaftler sind der Ansicht, dass diese beiden Regionen, die Insula und der „Highway to Hell", der Grund dafür sind, weshalb ältere Menschen leichtgläubiger sind. Und weshalb ihre Lieben besondere Vorkehrungen treffen müssen, wenn sie sich um sie kümmern. Eine alternde Insula und die damit verbundenen Schaltkreise sind ebenso gefährlich wie eine betrügerische Internetbekanntschaft.

Der dunkelste Grauton

Ich weiß noch, wie ich zum ersten Mal diesen Songtext im Autoradio gehört habe: „Ooh, what a lucky man he was." Ich bekam eine Gänsehaut. Zu meinem Erstaunen endete der Song jedoch mit einigen äußerst ungewöhnlichen Keyboardklängen. Eigentlich hörte ich damals gar keine Rockmusik (und bis heute ziehe ich Strawinsky den Stones vor), aber ich wollte mehr über diese Band erfahren. Es war ein Trio mit einem Namen, der mehr an eine Anwaltskanzlei als an eine Prog-Rock-Band der 1970er-Jahre erinnerte: Emerson, Lake & Palmer. Als ich erfuhr, dass die Gruppe auch Coverversionen von klassischen Stücken machte, war es *Love at first toccata*. Besonders gefiel mir die Virtuosität des legendären Keyboarders Keith Emerson. Als ich 2016 hörte, dass er sich mit einundsiebzig Jahren das Leben genommen hatte, machte mich das traurig. Jahrelang hatte er die Depression in Schach gehalten, doch als er dann eine Nervenlähmung in den Händen bekam, die ihm das Keyboardspielen unmöglich machte, war es damit vorbei. Am Ende war er kein „lucky man", sondern einer, der sich eine Kugel in den Kopf schoss.

Depression und Suizid gehen Hand in Hand, wie Emersons Leben und Tod gezeigt haben. Doch auch Depression und Alter bilden ein trauriges Paar. Es ist der dunkelste Grauton in unserem Kapitel über Glück und Zufriedenheit. Und es scheint allem zu widersprechen, was ich bislang dargelegt habe. Ganz offenkundig bin ich eine Erklärung schuldig, und dafür greife ich auf zwei Zitate aus der Forschungsliteratur zurück.

Zunächst brauchen wir aber eine kurze Definition von Depression. Das ist wichtig, denn viele Menschen bringen Depression und normale Traurigkeit durcheinander. Tatsächlich fühlen sich Senioren, die unter einer Depression leiden, gar nicht besonders traurig. Ihr Zustand äußert sich stattdessen in einer zunehmenden Verwirrtheit, Reizbarkeit und Ruhelosigkeit. Die Dinge, die ihnen immer Freude gemacht haben, interessieren sie nicht mehr. Was wir auch berücksichtigen müssen: Die klassischen Depressionsauslöser – gesundheitliche Probleme, der Tod geliebter Menschen, ständige Schmerzen – sind für ältere Menschen nichts Ungewöhnliches.

Kommen wir zu dem ersten Zitat. In älteren Beiträgen über Altersdepression lesen wir zum Beispiel: „Depression ist keine normale Erscheinung des Alterns. [...] Eine ernste Depression ist keineswegs ‚normal' und muss behandelt werden." (Das Zitat aus dem Jahr 1999 stammt von dem damaligen Surgeon General, dem höchsten Funktionär des öffentlichen Gesundheitsdienstes der Vereinigten Staaten.) Stimmt das? Obschon die Dringlichkeit der Behandlung außer Frage steht, haben spätere Forschungen gezeigt, dass der Rest des Zitats nur zutrifft, wenn man nicht so genau hinschaut. Schaut man aber genau hin, stößt man unweigerlich auf das zweite Zitat (von Ke-Xiang Zhao von der Medizinischen Fakultät der Universität Chongqing in China), welches die Frage aufwirft, ob Depression im Alter tatsächlich so untypisch ist: „Ein höheres Alter scheint ein wichtiger Risikofaktor für Depression in der älteren Allgemeinbevölkerung (unter 80 Jahren) zu sein."

Inwieweit sich diese beiden scheinbar widersprüchlichen Aussagen unter einen Hut bringen lassen, hängt offenbar davon ab, wie häufig ältere Menschen ins Krankenhaus müssen. Denn bei einigermaßen gesunden Senioren ist Depression keineswegs „normal". Bei Senioren, deren Gesundheit beeinträchtigt ist, sieht das anders aus. Gut, dass Wissenschaftler hier inzwischen unterscheiden, denn wenn sie alle Senioren in einen Topf werfen würden, könnten sie zu dem falschen Schluss gelangen, dass wir es mit einer „natürlichen Abnutzungserscheinung" zu tun haben und nicht mit einem „unnatürlichen Krankheitsverlauf".

Fakt ist: Je mehr gesundheitliche Probleme ältere Menschen haben, desto größer ist ihr Depressionsrisiko. An erster Stelle stehen chronische Erkrankungen. Ganz oben auf der Liste: Hörverlust und Verlust der Sehfähigkeit, gefolgt von Krebserkrankungen, chronischen Lungenerkrankungen, Schlaganfällen und Herzerkrankungen. Über die Auswirkungen von Diabetes und Bluthochdruck ist noch zu wenig bekannt.

Wenn ältere Menschen in einer Gemeinschaft leben, liegt die Depressionsrate bei bescheidenen 8 bis 15 Prozent. Kommen sie aufgrund eines körperlichen Leidens ins Krankenhaus oder in eine Pflegeeinrichtung, steigt die Prävalenz auf 40 Prozent. Das ist eine enorm hohe Zahl. Schätzungen zufolge werden Depressionen bis zum Jahr 2020 den Hauptanteil der Krankheitslast bei Älteren ausmachen. Unterm Strich lässt sich also feststellen, dass die Zufriedenheit bei älteren Menschen zunimmt, solange sie gesund bleiben. Da jedoch die Gesundheit im Alter für gewöhnlich schwindet, steigt in dieser Bevölkerungsgruppe auch die Depressionsrate.

Gibt es etwas, was wir dagegen unternehmen können? Die Antwort lautet Ja, doch um unsere Handlungsoptionen zu verstehen, müssen wir wieder in die Biologie des Gehirns eintauchen und eine der fröhlichsten biochemischen Substanzen der Welt unter die Lupe nehmen. Hätte Keith Emerson doch bloß mehr darüber gewusst.

Dopamin-Schwund

„Das ist der Übeltäter", schmunzelte mein Dad an einem kalten Wintermorgen des Jahres 1966, während er mir ein kleines, kostbares, rundes Etwas zur Begutachtung unter die Nase hielt. Es sah aus wie ein Überbleibsel vom Christbaumschmuck. „Wenn wir die alte durch diese hier ersetzen, ist die Küche so gut wie neu."

An diesem Morgen war die zehnjährige Ausgabe von mir panisch in das elterliche Schlafzimmer gerannt, in der Annahme, die gesamte Küche kaputt gemacht zu haben. Ich hatte das Kabel eines tragbaren Heizstrahlers in die Steckdose gesteckt und dann einen lauten Knall gehört. Daraufhin tat sich rein gar nichts mehr in der Küche: Lichter, Kühlschrank, Herd, elektrischer Dosenöffner – alles tot.

„Es ist nur die Sicherung durchgebrannt, mein Sohn", meinte Dad und zeigte mir das silberglänzende Schmuckstück, eine 15-Ampere-Sicherung, wie es sie heute nicht mehr gibt. Ich war erstaunt. Wie konnte ein so kleines Ding eine solch verheerende Wirkung haben und alles lahmlegen? Es war meine erste Lektion in Sachen elektrische Schaltkreise. Dad schraubte die alte Sicherung heraus und ersetzte sie durch die neue. Daraufhin erwachte die Küche wieder zum Leben.

Diese nostalgische Geschichte aus dem Reich der Elektrik verdeutlicht einen wichtigen Aspekt der Verdrahtung unseres Gehirns und seiner aktivierenden Schaltkreise. In diesem Kapitel habe ich bereits zahlreiche Veränderungen des Verhaltens angesprochen: Entscheidungsfindung, Belohnungsvorhersage, Risikobereitschaft, selektives Gedächtnis, Depression. Scheinbar haben sie so wenig miteinander zu tun wie ein Dosenöffner mit einer Gefriertruhe. Dabei besteht zwischen ihnen sehr wohl eine Verbindung. Wissenschaftler glauben, dass die biologische Grundlage dieser Veränderungen das Versagen eines einzelnen Schaltkreises ist, genau wie in unserer Küche.

Dieser Schaltkreis besteht natürlich nicht aus Kabeln, durch die Strom fließt, sondern aus Neuronen, die auf einen Neurotransmitter reagieren. Der Neurotransmitter ist ein berühmtes Molekül, von dem Sie bestimmt schon gehört haben:

Dopamin. Die Schaltkreise, in denen Dopamin seine Wirkung entfaltet, werden dopaminerge Bahnen genannt. Das Gehirn verfügt über ungefähr acht dieser Bahnen.

Das Erste, was an einem Dopamin-Molekül auffällt, ist seine Größe: Es ist nämlich ausgesprochen winzig. Die Ausgangssubstanz für die Biosynthese von Dopamin ist eine Aminosäure namens Tyrosin. Erinnern Sie sich noch an den Biologieunterricht in der Schule? Bestimmt haben Sie damals die Aminosäuren durchgenommen. Es sind die natürlichen Bausteine von Proteinen. Ein Protein besteht aus langen Ketten von mehr als einhundert Aminosäuren, die wie Autos auf einem Transportzug aneinandergereiht sind. Dabei entspricht die Größe des Dopamin-Moleküls in etwa der eines dieser Autos.

Vielleicht ist Ihnen Tyrosin auch deshalb ein Begriff, weil Sie es fast täglich mit der Nahrung aufnehmen. Eier enthalten viel Tyrosin, ebenso Sojabohnen und Seetang. Lassen Sie sich aber nicht von seiner Größe oder seiner unspektakulären Entstehung täuschen, denn Dopamin hat es in sich. Wenn Sie zu wenig davon produzieren, können Sie Parkinson bekommen. Wenn Sie zu viel davon produzieren, können Sie schizophren werden. Aber wenn Sie genau die richtige Menge Dopamin produzieren, verleiht es Ihnen die Fähigkeit, sich selbst mit Freude zu belohnen, einen Stift in der Hand zu halten, ohne zu zittern, und Entscheidungen zu treffen. Jedes Verhalten, das in diesem Kapitel angesprochen wird, hat in irgendeiner Form mit Dopamin zu tun. Beeindruckende Fähigkeiten für einen Klumpen Seegras.

Wie stellt dieses Allroundgenie von einem Molekül das an? Dopamin entfaltet seine Wirkung, indem es an bestimmte Rezeptoren bindet, die eigens für dieses Molekül gemacht sind. Diese Rezeptoren finden sich nur an bestimmten Nervenzellen im Gehirn. Diese werden zu bestimmten Handlungen aktiviert, sobald das Dopamin an ihnen andockt. Stellen Sie sich das wie das Zündungssystem Ihres Autos vor. Sie stecken den Schlüssel ins Zündschloss, und der Wagen springt an. Genauso funktioniert das mit dem Dopamin: Sobald es an die spezielle Andockstelle der Nervenzelle bindet, wird die Zelle aktiv. Reiht man viele dieser Rezeptoren aneinander, hat man einen Schaltkreis, der aktiviert werden kann. Nimmt man etwa acht dieser Schaltkreise und steckt sie mitten ins Gehirn, bekommt man das dopaminerge System.

Dafür, dass das Gehirn mit seinen unzähligen Zellen ungefähr so überbevölkert ist wie Shanghai mit Menschen, umfasst das dopaminerge System erstaunlich wenige Neurone. Dopamin-Rezeptoren finden sich nur in bestimmten Regionen des Gehirns, das heißt, nur bestimmte Bereiche sind überhaupt dopaminsensibel. Einer davon ist der berüchtigte „Highway to Hell"-Schaltkreis, den ich bereits erwähnt habe. Dieser „Highway" besteht aus zwei kleinen dopaminsensiblen Regionen (dem ventralen Tegmentum und dem Nucleus accumbens), die durch dopaminsensible Schaltkreise miteinander verbunden sind. Eine Überbeanspruchung und Deregulierung dieses Systems ist für die meisten Abhängigkeiten von chemischen Substanzen verantwortlich.

Dopamin ist also von großer Bedeutung. Und wir sind dabei, herauszufinden, wie wichtig es für ältere Menschen ist. Einer der Meilensteine beim Alterungsprozess ist nämlich der Abbau des Dopamin-Systems.

Die Maus, die nicht fressen wollte

Manche Experimente sind so schwer verdaulich wie ein zähes Steak, und das folgende gehört zu dieser Sorte: Man kann Mäuse genetisch so manipulieren, dass sie selbst kein Dopamin mehr produzieren. Wenn man das tut, verurteilt man sie zum Tode. Der Grund dafür ist erstaunlich: Die Tiere verhungern! Selbst wenn man ihnen ihr Lieblingsfutter vorsetzt – also etwas, das Nagetieren so gut schmeckt wie Schokokuchen uns Menschen – sitzen sie nur davor und beäugen es, derweil sie langsam, aber sicher zugrunde gehen. Dasselbe geschieht bei nicht manipulierten Mäusebabys mit angeborenem Dopamin-Mangel: Sie saugen nicht oft genug Milch, um ihren winzigen Körper am Leben zu halten. Dabei zeigen sie durchaus die Verhaltensweisen, die bei der Futtersuche üblich sind; aber sie sind nicht gewillt, zu fressen. Verabreicht man ihnen auf künstlichem Weg Dopamin, fangen sie durchweg an, normal zu fressen. Fazit: Ein Leben ohne Dopamin lässt sich nur schwer aufrechterhalten; ein Leben mit Dopamin ist eindeutig die bessere Option.

Der Grund, weshalb ich dieses Experiment anführe, ist, dass es eines der am besten belegten biologischen Ergebnisse in der Alternsforschung betrifft: Wenn wir altern, lässt das dopaminerge System allmählich nach. Bei uns Menschen hat das allerdings weitaus kompliziertere Folgen als nur eine geringere Freude am Essen. Würde man die menschliche Großhirnrinde ausbreiten, hätte sie die Größe einer Babydecke, die der Labornager dagegen nur die Größe einer Briefmarke. Da leuchtet es ein, dass Veränderungen im dopaminergen System beim Menschen noch ganz andere Auswirkungen haben.

Diese Veränderungen laufen in drei Schritten ab. Zunächst verlangsamt sich die Dopamin-Produktion in bestimmten Bereichen des Gehirns, wobei es große Unterschiede zwischen den Regionen gibt. So ist der Verlust im Mittelhirn geringer, im dorsolateralen präfrontalen Cortex (gleich hinter der Stirn) dagegen fast dreimal so groß. Diese Veränderung macht sich vor allem nach dem fünfundsechzigsten Lebensjahr bemerkbar. Im zweiten Schritt verschwinden allmählich die Dopamin-Rezeptoren. Ein wichtiger Rezeptor namens D2 bildet sich mit jeder Lebensdekade um 6 bis 7 Prozent zurück, ein Vorgang, der bereits ab dem zwanzigsten Lebensjahr beginnt! Im dritten Schritt fangen die dopaminergen neuronalen Schaltkreise an zu flackern, was im Wesentlichen dem Zelltod geschuldet ist. Davon ist vor allem die Substantia nigra betroffen, ein Bereich, der für die Motorik von großer Bedeutung ist. Die Folge kann eine Parkinson-Erkrankung sein. Das erklärt auch, warum einer der größten Risikofaktoren für Parkinson das Alter ist.

Anhand dieser drei Schritte lassen sich praktisch alle Verhaltensänderungen erklären, die in diesem Kapitel zur Sprache kommen. So geht zum Beispiel eine bestimmte Art von Depression auf den Verlust der dopaminergen Aktivität zurück. Sie ist so verbreitet, dass man ihr eine eigene Bezeichnung gegeben hat: *Dopamine deficient depression* („durch ein Dopamin-Defizit verursachte Depression"), kurz DDD.

Wir wissen außerdem, dass Dopamin an der Entscheidungsfindung, insbesondere an der Belohnungsvorhersage, beteiligt ist, und wie wir gesehen haben, lässt diese Fähigkeit im Alter nach. Dopamin spielt außerdem bei der Risikobereitschaft eine Rolle, welche mit den Jahren ebenfalls abnimmt. Es besteht sogar ein Zusammenhang zwischen Dopamin und unseren psychologischen Motivationen, etwa dem Umstand, dass wir im Alter von einer aggressiven Aufstiegsmotivation auf eine vorsichtigere Präventionsmotivation umschalten.

Selbst der Positivitätseffekt (und seine Schattenseite, die Gutgläubigkeit) lässt sich durch den Dopamin-Verlust erklären. Die Netzwerke, die bewirken, dass wir bestimmten Reizen mehr Aufmerksamkeit schenken als anderen, werden sehr stark durch die dopaminerge Aktivität beeinflusst. Tatsächlich greifen die Hauptakteure in diesen Netzwerken allesamt auf Dopamin zurück, um unsere Aufmerksamkeit auf bestimmte Dinge zu lenken. Dazu gehört zum Beispiel die Insula (die zufälligerweise auch an der Gutgläubigkeit beteiligt ist), die in jungen Jahren mit Dopamin-Rezeptoren gespickt ist wie ein Braten mit Fett. Übrigens wird eine dysfunktionale Insula auch mit Depressionen in Zusammenhang gebracht.

Und was ist mit den Senioren, die über mehr Zufriedenheit im Alter berichten? Spielt die Dopamin-Dysregulation hier ebenfalls eine Rolle? Ehrlich gesagt: Das wissen wir nicht genau. Wie wir in diesem Kapitel gesehen haben, sind die Daten zu Glück, Zufriedenheit und Wohlbefinden sehr vielfältig, vor allem wenn weitere Faktoren (zum Beispiel Erkrankungen und Depressionen) berücksichtigt werden. Da Zufriedenheitsstudien hauptsächlich mit gesunden Senioren durchgeführt wurden, könnte sich „gesund" auch auf intakte dopaminerge Bahnen beziehen. Das würde allerdings bedeuten, dass Wissenschaftler bislang nur eine Untergruppe der Population untersucht haben.

Oder auch nicht. Wie wir in dem Kapitel über das Gedächtnis sehen werden, ist das Gehirn überraschend gut darin, kompensatorische Verhaltensweisen zu entwickeln, wenn es merkt, dass bestimmte kognitive Funktionen schwinden. Die Zufriedenheitsdaten von Senioren könnten den eisernen Willen des Gehirns wiederspiegeln, sich dem unerbittlichen Angriff auf das Dopamin-System nicht kampflos zu ergeben. Oder zumindest nicht ohne ein Lächeln. Viele Senioren, die ich kenne, sind immer noch erfreut, wenn man ihnen einen Schokokuchen vorsetzt, und sehen sich sogleich nach einer Gabel um. Ich bin einer von ihnen.

Zeit des Erwachens

Während sich Wissenschaftler in allen möglichen Winkeln der Forschungswelt eifrig mit diesen Prozessen auseinandersetzen, haben andere den biologischen Teil kurzerhand übersprungen und sich gleich dem klinischen zugewandt. Ihnen geht es darum, festzustellen, ob etwas für die Betroffenen getan werden kann und wenn ja, was. Wenn der Dopamin-Verlust so tiefgreifend mit Verhaltensänderungen assoziiert ist, so die Überlegung, ließe sich dieser Verlust dann nicht aufhalten, indem man das Molekül künstlich zuführt? Forschungen deuten darauf hin, dass an dieser Idee etwas dran sein könnte.

Eines der erstaunlichsten Beispiele für diesen praktischen Ansatz stammt aus einem Buch namens *Zeit des Erwachens* (1973) aus der Feder des berühmten Neurologen Oliver Sacks. Die wahre Geschichte handelt von einer seltenen neurologischen Erkrankung und wurde Jahre später mit Robert De Niro in der Hauptrolle verfilmt.

Die Patienten, um die es geht, leiden nicht an den Folgen des Alterns, sondern an den Folgen einer Enzephalitis, einer Entzündung des Gehirns. Die Betroffenen sind katatonisch, ans Bett gefesselt und mehr tot als lebendig. Dann wird einem dieser scheinbar hoffnungslosen Fälle (De Niro) eine synthetische Form von Dopamin verabreicht, und es ist, als würde man ihm einen Jungbrunnen spritzen. Er erwacht aus seiner Erstarrung, beginnt zu lächeln, herumzulaufen, zu sprechen, ja, er verliebt sich sogar – Dornröschen, wachgeküsst von einem Prinzen namens Dopamin.

Dieses synthetische Dopamin, eine biochemische Königin in der Welt der Neurowissenschaft, heißt L-Dopa. (Man kann kein echtes Dopamin verwenden,

weil es sich merkwürdigerweise weigert, die Blut-Hirn-Schranke zu überwinden.) L-Dopa ist mit mindestens zwei Nobelpreisen gekürt worden, hauptsächlich im Zusammenhang mit der Parkinson-Behandlung. Studien haben
aber auch positive Auswirkungen auf kognitive Prozesse gezeigt, die nicht mit
Erkrankungen, sondern einfach nur mit dem normalen Alterungsprozess
zusammenhängen.

Nehmen wir zum Beispiel die Belohnungsvorhersagefähigkeit, die im Alter
schwindet. Man kann dieser Entwicklung entgegenwirken, indem man L-Dopa
verabreicht, denn dieser einfache synthetische Wirkstoff kann einen komplexen
kognitiven Prozess regelrecht umkrempeln. Die Auswirkungen sind beachtlich:
Die Testergebnisse der Senioren lassen sich von denen der jüngeren Kontrollgruppe nicht mehr unterscheiden.

L-Dopa bewirkt auch, dass man sich verstärkt der „Doris-Day-Seite" des Lebens zuwendet, sprich: Es kurbelt den Optimismusbias an, von dem Senioren ein
Lied singen können. Das entsprechende Experiment wurde allerdings nicht mit
älteren Menschen durchgeführt, sondern mit jüngeren Probanden, die bekanntlich lieber Videospiele spielen, als Filmklassiker wie *Singin' in the Rain* anzuschauen. Laut dem Autor der Studie deuteten die Ergebnisse darauf hin, „dass
Optimismus sogar bei Gesunden durch die Dopamin-Konzentrationen beeinflusst wird. Wir haben es hier also mit einem halb vollen Glas zu tun."

Das sind gute Neuigkeiten, vor allem für Senioren. Optimismus ist nicht
einfach nur eine emotionale Abschottung gegen das Wissen um die eigene
Sterblichkeit. Wie wir inzwischen wissen, leben ältere Menschen mit einer positiven oder sogar optimistischen Einstellung zum Alter länger als pessimistische
Senioren.

Was genau meine ich mit „optimistisch altern"? Ein Fünfundzwanzigjähriger,
der sich nicht an den Namen eines Bekannten erinnern kann, wird darin wohl
kaum einen Vorboten von Alzheimer sehen. Aber wenn man älter ist und das Gedächtnis einen Gang herunterschaltet, liegt der Gedanke nahe. Vielleicht belastet
oder deprimiert er einen sogar. Wenn dann noch weitere untrügliche Zeichen des
Alters hinzukommen – man hört schlechter, die Gelenke schmerzen –, kann es
durchaus sein, dass man eine zunehmend pessimistische Haltung entwickelt.
Und genau davor warnen die Forschungsdaten. Senioren, die gut mit dem Altern
klarkommen und für die das Glas immer noch halb voll ist, leben gesunde 7,5 Jahre länger als ihre negativen Altersgenossen. Optimismus übt eine messbare Wirkung auf das Gehirn aus. Der Hippocampus schrumpft bei Weitem nicht so stark,
wie das bei der Fraktion mit dem halb leeren Glas der Fall ist. Das ist eine wichtige Erkenntnis. Der Hippocampus befindet sich in dem Gehirnbereich gleich hin-

ter den Ohren und erinnert der Form nach an ein Seepferdchen. Er ist an einer ganzen Reihe von kognitiven Funktionen beteiligt, aber sein Spezialgebiet ist das Gedächtnis. Optimistische Senioren tappen seltener in die Falle einer selbsterfüllenden Prophezeiung.

Das führt zu einer wichtigen Frage: Falls es mit der optimistischen Einstellung nicht so recht klappen will, sollte man dann mit Medikamenten nachhelfen? *Zeit des Erwachens* kann auch in dieser Frage erhellend sein, denn Buch und Film basieren auf einer wahren Begebenheit. Die wundersame Wirkung von L-Dopa erwies sich nämlich als vorübergehend, und der Protagonist fiel allmählich wieder in seinen katatonischen Zustand zurück, genau wie alle anderen Patienten, denen das Medikament verabreicht worden war. Der Film endet mit einem der traurigsten Tänze in der Kinogeschichte. Obwohl es sehr viel Gutes bewirkt, hat L-Dopa (wie die meisten Medikamente) eine Reihe erheblicher Nebenwirkungen, darunter Halluzinationen und Psychosen, und bei einer Enzephalitis ist seine Wirkung zeitlich begrenzt.

Gibt es Möglichkeiten, um eine optimistische Einstellung (und vermutlich auch höhere Dopamin-Konzentrationen) aufrechtzuerhalten, ohne auf Medikamente zurückgreifen zu müssen? Etwas, das eine bleibende Wirkung ohne unerwünschte Nebenwirkungen hinterlässt? Glücklicherweise lautet die Antwort Ja. Sie hat etwas mit Dankbarkeit zu tun, wie ich am Beispiel einer berühmten Talkshow-Moderatorin erläutern werde.

Oprah Winfrey hatte, gelinde gesagt, eine schwere Kindheit. Als sie bereits reich und berühmt war, erinnerte sie sich noch gut an ihre problematischen Wurzeln und verlieh der Geschichte ihres sozialen Aufstiegs dadurch Authentizität: „Ich bin dankbar für den Segen des Reichtums, aber er hat mich nicht verändert. Ich bin mit beiden Beinen auf dem Boden geblieben. Ich trage lediglich bessere Schuhe." Winfrey führt seit Jahrzehnten ein Tagebuch, in dem sie Dinge notiert, für die sie dankbar ist. Es gibt wissenschaftliche Gründe, die für ein solches „Dankbarkeitstagebuch" sprechen, und es ist anzunehmen, dass Winfrey das weiß, denn die positive Wirkung von Dankbarkeit ist neurowissenschaftlich belegt und spielt außerdem eine wichtige Rolle in der Positiven Psychologie. Der Psychologe Martin Seligman, der sich eingehend mit Trauma und Depression befasst hat, gilt als Pionier der Positiven Psychologie.

Als praktizierender Psychotherapeut hat Seligman die ungeheure Wirkkraft der Dankbarkeit erkannt und Übungen entwickelt, um positive Emotionen zu stärken und somit das Wohlbefinden zu steigern.

Hier sind zwei bekannte Übungen, die jeweils drei Schritte umfassen. Es lohnt sich, sie einmal auszuprobieren!

Der Dankbarkeitsbesuch
1. Denken Sie an eine lebende Person, die in Ihrem Leben eine positive Rolle gespielt hat.
2. Schreiben Sie dieser Person einen Dankesbrief (ca. 300 Wörter), in dem Sie darlegen, auf welche Weise sie Ihr Leben beeinflusst hat.
3. Suchen Sie die Person auf und lesen Sie ihr den Brief ohne Unterbrechung vor. Sprechen Sie anschließend darüber.

Die Wirkung, so Seligman, lässt nicht lange auf sich warten. Mithilfe eines „psychometrischen Glücksinventars" lässt sich eine Woche nach dem Dankbarkeitsbesuch ein deutlicher Anstieg der Zufriedenheit beim Verfasser des Briefes nachweisen. Dieser Effekt hält sogar noch einen Monat später an.

Drei gute Dinge
1. Lassen Sie den Tag gedanklich Revue passieren und greifen Sie drei positive Dinge heraus, die Ihnen widerfahren sind.
2. Schreiben Sie diese Dinge auf. Es können auch Kleinigkeiten sein, etwa: „Mein Mann hat mir einen Kaffee an den Schreibtisch gebracht."
3. Notieren Sie außerdem, *warum* das positive Erlebnis stattgefunden hat. So könnte unter dem Kaffee-Eintrag stehen: „Mein Mann hat mich lieb."

Praktizieren Sie das eine Woche lang jeden Abend.

Mit dieser Übung lassen sich erstaunliche Wirkungen erzielen. In einer Studie wurden auch sechs Monate nach der einwöchigen Übungsphase nachhaltige positive Effekte auf Glücksempfinden und Depressivität festgestellt. Macht man sich Dankbarkeit zur Gewohnheit, kann man also langfristig davon profitieren. Dirk Kummerle von der Massachusetts School for Professional Psychology hat es folgendermaßen formuliert: „Der ‚Dankbarkeitsbesuch' und die ‚Drei guten Dinge' konnten nicht nur depressive Symptome mindern (im Vergleich zu den Probanden, die keine Intervention bekamen); sie können auch ein Leben lang als Mittel dazu dienen, negative Gedanken zu bekämpfen und das Wohlbefinden zu stärken."

Übungen wie diese sind das Bindegewebe für ein bedeutsames Forschungsziel: zu verstehen, was Menschen tatsächlich glücklich macht. Seligman hat wissenschaftliche Erkenntnisse in einer „Theorie des Wohlbefindens" zusammengeführt. Sie besteht aus fünf einander ergänzenden Elementen, die sich unter dem Akronym PERMA zusammenfassen lassen. Diese Verhaltensweisen sind

ein Rezept, eine To-do-Liste für Menschen jeden Alters, die etwas für ihr Wohlbefinden tun wollen, aber ganz besonders nützlich für all jene, deren Dopamin-
System (altersbedingt) im Schwinden begriffen ist. Ich fasse die PERMA-Formel
im Folgenden zusammen, empfehle Ihnen aber, mehr darüber in Seligmans
Buch *Wie Menschen aufblühen: Die fünf Säulen des persönlichen Wohlbefindens*
(2011) zu lesen.

P wie *Positive Emotion*: Positive Gefühle stärken.
Um glücklich und zufrieden zu sein, muss man regelmäßig positive Emotionen
haben. Erstellen Sie eine Liste mit Dingen, die Ihnen wirklich Freude bereiten,
und pflegen Sie diese Dinge, indem Sie sie zum festen Bestandteil Ihres Lebens
machen.

E wie *Engagement*: In einer Aktivität aufgehen.
Gehen Sie regelmäßig Tätigkeiten nach, die so bedeutsam für Sie sind, dass Sie
sie auch dann nicht unterbrechen würden, wenn Nachrichten auf Ihrem Handy
eingehen. Eine solche Tätigkeit kann ein Hobby sein, in dem Sie voll und ganz
aufgehen, ebenso gute Filme, Bücher, Sport oder ein Tanzkurs.

R wie *Relationships*: Positive Beziehungen pflegen.
Unter diese Empfehlung fällt alles, was wir in dem Kapitel über Freundschaften
diskutiert haben. Wichtig ist, dass die Beziehungen positiv sind.

M wie *Meaning*: Sinn finden.
Identifizieren und verfolgen Sie eine Aufgabe, die Ihrem Leben Sinn gibt. Für
gewöhnlich setzt das voraus, das eigene Tun in den Dienst eines höheren Zwecks
zu stellen. Religionsausübung oder ehrenamtliche Tätigkeiten sind ein Beispiel
für diese Kategorie.

A wie *Accomplishment*: Ziele erreichen.
Setzen Sie sich konkrete Ziele, auf die Sie hinarbeiten können. Ein solches Ziel
kann eine körperliche oder eine geistige Herausforderung sein (z.B. für einen
Marathon trainieren oder eine Fremdsprache lernen).

Viele dieser forschungsbasierten Empfehlungen finden sich im Leben von Oprah
Winfrey wieder, und das ist der Grund, weshalb ich sie hier anführe. Sie ist jetzt
Mitte sechzig und hat viel mehr getan, als gute Schuhe zu tragen.

Forschungen zeigen, dass Sie das auch tun sollten.

Wichtiges in Kürze

Pflegen Sie eine Haltung der Dankbarkeit

- Bei klinischen Tests, die das Glücks- und Zufriedenheitsniveau messen, schneiden ältere Probanden für gewöhnlich besser ab als jüngere.

- Ältere Menschen richten ihre Aufmerksamkeit stärker auf positive Reize. Sie erinnern die positiven Informationen besser als die negativen. Diese selektive Hinwendung zu positiven Dingen wird als „Positivitätseffekt" bezeichnet.

- Mit zunehmendem Alter, wenn wir uns unserer Sterblichkeit bewusst werden, nehmen Beziehungen einen höheren Stellenwert ein. Das Priorisieren von Beziehungen trägt entscheidend zu unserer Zufriedenheit im Alter bei. Dieses Phänomen wird „sozioemotionale Selektivitätstheorie" genannt.

- Das Risiko, eine Depression zu entwickeln, ist bei Senioren mit gesundheitlichen Problemen (zum Beispiel Hörverlust) höher als bei ihren gesunden Altersgenossen.

- Dem Altern mit Optimismus zu begegnen, hat messbare positive Auswirkungen auf das Gehirn.

Das denkende Gehirn

Ihr Stress

Brain Rule

*Achtsamkeit beruhigt nicht nur,
sondern verbessert auch Ihre Gehirnleistung*

Manche Menschen meinen, ich sei griesgrämig;
dessen bin ich mir gar nicht bewusst. Es ist ja nicht so,
dass ich durch die Gegend laufe und Kindern
den Finger ins Auge drücke … zumindest nicht den ganz Kleinen.
Der irische Komiker Dylan Moran

Sorgen sind wie ein Schaukelstuhl.
Sie halten uns in Bewegung, bringen uns aber kein Stück weiter.
Anonymus

Wenn es einen Wettbewerb „Interessantester Mann der Welt" gäbe, hätte mein Großvater ihn bestimmt gewonnen. Er kam als blinder Passagier auf einem Schiff nach Amerika, ausgestattet mit einem aristokratischen spanischen Akzent, aber ohne einen Penny in der Tasche. Dafür besaß er einen regen Verstand. Er war reich an Humor, strahlend wie das sonnige Meseta Central auf der Iberischen Halbinsel und mit einer außergewöhnlichen Sprachbegabung gesegnet. (Er konnte sich in acht verschiedenen Sprachen verständlich machen.) Mit diesen Eigenschaften sicherte er sich einen Platz in der Lebensmittelindustrie und stieg zum Sous-Chef in einem Country Club in Detroit auf. Er gründete eine Bäckereikette, kümmerte sich um seine Familie und starb mit 101 Jahren. Das letzte Mal, als meine Frau und ich ihn in seinem eigenen Haus besuchten, gab er ein bisschen mit seinen kulinarischen Fähigkeiten an. Voller Fiduz streifte er seine alte Küchenschürze über, pfiff vergnügt vor sich hin und bereitete im Handumdrehen sechs Apfelkuchen auf einmal zu. Für mich war er nicht nur der interessanteste Mann der Welt, sondern auch der zufriedenste.

Merkwürdig: Eigentlich sollte man doch annehmen, dass alte Menschen ihr Leben mit all den körperlichen Veränderungen beschwerlich finden; dass sie sich verstärkt um ihre Gesundheit und ihr Gedächtnis sorgen und mit den Fehlern hadern, die sie im Leben gemacht haben; dass sie insgesamt eher gestresst sind. Doch Wissenschaftler haben genau das Gegenteil festgestellt. Ältere Menschen berichten über ein niedrigeres Stresslevel als jüngere. Im Jahr 2016 gaben 38 Prozent der jungen Erwachsenen (die sogenannten Millenials, also die Altersgruppe der Achtzehn- bis Vierunddreißigjährigen) an, gestresster zu sein als im Jahr davor. Diese Zahl sinkt auf 25 Prozent bei den Babyboomern (den Jahrgängen 1945 bis 1964) und auf 18 Prozent bei der Zwischenkriegsgeneration. Und sie sind nicht nur weniger gestresst. Wie wir im letzten Kapitel gesehen haben, berichten ältere Menschen auch über ein höheres Glücksniveau. Sieht man von den „Hochbetagten" (den über 85-Jährigen) ab, weisen sie eine größere Lebenszufriedenheit und geringere Angst- und Depressionsraten auf.

Wie kann das sein? Im Alter geraten die Stresshormone gewaltig durcheinander. Stress ist für das alternde Gehirn so schädlich wie Sauerstoff für ein rostendes Getriebe. Und doch scheinen Senioren sich nicht dadurch beirren zu lassen. Um das zu verstehen, müssen wir tiefer in die Biochemie der Stressreaktionen eintauchen und uns in Gehirnregionen mit schräg klingenden Namen wie Hippocampus oder entorhinaler Cortex begeben. Außerdem werfen wir einen Blick auf die Organe des mittleren Bauchraums, etwa unsere adrenalinproduzierenden Nebennieren, und auf Thermostate.

Im Grunde werden wir uns hauptsächlich mit Thermostaten befassen.

Flucht vor dem Grizzlybären

Eigentlich haben Stressreaktionen eine erfreuliche Funktion: Sie sorgen dafür, dass wir lange genug am Leben bleiben, um uns fortzupflanzen. Unser Körper organisiert alle möglichen Hormone und Zellen und Neurone in komplexe, miteinander verflochtene biochemische Feedbacksysteme, die einzig und allein diesem langfristigen darwinistischen Ziel dienen.

Menschliche Stressreaktionen sind zwar kompliziert, lassen sich aber auf einen einfachen Nenner bringen: Wenn wir gestresst sind, pumpt unser Körper tonnenweise Hormone in den Blutstrom. Adrenalin und Noradrenalin (auch Epinephrin und Norepinephrin genannt) sind meist die ersten, die ausgeschüttet werden. Mit ihrer ungeheuren Wirkmacht stimulieren diese Katecholamin-Zwillinge die kardiovaskuläre Physiologie, indem sie die Herzfrequenz erhöhen, den Blutdruck beeinflussen und die Muskeln mit Sauerstoff anreichern. Sie bereiten den Körper auf die Flucht vor Mama Grizzly vor.

Das kostet natürlich enorm viel Energie. Daher rekrutiert der Körper noch einen anderen Helfer: das Steroidhormon Cortisol, das die Fluchtreaktion kontrollieren soll. Cortisol wird von den Nebennieren ausgeschüttet, jenen pyramidenförmigen Drüsen, die auf der Oberseite der Nieren sitzen. Der Anstieg dieser Hormonkonzentrationen signalisiert uns, dass wir unmittelbar vor einer Kampf-oder-Flucht-Reaktion stehen, wobei wir uns fast immer für die Flucht entscheiden. Selbst einer jungen Hyäne sind wir körperlich nicht gewachsen, das heißt, unsere Vorfahren sind viel gerannt. Der Mensch war das größte Hühnchen des Pleistozäns.

Cortisol hat eine bestimmte Gehirnregion im Visier: den Hippocampus. Diese an ein Seepferdchen erinnernde Struktur spielt eine wichtige Rolle beim Lernen. Außerdem besitzt der Hippocampus die Vormundschaft über bestimmte Gedächtnisinhalte, etwa dass Bären echt gefährlich sind und wir uns besser aus dem Staub machen, wenn wir einem begegnen. Der Hippocampus sorgt aber auch dafür, dass unsere Stressreaktion wieder nachlässt, sobald Mama Grizzly von dannen zieht und sich lieber über Beeren hermacht als über menschliche Hühnchen. Genauer gesagt: Der Hippocampus stellt fest, wann der frühestmögliche Zeitpunkt gekommen ist, um die energieintensive Cortisol-Ausschüttung einzustellen.

Hierbei handelt es sich um eine klassische negative Feedbackschleife. Der Hippocampus ist mit Cortisol-Rezeptoren gespickt wie ein Zimtbrot mit Rosinen, und diese Rezeptoren sind die Vermittler. Sobald Cortisol in den Blutstrom ausgeschüttet wird, eilen bestimmte Moleküle zum Hippocampus und binden an die Cortisol-Rezeptoren, als würde man einen Schlüssel in ein Türschloss stecken. Der Hippocampus ist nun alarmiert und kann auf unterschiedliche Weise auf die Bedrohung reagieren.

Eine seiner wichtigsten Reaktionen besteht darin, den Cortisol-Hahn zuzudrehen und die Adrenalin-Zufuhr zu drosseln, sobald die Bedrohung vorüber ist. Wie unartige Rockstars, die ihre Hotelsuite demolieren, beginnen Stresshormone ihren Gastkörper zu verwüsten, wenn sie zu lange bleiben. Dabei schädigen sie übrigens auch das Gehirn. Es ist also nicht weiter verwunderlich, dass der Hippocampus den ungebetenen Gast Cortisol nicht gerade freundlich empfängt. Sobald er an seine Rezeptoren bindet, fragt er unwirsch: „Wann werde ich dich wieder los?"

Würde der Hippocampus seiner Aufgabe nicht nachkommen, wären unsere Cortisol-Konzentrationen auch dann noch anormal hoch, wenn die Gefahrensituation, in der sie uns kurzfristig nutzen, längst vorbei ist. Bedauerlicherweise passiert genau das, wenn wir altern. Der Hippocampus verliert seine Fähigkeit, den Hormonhahn zuzudrehen.

Das hat alle möglichen Folgen – und genau da kommt der Thermostat ins Spiel.

Defekte Sensoren

Da ich in Seattle lebe, bin ich an kühle Temperaturen und hohe Luftfeuchtigkeit gewöhnt. Selbst unser „wärmster" Monat, der August, bildet da keine Ausnahme. Ganz anders sieht es in Houston (Texas) aus, wo einige meiner Verwandten wohnen: Dort ist es überwiegend schwül-heiß, was vor allem im August unerträglich werden kann. Sie können sich also vorstellen, wie gestresst ich war, als ich ausgerechnet im Hochsommer einen Vortrag in Houston halten sollte und der Thermostat in meinem Hotelzimmer kaputt war. Oder, um genau zu sein: Die Sensoren des Thermostats waren hinüber, mit dem Ergebnis, dass sich das Gerät so verhielt, als würden arktische Luftmassen durch den Raum wabern. Es weigerte sich, die Klimaanlage einzuschalten, und heizte stattdessen das Zimmer. Es war, als würde man versuchen, in einer frisch gebackenen Kartoffel zu übernachten.

Wie Sie wissen, funktionieren Thermostate folgendermaßen: Man stellt die gewünschte Raumtemperatur ein und wartet, bis die Sensoren ihr Werk vollbringen. Wenn es in dem Zimmer zu heiß ist, sorgen die Sensoren automatisch dafür, dass die Klimaanlage anspringt. Ist es dagegen zu kalt, lassen die Sensoren die Heizung in Aktion treten. Dieses Feedbacksystem arbeitet für gewöhnlich mit dünnen Metalldrähten und Quecksilber – und, wie in meinem Fall, mit einer fachkundigen Person, die das Ding wieder flott kriegte. Das Hotel rief sofort einen Techniker, der den Thermostat reparierte, und bald schon herrschten wieder angenehme Temperaturen in dem Zimmer. Für den Rest meines Aufenthalts wusste sich das Gerät zu benehmen.

Abgesehen von den Metalldrähten und dem Quecksilber funktioniert unser Stresssystem genau wie ein Thermostat. Es hat sogar einen Sollwert, der allerdings dynamischer ist als der in meinem Hotelzimmer. Normalerweise ist der Cortisol-Spiegel am höchsten, wenn wir morgens aufwachen, was evolutionär betrachtet vermutlich damit zusammenhängt, dass wir Energie brauchen, um unser Frühstück zu erjagen beziehungsweise um nicht selbst zum Frühstück verspeist zu werden. Wenn alles ruhig bleibt, nimmt der Wert im Tagesverlauf stetig ab und erreicht am späten Abend seinen Tiefpunkt. Die Schwankung des Cortisol-Spiegels ist beachtlich: Unter normalen Bedingungen – also ohne besondere Vorkommnisse, die den Stresspegel nach oben treiben – sinkt er innerhalb eines Tages um 85 Prozent.

Dieses dynamische System ist so angelegt, dass es nur mit einer Sorte Stress klarkommt: dem kurzfristigen. Aus evolutionärer Sicht ergibt das durchaus Sinn. Entweder rannte man weg, oder der Grizzlybär fraß einen auf, aber das Ganze war eine Sache von Minuten. Die Stressreaktion ist wohldosiert, solange sie in kurzen Schüben erfolgt.

Das Problem an der modernen Gesellschaft ist, dass Stress jahrelang andauern kann, etwa wenn man in einer schlechten Beziehung oder Arbeitssituation gefangen ist. Physiologisch betrachtet ist das ungefähr so, als würde der Grizzlybär bei einem zu Hause einziehen. Um auf die Gehirnschädigung zurückzukommen: Ist man über lange Zeiträume hinweg ständig Stress ausgesetzt, kann das zu schweren Depressionen und Angststörungen führen, bei denen verschiedene Gehirnsysteme zusammenbrechen.

Eine normal verlaufende Stressreaktion können wir uns bildlich wie ein umgekehrtes U vorstellen: Zunächst sorgt die Stressreaktion dafür, dass wir körperlich und geistig zur Hochform auflaufen. Die Kurve steigt links also steil an und erreicht ihren Scheitel, wenn unsere Leistung auf dem Höhepunkt ist. Verschwindet der Stressor jetzt wieder, ist alles gut, und die Kurve fällt rechts wieder ab. Bleibt er hingegen länger als vorgesehen, verkehrt sich die optimierte Leistung in eine Schädigung, und der Stress pendelt sich dauerhaft auf einem hohen Niveau ein.

Stress kann sich aber noch aus einem anderen Grund bei uns einnisten: Unser Stresssystem ist eigentlich nicht dafür geschaffen, länger als dreißig Lebensjahre zu überstehen. So gesehen ist die Dysregulation von Stress ein normaler Teil des Alterungsprozesses, noch dazu ein messbarer. Die Dysregulation äußert sich auf dreierlei Weise.

Die erste hat mit dem Rhythmus zu tun. Um das vierzigste Lebensjahr beginnen die Ausgangswerte des Cortisols zu steigen. Sie folgen nicht länger dem ausgeklügelten Morgens-hoch/Abends-tief-Rhythmus; stattdessen schrauben sie sich nach oben wie ein Skifahrer, der den Hang hinauffährt. Unser Körper muss sich erstmals mit der Schädigung auseinandersetzen, die auftritt, wenn die Stresshormone erhöht sind. Auf diese Schädigung kommen wir gleich zurück.

Zweitens reagieren wir nicht mehr so fix – oder so stark – auf Bedrohungen. Nehmen wir zum Beispiel die Reaktionen unseres kardiovaskulären Systems auf die Adrenalin-Zwillinge. Herzfrequenz und Blutdruck reagieren mit zunehmendem Alter nicht mehr so kraftvoll auf die „Alle Mann an Deck!"-Warnungen des Stresssystems. Zwar produzieren wir immer noch so viele Hormone wie vorher, aber die Reaktionsfähigkeit lässt nach. Schlimmer noch: Ist unser Körper erst einmal alarmiert und beginnt sich zu fügen, braucht das System viel länger, um in Gang zu kommen.

Drittens beruhigen wir uns nicht mehr so schnell, wenn die Stressreaktion vorüber ist. Je älter wir werden, desto langsamer kehren die Stresshormone nach einer Bedrohung zu ihrem Ausgangswert zurück. Es ist, als würde der Körper sagen: „Nun, da es mich so viel Mühe gekostet hat, eine Stressreaktion auszulösen, wäre ich ja blöd, sie gleich wieder herunterzufahren!"

Hört sich das für Sie nicht auch nach einem Thermostatproblem an, so wie das mit dem widerspenstigen Gerät in meinem Hotelzimmer? Um das zu verdeutlichen, greife ich auf eine Szene aus dem Lieblingsweihnachtsfilm meiner Familie,

Fröhliche Weihnachten (1983), zurück, in der es ebenfalls um ein ungehorsames Temperaturkontrollsystem geht.

Ein dysfunktionaler Kaminofen

Die Szene beginnt mit Mr. Parker (gespielt von Darren McGavin), der voller Ingrimm dabei zusieht, wie sich sein 1930er-Wohnzimmer mit schwarzem Rauch füllt. „Dieser verfluchte, bescheuerte Ofen! Verdammt noch mal!" Er geht in den Keller, um dem aufmüpfigen Heizsystem den Kampf anzusagen. „Herrgott noch mal, wirst du wohl die Klappe aufmachen?!" Sein Geschrei dringt aus den Eingeweiden des städtischen Hades hervor. „Wer zum Teufel hat sie wieder zugemacht? Wie oft habe ich schon gesagt ...“

Old Man Parkers Zorn gilt einer Klappe im Abzugsrohr eines Kaminofens. Wenn man sie öffnet, wird der Rauch aus dem Ofen nach draußen gesogen. Schließt man sie dagegen fest (etwa wenn der Ofen nicht in Betrieb ist), verhindert sie, dass kalte Luft von draußen ins Haus gelangt. Indem man sie auf- und zumacht, kontrolliert man die Menge an Sauerstoff, die der Heizquelle zur Verfügung steht: ein simpler, menschenbetriebener Thermostat. Im Film funktioniert sie nicht, und das ist der Grund, weshalb Old Man Parker seine Schimpftiraden vom Stapel lässt. Am Ende repariert er sie, aber sein Wutausbruch ist der Preis, den die Familie für eine weihnachtlich warme Stube zahlen muss. Das fröhliche Voice-over von Sohn Ralphie tut sein Übriges: „Im Eifer des Gefechts ließ mein Vater ein Donnerwetter los, das, soweit wir wissen, immer noch über dem Michigansee hängt.“

Eine lustige Szene, noch dazu sehr aufschlussreich. Ich verwende sie hier, um den Stress zu veranschaulichen, der dem Verhalten des Vaters zugrunde liegt. Außerdem macht der unzuverlässige innere Thermostat von Old Man Parker deutlich, was passiert, wenn man älter wird. Die schlechte Nachricht zuerst, aber die gute folgt gleich im Anschluss – versprochen.

Die schlechte Nachricht lautet: Wenn Hormone wie Cortisol im Blutstrom verbleiben, ist das, als würde sich Ihr Wohnzimmer mit schwarzem Rauch füllen. Alles wird zu einem potenziellen Ziel für Schädigungen. Forschungen aus zahlreichen Labors zeigen alle dasselbe beunruhigende Muster: Die Krankheiten, die ein Überschuss an Cortisol bei Menschen unterschiedlichen Alters verursacht, sind die gleichen, die am Ende fast jeden Senior befallen. Dazu gehören Diabetes, Osteoporose und verschiedene Herz-Kreislauf-Erkrankungen, einschließlich Bluthochdruck. Da Cortisol bei alternden Populationen naturbedingt ansteigt, gehen viele Forscher davon aus, dass es da einen direkten Zusammenhang gibt. Ich teile diese Auffassung.

Cortisol kann außerdem bestimmte Gehirnregionen schädigen. Besonders gern tobt es sich an dem gedächtnisvermittelnden Hippocampus aus. Das ist bedauerlich, denn ausgerechnet diese Region ist für unser Überleben von entscheidender Bedeutung. Als unsere Spezies noch in der Serengeti beheimatet war, musste sie die Fähigkeit entwickeln, sich an Stressoren zu erinnern, um sie in Zukunft zu meiden. Solange der Stress nur vorübergehend anhält, lernt der Hippocampus überlebenswichtige Lektionen und gibt sie an uns weiter. Denken Sie an die aufsteigende Seite der umgekehrten U-Kurve.

Bei anhaltendem Stress – sei es durch chronische Stresssituationen oder weil man die Dreißig überschritten hat – ändert sich das, und der Hippocampus fängt an, seinen Niedergang zu erahnen. Wie wir gesehen haben, ist die Stressreaktion nur bei kurzfristigem Stress wohldosiert. Wenn zu viel Cortisol zu lange im Blutstrom verweilt, führt das dazu, dass der Hippocampus schrumpft. Nervenzellen sterben ab, das heißt, übermäßiger Stress kann tatsächlich Hirnschädigungen herbeiführen. Die Nervenzellen, die nicht zugrunde gehen, können ihre Fähigkeit verlieren, miteinander zu kommunizieren. Manche reagieren nicht mehr auf äußere Signale, und was am Schlimmsten ist: Der Hippocampus kann die lebensrettende Erhöhung der Cortisol-Konzentrationen immer seltener abstellen, wenn die Bedrohung vorbei ist. Der Thermostat reagiert nicht mehr richtig, weil die übermäßige Cortisol-Exposition ihn durcheinandergebracht hat. Das führt zu einem Teufelskreis, bei dem noch mehr Cortisol ausgeschüttet wird, das noch mehr Schaden anrichtet ... Sie wissen schon, worauf ich hinauswill. Mit zunehmendem Alter kann sich Ihr Gehirn also in den dysfunktionalen Kaminofen aus *Fröhliche Weihnachten* verwandeln.

Wie äußert sich das? Möglicherweise haben Sie das Gefühl, reizbarer zu sein. Oder Sie verlieren das Interesse an bestimmten Dingen; oder Sie haben ungewöhnliche Gedächtnisaussetzer. Es kann aber auch sein, dass Sie gar nichts merken. Ich wünschte, ich könnte Ihnen eindeutige Kriterien nennen, anhand derer Sie überprüfen können, ob Sie an jener Art von Stress leiden, die das Gehirn schädigt. Solche Kriterien gibt es aber nicht. Vielleicht haben Sie ja auch bestimmte Gene, die Sie weniger anfällig für Stress machen. Wissenschaftler haben solche „Resilienzgene" bereits identifiziert. Denkbar ist auch, dass Ihr Gehirn sich der Schädigungen bewusst wird und anfängt, sie zu kompensieren. Solche Verhaltensvorhersagen zu treffen, ist allerdings sehr schwierig.

Ein weiteres Angriffsziel von Cortisol ist der präfrontale Cortex, jene vitale Gehirnregion, die an der Planung, dem Arbeitsgedächtnis und der Persönlichkeitsentwicklung beteiligt ist. Anhaltender Stress zerstört die Dendriten und die Axone spezifischer Nervenzellen – der sogenannten Pyramidenzellen – in den diversen Schichten des präfrontalen Cortex und somit auch ihre Verknüpfungen. Es ist ein wahres Massaker. Einige Studien haben gezeigt, dass infolge einer übermäßigen Cortisol-Exposition 40 Prozent der synaptischen Interaktionen, die in den präfrontalen Cortex hineinreichen, verloren gehen. Ein solcher Verlust wirkt sich auf das Arbeitsgedächtnis aus und schädigt die „höheren Funktionen", darunter auch die Aufrechterhaltung der Persönlichkeit. Wie Sie sehen, ist die schlechte Nachricht wirklich besorgniserregend.

Es kommt aber noch schlimmer. Die Amygdala, die unsere primitiven Emotionen steuert, agiert normalerweise wie ein wildes Tier, das an einen starken, gut funktionierenden präfrontalen Cortex gekettet ist. Wenn aber der präfrontale Cortex zunehmend schwächelt, schaltet das Gehirn auf einen dauerhaften emotionalen Zustand von „Kampf oder Flucht" um. Es ist, als würden die Regulatoren der Emotionen nicht mehr richtig funktionieren. Das hat auch damit zu tun, dass die Amygdala und die Gehirnregionen, die mit ihr verknüpft sind, nicht annähernd so stark in Mitleidenschaft gezogen werden wie der präfrontale Cortex oder der Hippocampus. Offenbar wächst die Amygdala bei chronischem Stress, und ihre innere Architektur wird komplexer. Die Amygdala kann also sowohl durch soziale Aktivitäten als auch durch Stress größer werden. Was den Stress betrifft, ist unklar, ob eine größere Amygdala gut oder schlecht ist beziehungsweise ob und in welcher Form ihre Größe das Verhalten beeinflusst.

Jetzt wird es aber höchste Zeit, dass wir uns der guten Nachricht zuwenden.

Wie ich bereits zu Beginn dieses Kapitels erwähnt habe, empfinden Senioren weniger Stress als jüngere Menschen. Wie kann das sein? Lassen Sie mich im Folgenden ein paar Vermutungen anstellen.

Fakt ist: Wenn man älteren Testpersonen verstörende Bilder zeigt, reagiert ihre Amygdala nicht so stark darauf wie die von jüngeren Probanden. Das könnte erklären, weshalb Senioren negativen Informationen weniger Aufmerksamkeit schenken und sich auch nicht so gut an Einzelheiten aversiver Reize erinnern können. Möglicherweise sind die Veränderungen der Amygdala der Grund, weshalb sich ältere Menschen trotz der hormonellen „Überflutung" weniger durch Umweltreize aus der Fassung bringen lassen. Das könnte auch zu der Zufriedenheitssteigerung führen, die wir im letzten Kapitel untersucht haben.

Vielleicht kommt hier aber auch die Anpassungsfähigkeit des Gehirns zum Tragen. Das Gehirn nimmt seine alterungsbedingten Veränderungen zur Kenntnis und versucht sie in irgendeiner Form zu korrigieren. Ein eindrucksvolles Beispiel dafür werden wir weiter unten im Zusammenhang mit dem Gedächtnis sehen. Was den Stress betrifft, könnte es sein, dass das Gehirn altersbedingte Veränderungen bei der Stresshormonbiologie erkennt und bestimmte kompensatorische Prozesse in Gang setzt, um damit zurechtzukommen. Schließlich war Old Man Parker trotz seiner Schimpftiraden in der Lage, den Ofen zu reparieren, und für den Rest des Films funktionierte er.

Wir wissen auch, dass es eine Rolle spielt, wie gestresst sich Senioren durch das Älterwerden fühlen, und dass sich dieser Stress unmittelbar darauf auswirkt, wie das Gehirn altert. Hier ist das Konzept der „Altersidentität" – der subjektiven Wahrnehmung des eigenen Alters – von Belang. Probanden, die sich jünger fühlen, als sie tatsächlich sind, schneiden bei kognitiven Tests besser ab als diejenigen, die sich älter fühlen. Wenn die subjektive Altersidentität zwölf Jahre jünger ist als das tatsächliche Alter, hat das enorme Auswirkungen auf die Testergebnisse. Wer hätte gedacht, dass der Spruch des berühmten Schriftstellers Gabriel García Márquez, der noch im Alter von einundachtzig Jahren Bücher schrieb, so viel neurowissenschaftliche Bestätigung finden würde: „Man ist immer so alt, wie man sich fühlt."

Wissenschaftler haben aber noch mehr gute Neuigkeiten über Stressreaktionen im Alter entdeckt. Denken Sie an den cortisolbedingten Abbau des Hippocampus, den wir bereits diskutiert haben. Die Schädigung ist nicht dauerhaft, denn der Hippocampus ist in der Lage, aus einem Reservoir von Vorläuferzellen neues Nervengewebe zu bilden. Dieser Prozess wird Neurogenese genannt, also die Bildung von Nervenzellen. Mit neuen Neuronen verbessert sich auch die Gedächtnisleistung. Wie man diesen Prozess unterstützen kann, werden wir in dem Kapitel über Sport und Bewegung ausführlicher behandeln. Obwohl Cortisol das Gehirn schädigen kann, ist der Hippocampus also in der Lage, zurückzuschlagen. Und er kann seine Fäuste in jedem Alter erheben.

Frauen ticken anders

Im Zusammenhang mit Stress müssen wir noch einen letzten wichtigen Punkt klären. Dazu schauen wir uns eine Reihe von Forschungsexperimenten an, die ein Team aus kanadischen und US-amerikanischen Wissenschaftlern durchgeführt hat.

Gegenstand der Untersuchungen waren Stressreaktionen bei Säugetieren, insbesondere Angst und Panik bei Ratten und Mäusen. Jeder, der solche Versuche von Berufs wegen häufig durchführt, weiß, dass die daraus gewonnenen Daten kein klares Muster erkennen lassen, sondern meist eine Vielzahl von Stressreaktionen ergeben, selbst wenn man jede erdenkliche Variable kontrolliert. Es ist zum Auswachsen. Aber möglicherweise hat das oben genannte Forscherteam einen der Gründe entdeckt, warum das so ist, und dieser Grund ist ebenso faszinierend wie besorgniserregend.

Eine Variable, die bei Laborversuchen normalerweise nicht berücksichtigt wird, ist das Geschlecht der Wissenschaftler, die mit den Tieren experimentieren. Einer aus dem Forscherteam beschloss jedoch, genau das zu kontrollieren – und kam zu einem dicken, fetten, beunruhigenden Ergebnis. Ratten – egal ob Männchen oder Weibchen – erkannten das Geschlecht der Person, die mit ihnen im Raum war. Und ihre Stressreaktion veränderte sich je nachdem, ob diese Person männlich oder weiblich war.

Sie haben ganz richtig gelesen. Die Ratten reagierten abhängig vom menschlichen Geschlecht, und um es gleich vorwegzunehmen: Es sieht nicht gut aus für die Jungs! War der anwesende Wissenschaftler ein Mann, nahm die Stressreaktion der Tiere während der Versuche zu, und zwar um etwa 40 Prozent gegenüber dem Ausgangswert. War hingegen eine Wissenschaftlerin anwesend, nahm die Stressreaktion der Tiere ab, sprich: Die Werte sanken auf ein Niveau, das sogar unterhalb des Ausgangswerts lag! Wie sich herausstellte, reagierten die Nager auf den Achselschweiß der Wissenschaftler/-innen, dessen chemische Zusammensetzung je nach Geschlecht variiert.

Diese Ergebnisse wurden mit Verwunderung, Anerkennung und Besorgnis aufgenommen. Geschlechterbasierte Überlegungen spielen bei Verhaltenstests meist keine Rolle. Das Experiment macht jedoch deutlich, dass das ein Fehler ist, denn offenbar ist nicht nur das Geschlecht der Versuchstiere von Bedeutung, sondern auch das der menschlichen Versuchsleiter. Angesichts dieser Erkenntnis mussten Wissenschaftler, die über Stress geforscht hatten, viele ihrer Ergebnisse überprüfen und korrigieren.

Natürlich werden Sie sich jetzt fragen, ob auch Männer und Frauen unterschiedlich auf Stress reagieren, wenn ihr Gehirn altert. Forschungen dazu könnten durchaus ein paar Geldspritzen vertragen, aber die Antwort, so viel wissen wir, lautet tendenziell Ja. Drei Ergebnisse sind besonders erwähnenswert.

Das erste betrifft die Veränderungen beim Volumen des Hippocampus, der im Alter angeblich schrumpft. Berücksichtigt man jedoch das Geschlecht, sieht das gleich ganz anders aus. Es ist nämlich vor allem der *männliche* Hippocampus, der im Alter schrumpft. Bei den Frauen zieht er sich zwar ein bisschen zusammen, aber die Korrelation mit dem Älterwerden ist bei Männern viermal so groß wie bei Frauen. Ob sich dieser Unterschied auch beim Verhalten bemerkbar macht, wissen wir (noch) nicht – ein Grund mehr, weshalb die Gesellschaft solche Forschungen finanziell stärker unterstützen sollte.

Das zweite Ergebnis betrifft Verhaltensreaktionen auf Umgebungsstress. Wir wissen jetzt, dass sich ein erhöhter Cortisol-Spiegel bei älteren Frauen negativer auf das emotionale Wohlbefinden und die kognitiven Fähigkeiten auswirkt als bei älteren Männern. Wissenschaftler können das feststellen, indem sie das Gehirn unter kontrollierten Laborbedingungen mit Stressoren „herausfordern". Solche Herausforderungen können psychologisch sein – den Probanden wird zum Beispiel ein Video mit beängstigenden Nachrichten gezeigt – oder biochemisch, etwa die Verabreichung eines stressauslösenden Medikaments. Ältere Männer reagieren natürlich auch auf solche Herausforderungen, aber bei Frauen ist die Reaktion dreimal so stark. Möglicherweise hat das mit dem Hormon Östrogen zu tun. Die „Stressachse", die Cortisol verwendet (die sogenannte Hypothalamus-Hypophysen-Nebennierenrinden-Achse, kurz HPA-Achse), ist bei Frauen jenseits der Menopause viel reaktiver.

Das dritte Ergebnis betrifft die Prävalenz von altersbedingten Demenzerkrankungen. Grundsätzlich kann die Demenz – gleich einer marodierenden Bande von Wikingern – über jedes alternde Gehirn herfallen, aber offenbar zieht sie weibliche Gehirne vor. Die Alzheimer-Krankheit ist ein klassisches Beispiel dafür. Laut der amerikanischen Alzheimer-Gesellschaft sind zwei Drittel aller Alzheimer-Patienten in den USA Frauen. Etwa 16 Prozent der über siebzigjährigen Amerikanerinnen sind von der Krankheit betroffen; bei den Männern sind es dagegen 11 Prozent.

Warum ist die Demenz so sexistisch? Früher wurde das schlichtweg darauf zurückgeführt, dass Frauen länger leben als Männer. Und da das Alter der *prima-facie*-Prädiktor für jede Art von Demenz – einschließlich Alzheimer – ist, lag diese Vermutung nahe. Inzwischen sehen wir das anders. Offenbar gibt es einen geschlechtsbedingten, womöglich sogar genetischen Grund für diesen Unterschied, und wieder einmal könnte das Östrogen ausschlaggebend sein. Das Hormon scheint in vielen Fällen ein mächtiger Schutzwall gegen die biochemischen Substanzen zu sein, die Alzheimer begünstigen. Wenn die Östrogenvorräte erschöpft sind, so die Überlegung, bricht dieser Schutzwall zusammen. In dem Kapitel über Alzheimer werden wir noch ausführlicher auf diesen Punkt zurückkommen.

Jetzt wenden wir uns aber erst mal einem erfreulicheren Thema zu. Es gibt nämlich eine überaus wirksame Maßnahme, die zum Glück bei Männern und Frauen gleichermaßen gut zu funktionieren scheint.

Achten Sie auf Achtsamkeit

Der Wissenschaftler Jon Kabat-Zinn wirkt nicht gerade wie einer, der eine internationale Bewegung entfachen könnte. Er erinnert ein bisschen an einen Buchhalter; auf jeden Fall würde man hinter dieser bebrillten, zierlichen Gestalt mit der sanften Stimme keinen globalen Aufrührer vermuten. Er spricht ruhig, bedächtig und mit einem leichten New Yorker Akzent. Und doch ist er ein Revolutionär. Schon im College war er in der Antikriegsbewegung aktiv, und später setzte er sich dagegen zur Wehr, dass das renommierte Massachusetts Institute of Technology (MIT) Gelder für militärische Forschung annahm. Unter dem weltberühmten Mikrobiologen und Nobelpreisträger Salvador Edward Luria machte Kabat-Zinn am MIT seinen PhD in Molekularbiologie.

Während dieser Zeit begann sich Kabat-Zinn intensiv mit Yoga und dem Buddhismus zu befassen. In Verbindung mit seinen wissenschaftlichen Studien gab ihm diese Lehre das Gefühl, dass in der modernen Medizin etwas Wichtiges fehlte, was die menschliche Erfahrung betraf. Er kombinierte seine meditative Praxis mit seiner wissenschaftlichen Expertise und entwickelte eine Methode, die als Achtsamkeitsbasierte Stressreduktion (engl. *Mindfulness-Based Stress Reduction*, kurz MBSR) bezeichnet wird. Man kann ohne Übertreibung sagen, dass die Ideen von Kabat-Zinn das Feld der Mind-Body-Medizin[4] revolutioniert und auf ein solides wissenschaftliches Fundament gestellt haben.

Die Methode von Kabat-Zinn (der inzwischen Emeritus der University of Massachusetts ist) gilt als eine der wirksamsten Antistresstherapien überhaupt, und, was in unserem Fall besonders wichtig ist, sie gehört zu denen, die bei älteren Menschen erwiesenermaßen funktionieren. Daher mache ich sie zum Kronjuwel meiner Empfehlungen zur Stressreduktion. Ich plädiere für eine gesunde, tägliche Achtsamkeitspraxis, unter der Voraussetzung, dass Sie darauf achten, welche Art von Achtsamkeit Sie praktizieren.

Wenn dieser letzte Satz für Sie wie eine Warnung klingt, haben Sie ihn richtig verstanden. Die Achtsamkeit ist in den letzten Jahren zum Liebling der Popkultur geworden und hat es sogar auf die Titelseite des *Time Magazine* geschafft. Es besteht die Gefahr, dass die Methode verwässert und/oder falsch vermittelt wird. (Wenn Sie den Begriff bei Amazon.de eingeben, spuckt die Suchmaschine vier-

---

4   Anm. d. Übers.: Die Mind-Body-Medizin (MBM), die im Deutschen auch als „Ordnungstherapie" bezeichnet wird, geht von einem Zusammenspiel von Körper, Geist und Seele aus und zielt auf die Strukturierung der inneren und äußeren Lebensordnung. Die Patienten werden dabei unterstützt, aktiv und eigenverantwortlich einen gesundheitsfördernden Lebensstil zu entwickeln. Dabei spielt auch das Prinzip der Achtsamkeit eine tragende Rolle.

tausend Buchtitel zu dem Thema aus, darunter auch „Achtsamkeit für Ihren Hund"!)

Doch solange wir uns ausschließlich auf expertengeprüfte Forschungsergebnisse verlassen, sind wir auf der sicheren Seite. Im Folgenden definiere ich einige grundlegende Begriffe und zitiere dabei aus den Veröffentlichungen von Kabat-Zinn. Ich möchte Sie aber ausdrücklich dazu auffordern, das Literaturverzeichnis in diesem Buch zu studieren. Dort finden Sie Anleitungen, die in wissenschaftlichen Tests eingehend geprüft und für gut befunden wurden. Sollten Sie sich dazu entschließen, Achtsamkeitsbasierte Stressreduktion zu praktizieren – und ich lege Ihnen wirklich ans Herz, das in Betracht zu ziehen –, wäre es ein guter erster Schritt, mehr über die evidenzbasierte Achtsamkeitspraxis zu lesen.

Und hier kommt die Kurzfassung.

Achtsamkeit besteht im Wesentlichen aus einer Reihe kontemplativer Übungen, bei denen Sie Ihre Aufmerksamkeit offen und unvoreingenommen auf das *Hier und Jetzt* richten und nicht auf Vergangenes oder Zukünftiges. Kabat-Zinn formuliert es folgendermaßen: „Achtsamkeit bezeichnet eine bestimmte Form der Aufmerksamkeit. Sie ist absichtsvoll, auf den gegenwärtigen Moment gerichtet und nicht wertend."

Die Übungen beinhalten zwei wesentliche Komponenten. Die eine ist die bewusste Wahrnehmung der Gegenwart. Achtsamkeit lädt Sie ein, genau auf das zu achten, was in diesem Moment geschieht, und dabei alles andere außen vor zu lassen. Los geht es auf der körperlichen Ebene. Meist besteht die erste Übung darin, sich ganz auf die Atmung zu konzentrieren. Oder auf ein bestimmtes Körperteil, etwa den linken Fuß und wie er sich anfühlt. Eine beliebte Übung für Einsteiger ist auch die mit der Rosine: Dabei wird eine einzelne Rosine mit allen Sinnen wahrgenommen (wie sieht sie aus, wie fühlt sie sich an, wie riecht sie, wie schmeckt sie, wie verändert sich ihr Geschmack, wenn man sie längere Zeit im Mund hin- und herbewegt oder zerkaut, wie fühlt es sich an, sie zu schlucken?). Während viele Meditationsansätze darauf abzielen, den Geist zu leeren, macht die Achtsamkeit genau das Gegenteil: Sie lädt dazu ein, ihn zu füllen, und zwar mit *Fokus*.

Die zweite wesentliche Komponente ist Akzeptanz. Achtsamkeit heißt, das, was man im Augenblick erlebt, wertfrei wahrzunehmen. Die Methode regt dazu an, das Leben zu beobachten, ohne es zu bewerten oder damit zu hadern. Das heißt nicht, dass man bestimmte Gedanken, Emotionen oder Empfindungen verändern oder gar loswerden will. Im Moment sind sie einfach nur da. Bewusstheit und Akzeptanz im Hier und Jetzt – das sind die beiden Kernkomponenten der Definition von Achtsamkeit, die in der Forschung (und in diesem Buch) verwendet wird.

Die Achtsamkeitsmeditation ist simpel, aber keineswegs einfach. Denken Sie nur daran, was ungeübte Teilnehmer eines Meditationskurses alles ablenken kann. Der Kursleiter lässt die Schüler ein paar Atemübungen machen und fordert sie dann dazu auf, ihre Aufmerksamkeit auf ihre Stirn zu richten. Folgendes könnte sich im Kopf einer Anfängerin abspielen:

Okay, ich konzentriere mich auf meine Stirn. Ich konzentriere mich ... Ah, hallo Stirn! Moment mal – habe ich den Müll rausgebracht? Warum muss ich eigentlich immer daran denken, kann das nicht mal mein Mann machen? Bin ich denn ... Stopp, ich soll mich doch auf meine Stirn konzentrieren! Einatmen. Ich konzentriere mich auf meine Stirn. Oh nein, mein Magen grummelt. Ob die anderen das hören? Wie peinlich! Ich habe Hunger. Der Lachs gestern hat so gut geschmeckt, aber ich habe zu viel von der Buttersoße genommen ... Warum esse ich nur immer diese ungesunden Dinge? Okay, okay, ich soll nicht werten ... Zurück zu meiner Stirn. Ausatmen. Sanft. Zum Glück ist das Kopfweh jetzt verschwunden. Könnte meine Chefin nicht auch verschwinden? Ist sie vielleicht der Grund für meine Kopfschmerzen? Die blöde Kuh! Uups, wo ist meine Stirn? Immer lasse ich mich ablenken ... Ich konzentriere mich wieder auf meine Stirn ...

Das erinnert mich an eine Karikatur, in der eine friedlich dreinblickende Frau meditiert, und in der Gedankenblase steht: „Komm schon, innerer Frieden, ich habe nicht den ganzen verdammten Tag Zeit!"

Zweifellos ist unser hektisches Leben der Achtsamkeit nicht gerade zuträglich. Aber wenn wir sie regelmäßig praktizieren, wirkt sich das ungemein positiv auf unser Gehirn aus. Die guten Auswirkungen lassen sich in zwei Kategorien einteilen: Emotionsregulation (insbesondere die Fähigkeit, mit Stress umzugehen) und Kognition (insbesondere die Fähigkeit, aufmerksam zu sein).

Kurzum, Achtsamkeit beruhigt. Und das wirkt sich auf unser Verhalten aus. Senioren, die Achtsamkeit praktizieren, schlafen zum Beispiel besser, was vermutlich mit dem niedrigeren Cortisol-Spiegel zusammenhängt. Außerdem leiden achtsame Senioren deutlich seltener an Depressionen und Ängsten. Sie berichten, dass sie weniger über negative Dinge grübeln. Menschen, die Achtsamkeit praktizieren, fühlen sich auch nicht so allein und berichten von einem enormen Zuwachs an Zufriedenheit im Alltag.

Manche Wissenschaftler glauben, dass Achtsamkeit sogar das Leben verlängert. Obwohl dieser Effekt nicht direkt gemessen wurde, ist die Behauptung keineswegs unrealistisch. Studien haben gezeigt, dass sich Achtsamkeit positiv auf das Immunsystem und auf das Herz-Kreislauf-System auswirkt. Senioren, die Achtsamkeit praktizieren, haben seltener Infektionskrankheiten. Und die Wahrscheinlichkeit, dass sich achtsame Senioren einer guten kardiovaskulären Gesundheit erfreuen, ist um 86 Prozent größer als bei Altersgenossen, die keine Achtsamkeit praktizieren. Da Immundysfunktion, Herzerkrankungen, hoher Blutdruck und Depression mit einem frühen Tod assoziiert sind, könnten die Wissenschaftler recht haben.

Achtsamkeit hat auch positive Auswirkungen auf die Kognition. Am meisten werden die Aufmerksamkeitsfähigkeiten verbessert. Um aus einem Forschungsbericht zu zitieren: „Das stärkste Ergebnis war eine signifikant bessere Aufmerksamkeit (nämlich eine geringere Überselektivität, eine verbesserte anhaltende Aufmerksamkeit und ein signifikant geringeres Aufmerksamkeitsblinzeln) im Anschluss an eine achtsamkeitsbasierte Meditationspraxis. Außerdem gab es Hinweise, dass Meditation die Kognition und die Exekutivfunktionen im Allgemeinen verbessert."

Diese Daten stimmen zuversichtlich, und auf eines der Ergebnisse möchte ich ausführlicher eingehen. Unter „Aufmerksamkeitsblinzeln" versteht man die kurze Wahrnehmungslücke, die auftritt, wenn das Gehirn rasch aufeinanderfolgende visuelle Reize - zum Beispiel Bildsequenzen - verarbeiten soll. Um von einem Reiz zum nächsten zu wechseln, braucht es ungefähr 500 Millisekunden, was in etwa der Zeit entspricht, die ein Augenblinzeln in Anspruch nimmt. Wenn man älter wird, dauert die Verarbeitung von Reizen länger, das Aufmerksamkeitsdefizit wird also größer. Es sei denn, man unterzieht das alternde Gehirn einem Achtsamkeitstraining. Dann erzielt man gegenüber Gleichaltrigen ohne Achtsamkeitstraining eine Verbesserung von etwa 30 Prozent. Das entspricht beinahe der Aufmerksamkeitsfähigkeit von untrainierten Personen im Alter zwischen zwanzig und dreißig Jahren.

Diese Ergebnisse sind bemerkenswert. Achtsamkeit verändert demnach die Fähigkeit des alternden Gehirns, seine Aufmerksamkeitsressourcen zu mobilisieren, und sie macht geistig fit. Wie wir später sehen werden, nimmt die Fähigkeit, Sinnesinformationen effektiv zu verarbeiten, mit den Jahren deutlich ab. Achtsamkeit ist da eine große Hilfe.

Die Aufmerksamkeit ist aber nicht die einzige kognitive Fähigkeit, die von Achtsamkeit profitiert. Positive Veränderungen wurden auch bei der visuell-räumlichen Verarbeitung, beim Arbeitsgedächtnis, bei der kognitiven Flexibilität und bei der Wortflüssigkeit gemessen. Vielleicht verstehen Sie nun, warum ich ein großer Befürworter des Achtsamkeitstrainings bin. Achtsamkeit und Akzeptanz können Ihr Verhalten regelrecht neu verdrahten - und, wie wir gleich sehen werden, auch Ihr Gehirn. Um diese Mechanismen zu verstehen, müssen wir uns nur der Basketballlegende Phil Jackson zuwenden, einem Mann, der in seinen späteren Jahren ungemein erfolgreich war.

Ganzfeldpresse[5]

Der ehemalige Basketballtrainer der amerikanischen Profiliga, der die Chicago Bulls zu sechs Meisterschaften führte und die Los Angeles Lakers zu drei, gehört zu den berühmtesten Anhängern von Achtsamkeit. In seinem Buch *Sacred Hoops* („Heilige Körbe", 1995) finden sich Formulierungen, die geradewegs aus einem Text von Kabat-Zinn stammen könnten: „Im Basketball wie im wirklichen Leben bezieht man wahre Freude daraus, in jedem einzelnen Moment voll und ganz präsent zu sein, nicht nur, wenn die Dinge so laufen, wie man will." Manche Textstellen sind eher kryptisch, laden aber dennoch zum Nachdenken ein: „Das Leben besteht nicht nur aus Basketball, aber auch Basketball ist mehr als nur Basketball." Dann stößt man wiederum auf Sprüche, die so bodenständig sind wie ein offensiver Rebound im Basketball: „Wenn dir Buddha auf der Freiwurflinie begegnet, spiel ihm den Ball zu." Jackson wurde mehrmals aus dem Ruhestand geholt. 2014, im Alter von achtundsechzig Jahren, bekam er einen 60-Millionen-Dollar-Vertrag als Präsident der New York Knicks. Obschon die Mannschaft nicht davon profitierte und Jacksons Präsidentschaft 2017 endete, ist er immer noch einer der erfolgreichsten Trainer in der Geschichte der amerikanischen Profiliga. Seinen Erfolg führt er darauf zurück, dass er bei seinen Spielern immer die mentalen Fähigkeiten gestärkt hat.

Wissenschaftler würden dem zustimmen. Viele Labore untersuchen die neurologischen Mechanismen hinter dem Achtsamkeitstraining – nicht nur bei Sportlern. Wie genau funktioniert Achtsamkeit? Wie schafft sie es, Stress zu reduzieren und die Aufmerksamkeit zu steigern? Vielleicht tippen Sie ja auf Cortisol als möglichen Untersuchungsansatz. Gut geraten. Die Senkung des Cortisol-Spiegels gehört eindeutig zur Stressreduktion. Das ist aber nicht alles. Tatsächlich haben Forscher, wenn sie wichtige Komponenten dieser Daten replizierten, gemischte Ergebnisse erzielt. Daher haben sie außer dem Cortisol noch weitere Faktoren untersucht, in der Annahme, dass die achtsamkeitsbasierte Stressreduktion auch die Funktion der Amygdala verändert. Auch diese Hypothese erwies sich als richtig.

Die Amygdala – jenes wirkmächtige, emotionsgenerierende Kraftwerk von der Größe eines Fingernagels – haben wir bereits kennengelernt. Wenn man Probanden, die Achtsamkeit praktizieren, verstörende Bilder vorführt (zum Beispiel aus einem Slasher-Film), zeigt ihre Amygdala im Vergleich zur Amygdala untrainierter Kontrollprobanden eine geringere Aktivierung. Außerdem liegt der Ruhezu-

---

5   Anm. d. Verlags: Die Ganzfeldpresse (engl. full-court press) ist eine Verteidigungstaktik im Basketball.

stand achtsamer Probanden bei einem niedrigeren Ausgangsniveau, was darauf hindeutet, dass eine regelmäßige Achtsamkeitspraxis zu einer allgemeinen Beruhigung führt. Obwohl die Auswirkungen auf das Verhalten klar sind, beginnen wir gerade erst, die molekularen Abläufe hinter der Wirksamkeit von Achtsamkeit zu verstehen. Wie genau die Cortisol-Regulierung und die Veränderungen der Amygdala mit der beobachteten Stressreduktion zusammenhängen, wird derzeit aktiv erforscht.

Die Aufmerksamkeit im Fokus

Wie genau verbessert Achtsamkeit die Aufmerksamkeit? Ein vielversprechender Ansatz, um das herauszufinden, ist die Erforschung einer Struktur, deren Bezeichnung eher nach einem Fußballclub als nach einem Gehirnareal klingt: der ACC beziehungsweise der anteriore cinguläre Cortex. Der ACC ist der vordere Teil des cingulären Cortex und befindet sich ein paar Zentimeter hinter der Stirn, gleich oberhalb der Augen. Seine Funktionen sind vielfältig und reichen von der Aufrechterhaltung der Aufmerksamkeit bis hin zur exekutiven Kontrolle des Verhaltens. Darüber hinaus ist der ACC an der Meldung von Fehlern im Ablauf sowie an der Problemlösung beteiligt. Dazu greift er auf Neuronenbündel zurück, die den wohlklingenden Namen ihres Entdeckers tragen, die Von-Economo-Neurone, die inzwischen leider meist ganz langweilig als Spindelneuronen bezeichnet werden. Solche spezialisierten Zellen finden sich nur bei den gescheitesten Tieren dieser Erde, etwa bei Elefanten, Menschenaffen, bestimmten Walen, und bei uns Menschen.

Achtsamkeit beeinflusst Aufmerksamkeitszustände, indem sie diese Schlaumeier-Regionen, einschließlich Economos Spindelzellen, kontinuierlich *aktiviert*. Bei Personen mit Achtsamkeitstraining sind diese Regionen daher deutlich aktiver als bei untrainierten Kontrollprobanden – und sie bleiben es auch, selbst wenn die achtsamen Probanden im Ruhezustand sind. Vermutlich wirkt sich diese Aktivierung dauerhaft auf die Gehirnstruktur aus. Bei achtsamen Senioren ist die weiße Substanz, die die Nervenzellen in diesen Hirnarealen umgibt, dicker. Erinnern Sie sich noch an die weiße Substanz, jene wunderbare Isolierschicht, von der in der Einleitung die Rede war? Sie sorgt dafür, dass die Signale in Neuronen, die diese Myelinscheiden besitzen, wirksam weitergeleitet werden. Es ist durchaus denkbar, dass die Achtsamkeit ihre Wirkung auf das Gehirn dadurch ausübt, dass sie bestimmte Einschaltteile des ACC stärkt und neu verdrahtet.

Und wie könnte der ACC mit der Amygdala und dem Cortisol-Spiegel zusammenspielen? Zahlreiche Forschungen haben sich den Schaltplänen gewidmet, die durch Achtsamkeit beeinflusst werden, und alle sind zu dem Ergebnis gelangt, dass noch viel Zeit vergehen wird, bevor wir diese Zusammenhänge verstehen werden. Die Aussicht darauf, noch zahlreiche unbekannte Bereiche zu erobern, ist ungemein spannend. Ebenso erfreulich ist die Tatsache, dass Menschen wie ich auch noch in Jahrzehnten, wenn wir längst im Ruhestand sind, Arbeit haben werden.

Genau wie Phil Jackson, nur ohne die 60 Millionen Dollar.

Von Mäusen und Menschen

Hier kommt eine traurige Geschichte. Sie hat etwas von einem Lehrstück über Achtsamkeit, beinhaltet aber auch die Empfehlung aus dem ersten Kapitel, viele Freunde zu haben, und wahrscheinlich alle anderen Empfehlungen in diesem Buch.

Blumen für Algernon (1959) ist eine Science-Fiction-Erzählung von Daniel Keyes. Ich habe sie als Junge gelesen und nie vergessen. Die Geschichte handelt von einer Labormaus namens Algernon und einem geistig zurückgebliebenen Mann namens Charlie, der als Hilfskraft in einer Bäckerei arbeitet. Algernon besitzt die normale Intelligenz eines Nagetiers, Charlie hat einen IQ von 68. Beide werden zu experimentellen Zwecken einer Gehirnoperation unterzogen, die sie intelligenter machen soll. Der Eingriff ist erfolgreich: Algernon meistert spielend immer komplexere Labortests, und Charlie erreicht einen Super-IQ von 180.

Nach einer Weile stellt sich jedoch heraus, dass der Effekt nur vorübergehend ist. Die Maus zeigt als Erste Verfallserscheinungen und stirbt schließlich. Charlie legt sie in einen kleinen Sarg und bestattet sie in seinem Garten. Kurz darauf beginnt auch sein Gehirn zu degenerieren, und allmählich fällt er wieder auf das geistige Niveau zurück, das er vor dem Eingriff hatte. Das Grausame daran ist, dass Charlie nun den Unterschied kennt. Bevor er selbst in geistige Umnachtung verfällt, äußert er noch den ergreifenden letzten Wunsch, man möge Blumen auf Algernons Grab legen.

Warum ich diese deprimierende Geschichte zur Sprache bringe? In diesem Buch befassen wir uns unter anderem mit Veränderungen des Lebensstils, die uns – wenn wir sie beibehalten – statistisch gesehen besser altern lassen. Achten Sie auf die Formulierung: Veränderungen des *Lebensstils*. Also keine kurzfristigen

Lösungen, die man wie ein Pflaster auf ein Wehwehchen klebt, bis es wieder weg ist. Dieses Wehwehchen – der Alterungsprozess – wird nicht verschwinden. Das bedeutet, dass die Veränderungen, die Sie an Ihrem Lebensstil vornehmen, ebenfalls von Dauer sein sollten.

Forschungsbelege, die den erhobenen Zeigefinger an dieser Stelle rechtfertigen, stammen aus einer Studie mit Studierenden, die die Bewohner eines Altenheims besuchten. Die Senioren wurden in vier Gruppen eingeteilt: In der ersten Gruppe gaben die Studierenden die Besuchszeit vor; in der zweiten Gruppe konnten die Heimbewohner bestimmen, wann und wie lange sie Besuch haben wollten; in der dritten Gruppe statteten die Studierenden den Heimbewohnern sporadische, unangekündigte Besuche ab; die Senioren der vierten Gruppe bekamen überhaupt keine Besuche von den Studierenden. Im Verlauf der Studie wurden die Heimbewohner mehreren mentalen und körperlichen Tests unterzogen.

Wenn Sie das Kapitel über Freundschaften gelesen haben, vermuten Sie wahrscheinlich, dass die Senioren mit den sozialen Interaktionen bei den Tests (Stimmung, Gesundheit, Kognition etc.) viel besser abschnitten als diejenigen, die keine Besuche bekamen. Zunächst einmal liegen Sie völlig richtig. Doch dann nimmt die Geschichte eine traurige Wende. Nachdem die Besuche endeten, prüften die Wissenschaftler, wie es den Senioren weiter erging. Dabei stellten sie fest, dass es den Senioren, die regelmäßig besucht worden waren, mit der Zeit viel schlechter ging als denjenigen, die nie Besuch bekommen hatten. Mehr noch: Ihre Werte lagen weit unterhalb der Ausgangswerte, die vor dem Experiment bei ihnen gemessen worden waren. Solange die Besuche stattfanden, waren die Heimbewohner geistig fitter, körperlich gesünder und insgesamt zufriedener. Doch sobald die Besuche endeten, fielen ihre Gehirnfunktionen auf ein Niveau zurück, das schlechter war als vor dem Experiment.

Man kann diese Ergebnisse natürlich so interpretieren, dass es besser gewesen wäre, wenn die Altenheimbewohner nie Besuch bekommen hätten. Genauso gut kann man sagen, dass die Besuche nie hätten aufhören dürfen. Soziale Interaktionen, so die Quintessenz der Studie, sollten fester Bestandteil des Alltags der Heimbewohner sein. Das meine ich mit Veränderungen des Lebensstils. Sie haben allen Grund, sich vor dem zu fürchten, was kommt, wenn Sie für den Rest Ihres Lebens keinen festen sozialen Rahmen schaffen oder wenn Sie für den Rest Ihres Lebens keine Achtsamkeitsmeditation praktizieren. Aber wenn Sie es tun, haben Sie allen Grund, sich zu freuen.

Wichtiges in Kürze

Achtsamkeit beruhigt nicht nur, sondern verbessert auch Ihre Gehirnleistung

- Biologisch betrachtet dient Stress dazu, uns vor Gefahren zu schützen. Das soll aber nur ein vorübergehender Zustand sein. Wenn Stress zu lange anhält, schädigt er das Gehirn.
- Entwickeln Sie eine positive Einstellung zum Altern. Wenn Sie sich jung fühlen, hat das positive Auswirkungen auf Ihre kognitiven Fähigkeiten.
- Achtsamkeitstraining besteht aus kontemplativen Übungen, bei denen sich Ihr Gehirn nicht auf Vergangenes oder Zukünftiges, sondern auf das Hier und Jetzt konzentriert. Das reduziert Stress und bringt die Kognition in Schwung.
- Machen Sie positive Veränderungen des Lebensstils zum festen und aktiven Bestandteil Ihres Alltags. Nur so können Sie körperlich und mental dauerhaft davon profitieren.

Ihr Gedächtnis

Brain Rule

Denken Sie daran:
Es ist nie zu spät, um zu lernen –
und anderen etwas beizubringen

Gott hat uns ein Gedächtnis geschenkt,
damit wir uns auch im Dezember an Rosen erfreuen können.
James Matthew Barrie

Nicht nur mein Kurzzeitgedächtnis ist ausgesprochen schlecht,
sondern auch mein Kurzzeitgedächtnis.
Anonymus

Die folgende wahre Begebenheit müsste die Überschrift „Geistesgegenwärtige Ehefrau befreit vergesslichen Gatten aus misslicher Lage" tragen.

Bei einem Empfang in Seattle machte ich die Bekanntschaft eines interessanten Kollegen, und bald schon waren wir in ein angeregtes wissenschaftliches Gespräch vertieft. Meine Frau hatte am anderen Ende des Saals mit einer Bekannten geplaudert und steuerte nun auf uns zu. Ich wusste, dass ich ihr in wenigen Augenblicken meinen Gesprächspartner vorstellen musste. Das gehört sich so, und ich hätte auch nichts dagegen gehabt, wäre da nicht der lähmende, peinliche Umstand gewesen, dass ich den Namen meines Gegenübers *total* vergessen hatte. Meine Frau warf mir einen Blick zu, erkannte sofort, dass mein soziales Gedächtnis streikte, und streckte dem Herrn als Erste die Hand entgegen, um sich vorzustellen. Der andere tat es ihr gleich. Ich war gerettet.

Episoden wie diese häufen sich, wenn wir älter werden. Der Entertainer George Burns, der sich gerne über das Älterwerden ausließ, nahm diese Vergesslichkeit treffend auf die Schippe: „Erst vergisst man Namen. Dann vergisst man Gesichter. Als Nächstes vergisst man, den Hosenladen zuzumachen, und schließlich vergisst man, ihn aufzumachen!"

Burns wurde einhundert Jahre alt und war ein bemerkenswertes Beispiel für einen geistig fitten Hochbetagten. Aber wie passt das mit dem vergesslichen Gatten zusammen? Ganz einfach: Unser Gehirn verfügt über mehrere Gedächtnissysteme, und die altern nicht alle mit derselben Geschwindigkeit. Welches sind die Gedächtnislücken, die uns nachts den Schlaf rauben? Welche können wir getrost ignorieren? Und können wir etwas gegen unser nachlassendes Gedächtnis unternehmen?

Das sind die Fragen, mit denen wir uns in diesem Kapitel beschäftigen, und wir beginnen damit, was unserem Gedächtnis widerfährt, wenn wir altern. Um es gleich vorwegzunehmen: Wir werden hier auch mit einigen hartnäckigen Mythen aufräumen.

Viele verschiedene Gedächtnissysteme

Wie Sie sicherlich wissen, gibt es im Gehirn nicht nur ein Gedächtnissystem. Es ist keineswegs so, dass sich hinter unserer Stirn nur eine einzige Festplatte befindet. Vielmehr verfügen wir über mehrere Gedächtnissysteme. Das Gehirn ist also ein Super-Notebook mit zwanzig oder dreißig verschiedenen Festplatten!

Jedes dieser Systeme ist für spezifische Gedächtnisarten zuständig und besteht aus neuronalen Schaltkreisen, die teils selbstständig, teils in einem „Angestelltenverhältnis" arbeiten. Nehmen wir beispielsweise an, Sie erinnern sich an den Werkunterricht in der Schule: Einmal, als Ihre Mitschüler und Sie lernten, wie man eine Drehbank verwendet, verletzte sich Ihr Freund Jack so schwer, dass er ins Krankenhaus musste. Bevor sich dieser Unfall ereignete, lernten Sie den Umgang mit der Drehbank mithilfe einer spezifischen Gedächtnisdomäne, dem motorischen Gedächtnis. Nach dem Unfall kam eine weitere Gedächtnisdomäne – das deklarative Gedächtnis – hinzu, dank derer Sie sich daran erinnern, dass der verletzte Junge nicht Brian hieß, sondern Jack. Die Erinnerung an den Unfall, den Sie damals beobachtet haben, greift wiederum auf eine andere Gedächtnisdomäne, das episodische Gedächtnis, zurück.

Diese Systeme stehen ständig miteinander in Verbindung. Innerhalb von Sekundenbruchteilen integrieren sie ihre Ergebnisse und bringen sie auf den neuesten Stand. Das läuft weitgehend unbewusst ab. Oben habe ich bereits erwähnt, dass unser Gedächtnis viel komplizierter ist als ein Tonbandgerät mit Rückspultaste. Und um das Ganze noch komplizierter zu machen, besitzen wir sowohl ein Kurzzeit- als auch ein Langzeitgedächtnis. Der Einfachheit halber werde ich mich hier mit ein paar Ausnahmen auf das Langzeitsystem beschränken.

In Anbetracht der Tatsache, dass die Wissenschaft längst nicht alles über das Gedächtnis weiß, hat jedes übergeordnete Rahmenwerk, das versucht, Gedächtnissysteme zu organisieren, zwangsläufig größere theoretische Bruchstellen. Allerdings gibt es einen Ansatz, der mir gut gefällt und den wir hier verwenden werden. Er organisiert das menschliche Gedächtnis danach, ob bei der Verarbeitung spezifischer Informationsarten bewusste oder unbewusste Funktionen stimuliert werden.

Das deklarative Gedächtnis ist ein System, dessen Inhalte bewusst abgerufen werden. Hier ist explizites Wissen gespeichert, das mit Worten leicht wiedergegeben werden kann. Es lässt sich in zwei Bereiche einteilen: das semantische Gedächtnis, das für Faktenwissen zuständig ist und uns zum Beispiel ermöglicht, das Treuegelöbnis auf die Flagge der Vereinigten Staaten aufzusagen; und das episodische Gedächtnis, mit dessen Hilfe wir uns daran erinnern, was in der Sitcom *Gilligans Insel* (1964–1967) geschah. Das *bewusste* Abrufen von Gedächtnisinhalten betrifft zum Beispiel Situationen wie diese: Angenommen, ich frage Sie nach Ihrem Alter und Sie antworten mir beleidigt: „Das geht Sie überhaupt nichts an." Natürlich wissen Sie, wie alt Sie sind, und Sie können dieses Wissen bewusst abrufen. Ebenso bewusst können Sie Ihr Sprachwissen nutzen, um meiner Neugier Einhalt zu gebieten.

Dann gibt es noch gelernte Fertigkeiten, die Sie abrufen, ohne sich dessen richtig bewusst zu sein. Ein Auto starten, zum Beispiel. Natürlich rufen Sie die Abläufe nicht bewusst aus Ihrem Langzeitgedächtnis ab, nach dem Motto „Ich öffne jetzt die Fahrertür, setze mich ans Lenkrad, stecke den Zündschlüssel ins Zündschloss, drehe ihn mit Daumen und Zeigefinger um dreißig Grad im Uhrzeigersinn und warte, bis der Motor anspringt". Sie setzen sich einfach ins Auto und fahren los. Normalerweise müssen Sie sich die einzelnen Schritte nicht bewusst ins Gedächtnis rufen – sie laufen automatisch ab. Diese Art von Gedächtnis wird prozedurales Gedächtnis genannt. Was das prozedurale Gedächtnis vom deklarativen Gedächtnis unterscheidet, ist der unbewusste Abruf von gespeicherten Informationen.

Nur, um das deutlich zu machen: Alle Gedächtnissysteme, ob sie bewusst oder unbewusst auf Gedächtnisinhalte zurückgreifen, gründen auf Erfahrungen und auf Gelerntem. Man kommt nicht beleidigt zur Welt, und man kann auch nicht von Geburt an Auto fahren. Aber um sozial angemessenes Verhalten oder das Autofahren zu lernen, greifen Sie auf unterschiedliche Teile des Gehirns zurück. Wir Wissenschaftler plustern uns da gern ein bisschen auf und sagen: „Das Gedächtnis ist kein einheitliches Phänomen."

Und das gilt auch für das Altern dieser Gedächtnissysteme. George Burns, dem wir hier bereits begegnet sind, ist genau der Richtige, um das zu erklären. 1992 unterzeichnete er in einem Casino in Las Vegas einen Vertrag auf Lebenszeit als Stand-up-Comedian.

Da war er sechsundneunzig Jahre alt.

Altersweisheit

„Wissen Sie, man wird alt, wenn man sich beim Schuhebinden plötzlich fragt, was man sonst noch alles tun könnte, wenn man schon mal da unten ist." Der Komiker machte sich auch über seine Angewohnheit lustig, fünfzehn Zigarren pro Tag zu rauchen – „In meinem Alter muss man sich an irgendetwas festhalten" –, und darüber, dass Sex wie Billard sei, nur mit Seil. „Ich würde ja mit Frauen meines Alters ausgehen", scherzte er, „aber es gibt keine." Einmal sollte er in der beliebten Comedy-Reihe *Oh, God!* den Allmächtigen darstellen. Auf die Frage, warum man gerade ihn für die Rolle ausgewählt hatte, antwortete er wie aus der Pistole geschossen: „Weil ich vom Alter her am nächsten an Gott rankomme." Mit achtzig gewann er noch einen Oscar, und offenbar hielten ihn die Betreiber des Caesars Palace in Las Vegas tatsächlich für unsterblich, als sie ihm im zarten Alter von sechsundneunzig einen Vertrag anboten. (Natürlich ging es ihnen zunächst einmal um die Fernsehrechte für Burns' Auftritt anlässlich seines hundertsten Geburtstags.) Wie konnte der komische Instinkt dieses hochbetagten Mannes noch so stark sein?

Das semantische Gedächtnis – das „Faktenwissen" eines Menschen – lässt mit dem Alter nicht nach. Der Zugang zu seinem unterstützenden Datenspeicher, dem Wortschatz, nimmt sogar zu. Mitte zwanzig erreicht man bei entsprechenden Tests durchschnittlich 25 Punkte, Ende sechzig sind es 27 Punkte und mehr. Das hört sich vielleicht nicht nach einer großen Sache an, aber angesichts der Tatsache, dass ältere Menschen gemeinhin mit Gedächtnis*verlust* assoziiert werden, hätte wohl kaum jemand mit einem Zuwachs gerechnet. Doch genau den beobachten Wissenschaftler.

Auch das prozedurale Gedächtnis ist nicht so leicht unterzukriegen. Es beinhaltet motorische, automatisierte Abläufe, die unbewusst abgerufen werden. Das prozedurale Gedächtnis bleibt im Alter weitgehend stabil, manche Studien haben sogar eine leichte Verbesserung festgestellt. So wurde zum Beispiel in einem Experiment sowohl jüngeren als auch älteren Probanden eine visuomotorische Übung beigebracht und zwei Jahre später die Gedächtnisleistung der Teilnehmer gemessen. Das motorische Gedächtnis der jüngeren Probanden hatte sich um 10 Prozent verbessert, das der älteren Probanden um 13 Prozent.

Dass diese Arten von Gedächtnis über die Jahre hinweg stabil bleiben, läuft auf eine gute Nachricht hinaus: Man wird im Alter tatsächlich weiser – je nachdem, wie man „weise" und „Alter" definiert. Unser Seniorengehirn ist prallvoll mit Erfahrung, was wiederum zwei messbare Vorteile mit sich bringt. Erstens: Wir Älteren haben Zugriff auf einen größeren Wissensfundus, und der stellt uns bei der Entscheidungsfindung eine breitere Optionspalette zur Verfügung. Das kann sehr nützlich sein, etwa wenn es um so komplexe, verwirrende und schwierige Fragen wie den Friedensprozess im Nahen Osten geht. Oder um unsere erwachsenen Kinder.

Zweitens: Wir treffen Entscheidungen nicht mehr so impulsiv, sondern überdenken sie vorher. Wir brauchen dazu länger, weil wir mehr Optionen gegeneinander abwägen können – die vielen Gedächtnisspuren, die sich im Laufe eines Lebens angesammelt haben. Das Seniorengehirn ist nach wie vor flexibel und plastisch, aber je mehr das Gehirn mit Informationen gefüllt ist, desto mehr Energie nimmt die Entscheidungsfindung in Anspruch. Das Gute daran ist, dass Senioren für gewöhnlich keine dummen Fehler machen. Ein Artikel beschreibt dieses Phänomen folgendermaßen: „Die Wahrscheinlichkeit, dass das Gehirn plastisch auf Umweltherausforderungen reagiert, ist bei gesunden älteren Erwachsenen deutlich geringer (und auch weniger erforderlich) als bei Kindern und Jugendlichen. Mit anderen Worten: Ältere Erwachsene verfügen über ein weitaus größeres Weltwissen, das ihnen gestattet, auf bereits bestehende Verhaltensrepertoires zurückzugreifen."

Man könnte diesen großen Erfahrungsschatz als „Weisheit" bezeichnen, und einige Wissenschaftler tun das auch.

Auch in diesem Zusammenhang ist das Leben von George Burns lehrreich. Der Komiker nutzte buchstäblich alle Unterhaltungsmedien, die das zwanzigste Jahrhundert zu bieten hatte, von Vaudeville über Radio und Fernsehen bis hin zum Film. Mit sechsundneunzig war sein Gehirn prall gefüllt mit der angesammelten Weisheit aus acht Jahrzehnten kontinuierlicher Arbeit.

Kein Wunder, dass man ihn aufforderte, Gott zu spielen.

Nun zu den schlechten Nachrichten

Nicht alle Gedächtnissysteme bleiben im Alter vollständig erhalten. Eines, das abbaut, lässt sich am besten anhand eines bekannten Trickfilms beschreiben, der sich in meiner Familie großer Beliebtheit erfreut: *Findet Nemo* (2003).

Der Clownfisch Marlin wird Zeuge, wie eine Gruppe Taucher seinen Sohn Nemo entführt. Auf der Suche nach ihm begegnet Marlin der kobaltblauen Doktorfisch-Dame Dorie, die von der Schauspielerin Ellen DeGeneres (in der deutschen Synchronfassung von Anke Engelke) gesprochen wird. Aufgeregt erzählt sie, sie habe das Boot mit den Tauchern gesehen: „Es ist gerade erst hier vorbeigekommen. [...] Es ist da lang, da lang geschwommen. Mir nach!" Beide schwimmen blitzschnell los, dem Boot hinterher.

Doch schon bald fängt Dorie an, Schlangenlinien zu schwimmen. Immer wieder blickt sie sich misstrauisch nach Nemos Dad um und versucht ihn irgendwie abzuhängen. Offenbar weiß sie nicht mehr, wer er ist. „Lass das gefälligst!", zischt sie den verblüfften Clownfisch schließlich an. „Was?", ruft Marlin, „was redest du auf einmal, du wolltest mir doch zeigen, wo das Boot hin ist!"

Dorie hält inne, dann lächelt sie plötzlich. „Genau, ich hab ein Boot gesehen. Es ist gerade erst hier vorbeigekommen." Allmählich kommt ihr Gehirn wieder in Schwung. „Es ist da lang, da lang geschwommen! Mir nach!" Eifrig schwimmt sie in dieselbe Richtung wie vorher. Nemos Dad ist frustriert. Er fragt, was dieses merkwürdige Verhalten zu bedeuten hat, und die beiden hören auf zu schwimmen. „Es tut mir sehr leid", meint Dorie zerknirscht. „Weißt du, ich leide nämlich unter Gedächtnisschwund", erklärt sie. „Ich vergesse immer alles sofort, das liegt bei uns in der Familie."

Das ist ein wunderbares Beispiel für jenen Teil des menschlichen Erinnerungsvermögens, den Wissenschaftler als Arbeitsgedächtnis bezeichnen. Früher wurde dieser Speicher Kurzzeitgedächtnis genannt, weil man annahm, es handle sich um ein simples, passives System, das nur dazu diene, Informationen vorübergehend zu speichern. Doch diese Annahme war lediglich ein entfernter Verwandter der Wahrheit. Wir denken immer noch, dass es sich um einen kurzzeitigen Arbeitsspeicher handelt; inzwischen wissen wir aber, dass er alles andere als simpel oder passiv ist.

Der britische Psychologe Alan Baddeley hat als Erster den Begriff Arbeitsgedächtnis verwendet. Er sah darin einen dynamischen Arbeitsspeicher mit verschiedenen Teilprozessen, die ähnlich funktionierten wie das Umschichten von Aktenordnern auf einem überquellenden Bürotisch. Wie sich herausstellte, lag er mit seinen Vermutungen richtig. Ein Ordner im Arbeitsgedächtnis – der sogenannte visuell-räumliche Notizblock – dient dazu, vorübergehend visuelle Informationen festzuhalten. Ein anderer – die phonologische Schleife – wird für die kurzzeitige Ablage verbaler Informationen verwendet. Und dann gibt es noch einen Ordner, der alle anderen koordiniert und daher die zentrale Exekutive genannt wird. Dieser Teilprozess enthält ein Programm, das kontrolliert, was die anderen gerade tun.

Defizite im Arbeitsgedächtnis können einen in unangenehme Situationen bringen: Man verlegt die Schlüssel, vergisst, was man gerade sagen oder tun wollte, oder man kann dem, was andere erzählen, nicht mehr richtig folgen. Man will einem Freund etwas mitteilen und wird sogleich unterbrochen, mit dem Hinweis, das habe man doch bereits erzählt. Wir alle kennen peinliche Situationen wie diese, aber solche „Aussetzer" können im Alter zunehmen. Eine Studie hat gezeigt, dass wir in unseren Zwanzigern auf einer normierten Arbeitsgedächtnisskala einen Punktwert von etwa 0,6 erreichen. Das ist ziemlich gut. Leider verschlechtern sich die Ergebnisse mit zunehmendem Alter. Mit vierzig liegt der Punktwert nur noch bei 0,2 (nicht besonders hoch), und mit achtzig fällt er auf einen Wert von −0,6 ab (sehr niedrig). Die Vergesslichkeit legt sich wie ein Netz über unser Gehirn. Das Arbeitsgedächtnis ist Teil eines größeren Systems, auf dessen alterungsbedingten Abbau ich an anderer Stelle noch ausführlich eingehen werde. Fürs Erste möge der Hinweis genügen, dass Dories dauerhafter (aber durchaus liebenswürdiger) „Gedächtnisschwund" beziehungsweise die Dysfunktion ihres Arbeitsgedächtnisses früher oder später uns alle betrifft.

Dorie hatte übrigens recht: Die Fähigkeiten und Defizite des Arbeitsgedächtnisses liegen tatsächlich in der Familie. Das heißt, wenn Sie diesen Arbeitsspeicher bewahren wollen, müssen Sie sich Ihre Eltern sorgfältig aussuchen. Oder den Empfehlungen in diesem Buch folgen.

Ich werde noch darauf zu sprechen kommen, aber zuerst muss ich eine weitere schlechte Nachricht überbringen. Sie betrifft uns alle – sogar den berühmtesten Boxer aller Zeiten.

Angezählt

Das Kurzzeitgedächtnis ist nicht das einzige System, das vom Alterungsprozess in Mitleidenschaft gezogen wird. Auch bestimmte Vorrichtungen des Langzeitgedächtnisses sind davon betroffen.

Ein Beispiel hierfür ist der Auftritt einer Boxlegende in der Fernsehserie *This Is Your Life*: Muhammad Ali, dessen loses Mundwerk ebenso berühmt-berüchtigt war wie seine Fäuste. Oder sein unerschütterliches Selbstvertrauen, das Sprüche wie diese hervorgebracht hat: „Ich bin so fies, dass ich selbst Medizin krank mache" oder „Es ist schwierig, bescheiden zu sein, wenn man so großartig ist wie ich".

Die Sendung *This Is Your Life* war zugleich als biografische Skizze und zwischenmenschlicher Hinterhalt konzipiert. Der Clou bestand darin, die ahnungslosen prominenten Gäste mit Personen aus ihrer Vergangenheit zusammenzubringen. Die Überraschungsgäste wurden extra für die Sendung eingeflogen, und oft hatten sich die Beteiligten jahrzehntelang nicht gesehen. Bei Alis Auftritt im Jahr 1978 waren unter anderem seine Eltern und weitere berühmte Boxer zu Gast. Dann wurde ein Live-Interview mit dem legendären Entertainer Tom Jones eingespielt (wussten Sie, dass die beiden befreundet waren?), in dem er sich an seine erste Begegnung mit Ali erinnert.

„Ich sitze hier gerade in Las Vegas zwischen zwei Auftritten in der Garderobe. [...] Unsere erste Begegnung muss ungefähr zehn Jahre her sein. Es war im Latin

Casino in Cherry Hills, New Jersey. Jemand klopfte an die Tür, und als ich aufsah, standst du vor mir ...“ Der interessante Teil ist Alis Reaktion, als Jones anfängt zu erzählen. Offenbar kann er sich an diese Episode überhaupt nicht erinnern. Während Jones fortfährt, streicht sich Ali über die Augen, als versuche er sich die Szene ins Gedächtnis zu rufen. „Und seitdem sind wir Freunde ...“, sagt Jones zum Schluss. Ali macht einen verlorenen Eindruck. Nach all dem Ruhm, den der Champion im Laufe seines Lebens geerntet hat, wirkt er nun k.o. – allerdings nicht durch einen Konkurrenten im Ring, sondern durch sein Gedächtnis.

Das episodische Gedächtnis, jener lebhafte Teil des deklarativen Gedächtnisses, den ich bereits erwähnt habe, ist, wie der Name schon sagt, ein Gedächtnis für Episoden, für Ereignisse, die in einem bestimmten Kontext stattgefunden haben und – das ist wichtig – in einem bestimmten Kontext abgerufen werden. Für gewöhnlich hängen die erinnerten Ereignisse mit mehreren Personen zusammen. Wenn es sich um eine Episode aus dem eigenen Leben handelt, spricht man vom episodisch-autobiografischen Gedächtnis. Das episodische Gedächtnis beantwortet die Fragen nach dem „Was, Wann und Warum“, und um diese Fragen ging es auch bei *This Is Your Life*.

Das episodische Gedächtnis vereint zwei Komponenten: die abgerufene Information und den Kontext, in dem die Information erinnert wird. Ersteres ist wahrscheinlich einfach nur das gute alte semantische Gedächtnis, das Faktengedächtnis. Letzteres hingegen gibt es nur beim episodischen Gedächtnis und wird daher mit einer eigenen Bezeichnung bedacht: Quellengedächtnis. Man kann sich das wie einen Vortrag vorstellen: Das semantische Gedächtnis ruft den Inhalt des Vortrags ab, das Quellengedächtnis erinnert, wer ihn gehalten hat.

Obwohl das episodische Gedächtnis aus den Tiefen unseres semantischen Reservoirs schöpft, sind episodisches und semantisches Gedächtnis im Gehirn strukturell verschieden. Woher wir das wissen? Nun, es gibt Menschen mit einem außergewöhnlich guten episodischen Erinnerungsvermögen und einem durchschnittlichen bis schlechten semantischen Gedächtnis. In einem Fall konnte sich eine Frau in allen Einzelheiten daran erinnern, was seit ihrer Kindheit passiert war. Ihr episodisch-autobiografisches Gedächtnis funktionierte also einwandfrei, aber in der Schule und im Studium erbrachte sie nur unterdurchschnittliche Leistungen. Es fiel ihr ausgesprochen schwer, sich Fakten zu merken, und sie musste sich ständig Notizen machen, um banale Dinge zu behalten. Ihr deklaratives Gedächtnis war defekt. Sie wusste genau, was sie vor acht Jahren, sieben Tagen und vier Stunden zu Abend gegessen hatte, war aber nicht in der Lage, sich ihren aktuellen Stundenplan zu merken. So etwas ist nur möglich, wenn die Gedächtnissysteme funktionell getrennt sind.

Die schlechte Nachricht lautet: Das episodische Gedächtnis lässt im Alter ebenso nach wie das Arbeitsgedächtnis. Forschungen haben gezeigt, dass das episodische Erinnerungsvermögen zwischen dem zwanzigsten und dem siebzigsten Lebensjahr um 33 Prozent sinkt. Am besten funktioniert es um die zwanzig. Einem
Großvater fällt es viel schwerer, sich daran zu erinnern, was er zum Frühstück gegessen hat, als seiner Enkelin.

Wir wissen sogar, welcher Teil des episodischen Gedächtnisses angezählt ist:
das Quellengedächtnis. Bei einem Versuch wurden jüngeren und älteren Probanden Videos von Personen vorgespielt, die einen Vortrag hielten. Die Ver-
suchsteilnehmer sollten sich merken, worum es in den einzelnen Vorträgen
ging, und den Inhalt dann den jeweiligen Vortragenden zuordnen. Sowohl die
jüngeren als auch die älteren Probanden konnten sich gut an den Inhalt der Vorträge erinnern (semantisches Gedächtnis), aber den älteren Probanden fiel es
deutlich schwerer, die Vortragenden zu identifizieren (Quellengedächtnis). In
einigen Fällen konnten sie sich nicht einmal mehr an das Geschlecht der vortragenden Person erinnern, obwohl es sich dabei um eine vergleichsweise einfache
kognitive Aufgabe handelte, die das partielle Quellengedächtnis involvierte.

Wie lässt sich das nachlassende episodische Gedächtnis aus neurologischer
Sicht erklären? Das episodische Gedächtnis stützt sich auf elektrische Verbindungen zwischen dem Hippocampus, den wir bereits kennengelernt haben, und
einer Gruppe von Gehirnregionen namens *Default Mode Network* (DMN), die
ich gleich erläutern werde. Die Beteiligung des Hippocampus leuchtet ein, da
diese Struktur an vielen Gedächtnisarten beteiligt ist; die Beteiligung des DMN
ergibt ebenfalls Sinn, sobald man verstanden hat, wie dieses Netzwerk
funktioniert.

Das DMN ist eine Gruppe weit verstreuter neuronaler Strukturen hinter der
Stirn, die mit Regionen zwischen den Ohren verbunden sind. Es wird *default* genannt, weil es immer dann aktiv ist, wenn man nichts tut, sprich: wenn man sich
langweilt oder die Gedanken schweifen lässt. Das DMN spielt beim episodischen
Gedächtnis ebenfalls eine große Rolle, insbesondere im Zusammenhang mit
Neuronen in der rechten Hälfte des präfrontalen Cortex. Die Neuronen, die Tag-
träume hervorbringen, sind auch am geistigen Vorstellungsvermögen und am
selbstbezogenen Denken beteiligt, denn auch bei diesen Vorgängen kommen episodische Elemente zum Tragen.

Mit zunehmendem Alter lässt die Funktion von Hippocampus und DMN
nach, was sich sowohl strukturell (Volumenverlust) als auch funktionell (Veränderungen der Konnektivität) nachweisen lässt. Das kann albtraumhafte Züge annehmen, und das Gehirn ist nicht in der Lage, diesen Verlust von sich aus zu

kompensieren. Wenn man nicht gezielt etwas dagegen unternimmt, werden diese Veränderungen chronisch. Ein geringfügiger Verlust ist normal (wir alle kennen die Auswirkungen), ein schwerer Verlust dagegen nicht. Vielmehr handelt es sich dabei um eines der typischen Merkmale von Alzheimer-Demenz.

Leider sind das Arbeitsgedächtnis und das episodische Gedächtnis nicht die einzigen Systeme, die im Alter nachlassen. Das folgende Gedächtnisproblem ist Ihnen bestimmt vertraut.

Es liegt mir auf der Zunge

Zwei ältere Ehepaare sind nach einem gemeinsamen Kinobesuch auf dem Heimweg. So beginnt ein alter Witz. Die beiden Frauen gehen vorneweg und unterhalten sich, die Männer folgen mit einem gewissen Abstand. Der eine sagt: „Gestern Abend waren wir in einem sehr guten Restaurant. Da solltet ihr auch mal hingehen."

Der andere fragt: „Wie heißt es denn?" Der Mann will schon antworten, zögert aber mit einem Mal.

„Ich fürchte, ich habe den Namen vergessen", meint er frustriert. „Wie heißt nochmal diese Blume, die alle mögen? Du weißt schon – die man am Valentinstag verschenkt."

„Meinst du eine Rose?", fragt sein Freund erstaunt.

„Ja genau", erwidert der Mann und ruft seine Frau, die vor ihm herläuft: „Rose? Hey Rose! Wie war doch gleich der Name von dem Restaurant, in dem wir gestern waren?"

Die meisten Menschen, die ich kenne, haben solche Gedächtnislücken selbst schon einmal in irgendeiner Form erlebt. Man sucht nach einem bestimmten Wort und hat das Gefühl, dass es wie eine unsichtbare Murmel im Gedächtnis herumrollt, um kurz darauf im unerbittlichen kognitiven Gully zu verschwinden, bis es einem am nächsten Tag urplötzlich wieder einfällt. Es handelt sich um das „Tip of the Tongue"- oder Zungenspitzen-Phänomen. (Das ist tatsächlich der wissenschaftliche Begriff dafür!) Mit zunehmendem Alter häufen sich diese frustrierenden Erlebnisse. Bei Siebzigjährigen tritt das Phänomen viermal so häufig auf wie bei Dreißigjährigen.

Besonders spannend an diesem Verlust ist das, was nicht verlorengeht. In dem Witz erinnert sich der ältere Mann daran, dass er am Abend zuvor in einem Restaurant gewesen ist und dass es ihm gut gefallen hat, und er möchte seinen

Freund davon erzählen. Es gelingt ihm auch, einen Großteil der Informationen verbal mitzuteilen, was zeigt, dass sein Sprachverständnis funktioniert. Was ihm Probleme bereitet, sind Namen.

Wie wir wissen, bleiben Sprachverständnis und allgemeine Sprachproduktion bis ins hohe Alter erhalten – wie eingemachte Pfirsiche. Anders sieht es beim Zugang zu phonologischen Repräsentationen aus, denn der erinnert eher an Obst, das zu lange in der Sonne gelegen hat.

Jedenfalls verläuft der Gedächtnisschwund nicht gleichmäßig. Gibt es eine allgemeingültige Zeitschiene, an der Wissenschaftler das Fortschreiten von Gedächtnisverlusten festmachen können? Das ist eine wichtige Frage. Denn jedes Mal, wenn ihnen der Name ihres Lieblingsweins entfällt, befürchten viele Senioren, der dunkle Schatten der Demenz habe weitere Quadratzentimeter ihres Gehirns vereinnahmt. Zum Glück sind die meisten dieser Gedächtnislücken harmlos. Abgesehen davon gibt es Maßnahmen, um den Prozess zu verlangsamen oder sogar rückgängig zu machen. Nur in wenigen Fällen deuten Gedächtnislücken auf etwas Ernsthaftes hin, etwa auf eine Demenz. In einem späteren Kapitel werden wir sehen, wie sich harmlose Ausfälle von solchen unterscheiden lassen, die tatsächlich Grund zur Sorge geben.

Fürs Erste beruhigt es Sie vielleicht, dass in der Wissenschaft große Uneinigkeit darüber herrscht, was wann und in welchem Maß abbaut. Das Problem mit dem Altern ist, dass es individuell sehr verschieden erlebt wird. Hinzu kommt der Umstand, dass die wissenschaftlichen Erkenntnisse darüber, wie das Gedächtnis funktioniert, noch immer sehr lückenhaft sind. Um auf der sicheren Seite der expertengeprüften Forschungsliteratur zu bleiben, müssen wir uns mit folgenden Aussagen zufriedengeben:

1. Im Alter werden manche Gedächtnisvorrichtungen mit jedem Lebensjahr ein bisschen schlechter; manche werden besser, andere verändern sich überhaupt nicht.
2. Fast alle Abbauprozesse setzen ab dem dreißigsten Lebensjahr ein.

So erreicht zum Beispiel das Arbeitsgedächtnis bei den meisten Menschen mit fünfundzwanzig Jahren seinen Höhepunkt und bleibt dann bis etwa fünfunddreißig stabil, bevor es langsam, aber sicher seine Reise in die Nacht antritt.

Das episodische Gedächtnis ist bereits mit zwanzig Jahren in Bestform, doch dann geht ihm allmählich ebenso die Puste aus wie seinem Vetter, dem Arbeitsgedächtnis.

Im Gegensatz dazu müssen wir offenbar achtundsechzig werden, um bei Wortschatztests Spitzenleistungen zu erzielen, wie Forschungen zeigen. Auf den ersten

Blick mag das positiv erscheinen, bei genauer Betrachtung lässt sich aber auch ein gewisser Widerspruch feststellen. Wie kann das sein, wo sich doch unsere „Tip of the Tongue"-Verzweiflungsmomente schon bald nach dem fünfundzwanzigsten Geburtstag auf ärgerliche Weise bemerkbar machen? Offenbar verfügen wir über eine „Cadillac"-Wortschatzdatenbank, aber unsere Fähigkeit, darauf zurückzugreifen, ähnelt eher einem Ford Modell T.

Ob wir dieses Rätsel wohl lösen, wenn wir einen Blick unter die Schädeldecke werfen und uns die surrende Abrufvorrichtung eines alternden Gehirns anschauen? Schon möglich. Und so dringen wir kühn in Galaxien vor, die Neurowissenschaftler schon gesehen haben. Um Antworten auf unsere Fragen zu bekommen, ziehen wir einen Offizier des *Raumschiffs Enterprise* heran, den legendären Kommandanten Captain James T. Kirk, und seinen Kampf gegen ein Wesen namens Gorn. Kein Scherz.

Auf Biegen und Brechen

Der Gorn – ein echsenartiger Alien in einem ausgesprochen albernen Kostüm – trat 1967 in einer *Raumschiff-Enterprise*-Folge mit dem Titel „Ganz neue Dimensionen" auf. Die Episode beginnt mit Captain Kirk und dem Gorn, die in einen Kampf um Territorialrechte verwickelt sind und von einer überlegenen Spezies, den Metronen, auf einen fremden Planeten gebeamt werden. Die Metronen nehmen den beiden Kontrahenten ihre schicken Weltraumwaffen weg, wodurch sie gezwungen sind, ihren Konflikt mit bloßen Händen und nur mit ihrem Verstand bewaffnet auszutragen.

Natürlich gewinnt Captain Kirk. Er nutzt ein herumliegendes Bambusrohr, um eine rudimentäre ballistische Waffe zu konstruieren: Diamanten dienen als Geschosse, ein Mineraliengemisch als Schwarzpulver. Er feuert die improvisierte Kanone auf seinen Reptiliengegner ab und verletzt ihn schwer, beschließt jedoch in einer shakespearschen Anwandlung, ihn nicht zu töten. Die Episode war ein Lehrstück in kreativer Problemlösung – zum Teufel mit den Photonentorpedos! –, aus dem Kirk als strahlender, moralisch überlegener Retter hervorging.

(In der Discovery-Channel-Sendung *MythBusters* wurde übrigens versucht, die Waffe nachzubauen, mit der sich Kirk in der *Raumschiff-Enterprise*-Episode aus seiner misslichen Lage befreit. So robust man die Bambuskanone auch konstruierte, sie explodierte immer gleich, wenn man sie zündete. Fazit: Kirk wäre auf jeden Fall getötet worden, wenn nicht von dem Echsenmann, dann von der Waffe.)

Die Physikkenntnisse des Drehbuchautors ließen also zu wünschen übrig, aber Kirk hat zweifellos kompensatorische Kreativität bewiesen. Und genau die bietet unser alterndes Gehirn, wenn unser Gedächtnis nachlässt.

Ein Beispiel hierfür ist die syntaktische Verarbeitung, also die Fähigkeit, aus einzelnen Wörtern zusammenhängende Sätze zu bilden. Bei Untersuchungen des Gehirns älterer Menschen haben Wissenschaftler herausgefunden, dass sich die sprachliche Ausdrucksfähigkeit nicht verändert, wohl aber die Art und Weise, wie sie das Gehirn bewerkstelligt.

Bei einem jüngeren Gehirn erfolgt die syntaktische Verarbeitung für gewöhnlich durch Aktivierung des Broca-Zentrums. Das Areal ist nach Pierre Paul Broca, einem französischen Arzt des neunzehnten Jahrhunderts, benannt. (Als Freidenker und Anhänger von Darwins Evolutionstheorie musste er sich den Vorwurf gefallen lassen, ein „subversiver Materialist" zu sein, der die Jugend verderbe.) Das Broca-Areal ist ein Gartenbeet aus neuronalen Netzwerken, das sich in der linken Hirnhemisphäre gleich oberhalb des Ohrs befindet (für Anatomie-Freaks: im Gyrus frontalis inferior bzw. im posterioren Anteil des Gyrus temporalis medius, linkslateral). Für Sprachäußerungen sind dort zwei Regionen – das Brodmann-Areal (BA) 45 und das BA 44 – zuständig. Woher wir das wissen? Wenn diese Netzwerke geschädigt werden, kann der Betroffene keine grammatisch korrekten Sätze mehr bilden. Seine Sprachäußerungen hören sich wie Kauderwelsch an, und das Sprachverständnis ist ebenfalls beeinträchtigt.

Wenn das Gehirn in die Jahre kommt, verblassen diese Netzwerke allmählich, wie ein alternder Filmstar, der langsam, aber sicher von der Bildfläche verschwindet. Die neuronalen Pfade, die einzelne Gehirnareale miteinander verbinden, verlieren ihre Fähigkeit, miteinander zu kommunizieren. Dieser Verlust der Konnektivität müsste eigentlich mit einem Funktionsverlust einhergehen. Und genau das bereitet Wissenschaftlern Kopfzerbrechen, denn die syntaktische Verarbeitung bleibt im alternden Gehirn intakt.

An diesem Punkt verwandelt sich unser Gehirn in Captain Kirk. Es schnappt sich ein Bambusrohr und improvisiert. Das Gehirn erkennt die Einbußen und hält nach Regionen Ausschau, die normalerweise nicht für die Sprache zuständig sind, um dann bei ihren Funktionen zu schmarotzen. Wissenschaftler haben zwei solche kompensatorische Veränderungen beobachtet: Zum einen stimuliert das Gehirn bei der Sprachproduktion Nervenzellen auf der „falschen" Seite (sprich: in der rechten Gehirnhälfte) und rekrutiert somit Regionen, die normalerweise nicht mit der syntaktischen Verarbeitung assoziiert sind. Zum anderen greifen diese Rekrutierungsbemühungen auch auf den präfrontalen Cortex über, wo bestimmte Nervenzellen aktiviert werden, die sonst ebenfalls nicht an der Sprachproduktion beteiligt sind. (Diese Aktivierung tritt allerdings nur ein, wenn die Person mit irgendeiner Aufgabe beschäftigt ist. Wir haben keine Ahnung, warum das so ist.)

Neben dieser Zweckentfremdung von bestimmten Regionen reorganisiert das Gehirn auch die elektrischen Verbindungen zwischen den Neuronen, die nach wie vor in den Sprachproduktionszentren unserer Jugend vorhanden sind. Unser Gehirn tritt also in seiner eigenen Version der *Raumschiff-Enterprise*-Episode auf und sucht in seinen verstaubten Windungen nach Material, um dem fortschreitenden Alter die Stirn zu bieten.

Captain Kirk wäre bestimmt stolz.

Die Wirkmacht des Neuen

„Was ist das für ein Zeug?", fragt ein kleiner Junge seinen Bruder beim Frühstück. Er zeigt auf eine Schüssel mit Cerealien. Der Bruder zuckt die Schultern. „Irgendein Müsli. Ist angeblich gut für uns." Keiner von beiden möchte das neue Müsli probieren, und sie schieben die Schüssel zwischen sich hin und her. Plötzlich hat der eine Bruder eine Idee: „Wir geben es Mickey!" „Ja!", stimmt der andere zu. „Der isst es bestimmt nicht. Ihm schmeckt ja *gar nichts*." Sie schieben die Schüssel ihrem jüngsten Bruder Mickey zu und warten gespannt, was passiert. Mickey kostet einen Löffel, macht ein erfreutes Gesicht und fängt zum großen Erstaunen seiner Brüder genüsslich an zu essen. „Er mag es! Hey, Mickey!", ruft der größere Bruder verblüfft. Dann wird das Produkt in Großaufnahme eingeblendet und beworben.

Dieser 30-Sekunden-Spot wird regelmäßig zu einer der zehn beliebtesten Fernsehwerbungen aller Zeiten gewählt und hat der Quaker Oats Company galaktische Verkaufszahlen beschert. Kaum zu glauben, dass man einen bleibenden Eindruck hinterlassen kann, indem man einfach nur etwas Neues ausprobiert, noch dazu in dreißig Sekunden, aber Mikey ist der lebende Beweis dafür, dass es funktioniert.

Schreiben Sie sich diese Botschaft hinter die Ohren, denn etwas Neues auszuprobieren, kann ungemein nützlich sein, und wenn die Wissenschaft einen Rat geben kann, wie man alternde Gedächtnissysteme wieder in Schwung bringt, dann ist es dieser.

Die gute Nachricht lautet also: Obwohl die Gedächtnisfunktion naturgemäß nachlässt (und die meisten Gedächtnisarten keine natürlichen Kompensatoren besitzen), besteht Hoffnung. Wir können dem Zahn der Zeit mit einem Rezept entgegenwirken, das sich in einem Satz zusammenfassen lässt: „Gehen Sie wieder zur Schule!"

Jawohl, ich setze mein Professorengesicht auf, erhebe den Zeigefinger und fordere Sie auf, Ihr Gehirn einem lebenslangen Lernen zu unterziehen. Nehmen Sie an einem Kurs teil. Lernen Sie eine Fremdsprache. Lesen Sie, bis die Augen nicht mehr mitmachen. Ein alterndes Gehirn ist voll und ganz in der Lage, Neues zu lernen. Und damit das so bleibt, müssen Sie ausnahmslos jeden Tag in die tiefen Wasser einer Lernumgebung eintauchen. Lassen Sie sich wie Mickey auf etwas Neues ein, und beseitigen Sie die Spinnweben des altersbedingten Gedächtnisschwunds.

Forscher haben sogar herausgefunden, welche Art des Lernens besonders gehaltvoll ist. Sie basiert auf dem psychologischen Konzept des Engagements, wobei zwei Typen unterschieden werden. Beim rezeptiven Engagement lernt man passiv und ohne Druck; es werden Wissensbereiche stimuliert, die einem bereits vertraut sind. Dieser Ansatz hat die Gedächtnisleistung bei älteren Menschen nachweislich verbessert.

Es gibt aber noch eine effektivere Möglichkeit. Wenn Sie eine Gedächtnisverbesserung wollen, die den Duracell-Hasen heraufbeschwört, sollten Sie auf produktives Engagement bauen. Hier setzen Sie sich aktiv – gegebenenfalls sogar aggressiv – mit neuen Inhalten auseinander. Sie treffen sich am besten mit Menschen, die andere Meinungen vertreten, und führen regelmäßig Streitgespräche mit ihnen. Beim produktiven Engagement geht es darum, sich in ein Umfeld zu begeben, das Ihre Ansichten kritisch beleuchtet, Ihre Perspektiven erweitert, Ihre Vorurteile hinterfragt und Ihre Neugier weckt. Das produktive Engagement ist eine ausgezeichnete Möglichkeit, um Ihre Gedächtnisbatterien vor der Entladung zu bewahren.

Woher wir wissen, dass das funktioniert? Es gibt Untersuchungen darüber, wie sich produktives Engagement auf das episodische Gedächtnis auswirkt. Wissenschaftler von der University of Texas in Dallas haben ein Programm namens *Synapse Project* entwickelt, das unter anderem zwei Arten des Lernens untersucht hat: das rezeptive und das produktive Lernen. Dazu nahmen Senioren drei Monate lang fünfzehn Stunden pro Woche an Kursen teil, bei denen jeweils einer der beiden Ansätze praktiziert wurde. In der produktiven Testgruppe erlernten die Teilnehmer eine anspruchsvolle Fertigkeit wie Digitalfotografie oder Quilten. Bei der rezeptiven Gruppe stand dagegen das Knüpfen sozialer Kontakte im Mittelpunkt. Wie sich nach gewisser Zeit herausstellte, wirkten sich beide Lernarten positiv auf das episodische Gedächtnis aus (die Verbesserungen waren sogar beträchtlich), aber die Testergebnisse der produktiven Lerner übertrafen alle Erwartungen. In einem Forschungsartikel aus dem Jahr 2014 schrieb die Hauptautorin Denise Park: „Die Ergebnisse deuten darauf hin, dass eine kontinuierliche Beschäftigung mit kognitiv anspruchsvollen, neuen Aufgaben die Gedächtnisfunktion im späteren Erwachsenenalter verbessert."

Das ist noch bescheiden formuliert. Gegenüber der rezeptiven Gruppe verbesserte sich das episodische Gedächtnis bei den Teilnehmern der produktiven Gruppe nämlich um 600 Prozent.

Das episodische Gedächtnis ist aber nicht die einzige Funktion, die von offensivem Lernen profitiert, und das *Synapse Project* ist auch nicht das einzige Konzept, das funktioniert. Ebenso effektiv ist es, anderen Menschen etwas beizubringen. Senioren, die Grundschulkindern Fertigkeiten wie Lesen und Schreiben, die Benutzung der Bücherei oder angemessenes Verhalten im Klassenzimmer beibrachten, zeigten enorme Verbesserungen bei spezifischen Gedächtnisdomänen (ebenso wie bei anderen kognitiven Funktionen). Diese Ergebnisse decken sich mit denen zahlreicher Untersuchungen, die gezeigt haben, dass eine der wirksamsten Methoden, um das Gehirn fit zu halten und aus dem angesammelten Wissen eines Lebens Kapital zu schlagen, darin besteht, es unaufhörlich anderen zu vermitteln.

Die Auswirkungen offensiven Lernens sind so gewaltig, dass sie sogar die Wahrscheinlichkeit verringern, im Alter an Alzheimer zu erkranken. Diesen Punkt werden wir in dem Kapitel über Demenz noch ausführlich untersuchen, aber er bekräftigt die Eindeutigkeit der Forschungsergebnisse. Selbst wenn Sie sich für nichts richtig begeistern können, greifen Sie zum Löffel und probieren Sie etwas Neues. Ihr Gehirn wird es Ihnen danken.

Gepriesen seien die Heiligen

Hier ist noch etwas Gutes, das Sie für Ihr alterndes Organ tun können. Es lässt sich anhand eines Satzes veranschaulichen, dessen Urheber Sie überraschen dürfte: „Dummheit ist auch eine Gabe Gottes, aber man sollte sie nicht missbrauchen."

Das Zitat stammt von keinem Geringeren als Papst Johannes Paul II. (der inzwischen heiliggesprochen wurde). Das hat mich verblüfft, denn soviel ich weiß, war es eine der wenigen Gaben, die er nicht besaß.

Das Gehirn von Johannes Paul II. war ungelogen so groß wie die Vatikanische Bibliothek. Er beherrschte mindestens acht Sprachen fließend (über die genaue Zahl gibt es unterschiedliche Angaben) und besaß Grundkenntnisse in einem weiteren Dutzend. Seine große Liebe galt der Musik. Es gab sogar eine Schallplatte mit dem Titel *Lieder des Papstes*, die es in den Charts auf Platz 126 schaffte. Als er in den Vatikan zog, stellte er einen eigenen musikalischen Berater ein. Abgesehen davon war er ein unersättlicher Leser. Seine Begeisterung für Bücher wurde nur von einer weiteren säkularen Leidenschaft übertroffen: der Natur. Er wanderte, fuhr Kajak und war ein ausgezeichneter Skifahrer, weswegen ihm seine Skikumpel den Spitznamen „Draufgänger der Hohen Tatra" verliehen, bevor er Papst wurde. Das alles scheint zu etwas nütze gewesen zu sein, denn Johannes Paul II. bekleidete das zweitlängste Pontifikat in der Kirchengeschichte. Er starb mit 84 Jahren nach einem erfüllten Leben, nicht unumstritten, aber von den meisten Menschen verehrt.

Ob der Heilige Johannes Paul sich darüber im Klaren war oder nicht, seine Lebensgewohnheiten waren größtenteils ein wahrer Gehirndünger und stimmten voll und ganz mit dem überein, was die Wissenschaft als gedächtnisfördernd erachtet und was eine Verbesserung der Gedächtnisleistung verspricht.

Wir wissen zum Beispiel, dass zweisprachige Personen bei kognitiven Tests beträchtlich besser abschneiden als Kontrollpersonen, die nur eine Sprache sprechen. Die positiven Testergebnisse betreffen auch das Gedächtnis, insbesondere das Arbeitsgedächtnis, und zwar *ganz gleich, in welchem Alter die Sprache erlernt wird.* Der Erfolg ist (zumindest in geringem Maße) „dosisabhängig", das heißt, die Anzahl der gesprochenen Sprachen macht sich bei den Testergebnissen bemerkbar: Wer drei Sprachen spricht, schneidet besser ab als eine bilinguale Testperson, und beide erzielen bessere Testwerte als jemand, der nur eine einzige Sprache spricht. Die fluide Intelligenz – ein Maß für Kreativität und Problemlösen – ist bei zweisprachigen Personen ebenfalls besser.

Sprachen erweisen sich als Freunde mit vielerlei langfristigem Nutzen. Die altersbedingte kognitive Talfahrt ist bei zweisprachigen Personen weniger steil. Dasselbe gilt für das Risiko, an einer Demenz zu erkranken. Und wenn, setzt die Demenz im Vergleich zu einsprachigen Personen vier Jahre später ein. Diese Zusammenhänge sind so robust, dass sie eine Empfehlung rechtfertigen: Sobald Sie Ihre erste Rentenzahlung bekommen, verwenden Sie einen Teil davon für einen Sprachkurs.

Was die Beschäftigung mit Musik betrifft, war Johannes Paul II. ebenfalls ein leuchtendes Vorbild, und das Gute daran ist: Nicht nur Heilige, sondern auch Laien, die bislang lediglich die Top Ten der Woche gehört haben, können von Musik profitieren. Bei einem Experiment wurden musikalisch unbedarfte Senioren vier Monate lang einem Trainingsprogramm unterzogen. Sie lernten nicht nur das Klavierspielen, sondern wurden auch in Musiktheorie und Vom-Blatt-Singen unterrichtet. Die Exekutivfunktionen (darunter auch das Arbeitsgedächtnis) der

Probanden verbesserten sich daraufhin dramatisch. Beurteilungen der Lebensqualität sowie Messungen von Depression und akutem psychologischem Stress ergaben eine höhere Lebenszufriedenheit im Anschluss an das Musiktraining. Die Kontrollgruppe dieser Studie ging „anderen Freizeitaktivitäten" wie Computerkursen oder Malkursen nach. Die Ergebnisse waren eindeutig: Die Musik bewirkte das effektivste kognitive Lifting.

Eine weitere päpstliche Gewohnheit, von der das alternde Gehirn profitiert und die überraschenderweise sogar die Langlebigkeit beeinflusst, ist das ausgiebige Lesen. Eine Studie mit zwölf Jahren Laufzeit hat gezeigt: Bei Senioren, die mindestens dreieinhalb Stunden pro Tag lasen, war die Wahrscheinlichkeit, in einem bestimmten Alter zu sterben, um 17 Prozent geringer als bei Kontrollpersonen, die nicht lasen. Bei einem noch höheren Lesepensum ist die Wahrscheinlichkeit sogar um 23 Prozent geringer. Allerdings bezieht sich das in erster Linie auf die Lektüre von Büchern. Wenn hauptsächlich Zeitungs- oder Zeitschriftenartikel gelesen wurden, wirkte sich das zwar auch positiv aus, der Effekt war aber nicht so groß.

Es gibt aber noch weitere Angewohnheiten, die geradewegs von der To-do-Liste des Papstes stammen könnten und die ebenfalls ein Segen für das Gedächtnis sind. Bewegung (eine Bergtour mit dem Draufgänger gefällig?) ist sowohl für das Kurz- als auch für das Langzeitgedächtnis ausgesprochen gut. Das Gleiche gilt für Meditation. Als wirksam haben sich auch die Lebensgewohnheiten erwiesen, mit denen uns schon unsere Eltern in den Ohren lagen, zum Beispiel ausreichend Schlaf, gesunde Ernährung und der Umgang mit Menschen, die einem guttun. Und noch etwas, das unsere Eltern allerdings nicht wissen konnten: Es empfiehlt sich, das blaue Licht elektronischer Geräte zu meiden.

Hier lässt sich wieder unsere David-Attenborough-Amazonas-Analogie heranziehen: Viele kleine Quellen speisen den Fluss unseres alternden Gedächtnisses. Zusammengenommen sind die Auswirkungen auf die Kognition im Allgemeinen und auf das Gedächtnis im Besonderen robust genug, um eine Formel zu bilden: Je mehr Sie im mentalen Fitnessstudio Gewichte stemmen, desto länger zögern Sie den natürlichen Gedächtnisabbau hinaus. Wir kennen sogar das Verhältnis, in dem das geschieht: Jeder Tag, an dem Sie Ihr Gehirn über das Übliche hinaus trainieren, verzögert diesen Abbau um 0,18 Jahre.

Das ist eine außergewöhnliche Feststellung. Und eine wissenschaftliche Erkenntnis, die obendrein den seltenen Luxus genießt, durch himmlische Mächte bestätigt worden zu sein. Oder zumindest durch den Lebensstil eines der gescheitesten Heiligen, die je eine päpstliche Robe getragen haben.

Eine private Reserve

Wie kommt es, dass dieser frontale Lernangriff so gut funktioniert? Unserer Meinung nach hängt das mit der sogennanten kognitiven Reserve zusammen. Um dieses Konzept zu erläutern, möchte ich Ihnen den zweiundachtzigjährigen John Hetlinger vorstellen, einen rüstigen, drolligen alten Mann, der durch seinen Auftritt in der Fernsehshow *America's Got Talent* zu einer YouTube-Sensation geworden ist. Als die Jury ihn nach seinem Beruf fragte, meinte Hetlinger, er sei Raumfahrtingenieur gewesen und habe als Projektmanager für ein Unternehmen gearbeitet, das Hubble-Weltraumteleskope wartete. Einen Moment lang verschlug es den Jurymitgliedern die Sprache. Aber das war nur der Anfang, denn im Folgenden kamen sie aus dem Staunen nicht mehr heraus.

Als Hetlinger mit seiner Nummer begann, klappte den Juroren vollends der Unterkiefer herunter. Zum Trommelwirbel des Schlagzeugs flüsterte der Kandidat „Let the bodies hit the floor" ins Mikrofon, erst leise, dann immer lauter, bis er mit der unbändigen Energie eines Heavy-Metal-Frontmanns brüllte: „LET THE BODIES HIT THE FLOOOOOOOOR!!!"

Vielleicht eiferte er ja der Hard-Rock-Band Black Sabbath aus den Siebzigerjahren nach, auf jeden Fall gab Hetlinger eine schonungslose Version des Hits „Bodies" von der Metal-Band Drowning Pool zum Besten und erntete damit spontan stehenden Applaus. Später fragte ihn ein Jurymitglied: „Gibt es dort, wo Sie auftreten, einen Moshpit?" „Das nicht", antwortete Hetlinger lachend, „dafür aber reichlich Bier."

Mir kommen keine Tätigkeiten in den Sinn, die so viele Lichtjahre voneinander entfernt sind wie ein Heavy-Metal-Auftritt bei einer Talentshow und die Arbeit an einem Hubble-Teleskop. Noch dazu bei einem Zweiundachtzigjährigen! Hetlinger schien aus irgendeiner unsichtbaren, mysteriösen Quelle Energie, Begeisterungsfähigkeit und Humor zu schöpfen. Neurowissenschaftler würden dem zustimmen, allerdings ist diese Quelle für uns weder mysteriös noch unsichtbar. Wir bezeichnen sie als kognitive Reserve.

In der Theorie geht dieses Konzept auf die sogenannte Gehirnreserve zurück, die für die Gesamtgröße des Gehirns und die Zahl der arbeitsfähigen Nervenzellen steht. Die kognitive Reserve bezeichnet die Fähigkeit, auf vorhandene Gehirnreserven zurückzugreifen. Ursprünglich diente sie als Erklärung dafür, warum sich manche Menschen von Hirnschädigungen rasch erholen, andere hingegen gar nicht: Das hängt davon ab, wie groß die kognitive Reserve vor der Schädigung war. Eine große Reserve erhöht die Wahrscheinlichkeit, dass man wie John Hetlinger durchs Leben geht und nicht wie Ozzy Osbourne.

Forschungen zeigen: Wenn man sein Gehirn reichlich mit produktiven kognitiven Erfahrungen – also mit allem, was in diesem Kapitel angeführt wurde – wässert, wird die Zisterne der kognitiven Reserve aufgefüllt. Das kann man sogar messen. Mit jedem Bildungsjahr, in dem das Gehirn mit geistiger Nahrung gefüttert wird, wird der kognitive Abbau um 0,21 Jahre hinausgezögert. (Dieses Verhältnis ähnelt auffallend dem des verzögerten Gedächtnisabbaus. Ob es da einen Zusammenhang gibt – und wenn ja, welcher –, ist allerdings unklar.) Der Hauptautor der Studie, Marc Antoniou, hat es folgendermaßen zusammengefasst: „Die kognitive Reserve wird als Resilienz gegen neuropathologische Schädigungen des Gehirns definiert; es wird davon ausgegangen, dass sie das Ergebnis von erfahrungsbasierten neuronalen Veränderungen ist, welche auf einen körperlich und geistig stimulierenden Lebensstil zurückzuführen sind."

Diese neuronalen Veränderungen lassen sich anhand zweier bekannter Mechanismen erklären, die jeweils über ihre eigene Fangemeinde samt expertengeprüfter Literatur verfügen.

Der erste Mechanismus trägt den unauslöschlichen Stempel „Veranlagung": Manche Menschen sind mit einer guten kognitiven Reserve ausgestattet, mit der sie vermutlich schon zur Welt kommen. Bei ihnen sind bestimmte Gehirnregionen strukturell anders aufgebaut als bei Menschen mit einer geringen kognitiven Reserve. Um kognitiven Beeinträchtigungen die Stirn zu bieten, empfiehlt es sich, eine intakte Neuronenpopulation im Stirn-, Scheitel- und Schläfenlappen zu besitzen.

Der zweite Mechanismus trägt die weniger festgeschriebene Signatur „Umwelt". Menschen, die sich ein Leben lang in einer geistig und körperlich anspruchsvollen Umgebung bewegt haben, können ihr Gehirn – wie auch immer es von Natur aus beschaffen ist – im Alter viel besser nutzen. Außerdem sind sie neuroanatomisch „beweglicher", das heißt, sie können flexibler auf Schädigungen reagieren und alternative neuronale Schaltkreise schaffen, wenn die ursprünglichen nachlassen.

Diese Eignungskriterien könnten Sie zu der Annahme verleiten, dass die biologische Bank Ihnen keinen Reservekredit mehr gewährt, sobald Sie ein bestimmtes Alter erreicht haben. Da täuschen Sie sich aber. Es ist ein unumstößliches neurowissenschaftliches Gesetz, dass man in jedem Alter anfangen kann zu lernen. Die einzige Sicherheit, die die biologische Bank im Gegenzug von Ihnen verlangt, ist, sich dazu aufzuraffen. Nehmen Sie die folgende Aussage von Alzheimer-Forschern der Columbia University als Anreiz: „Selbst Interventionen in einem späten Stadium können die kognitive Reserve stärken und so die Prävalenz von Alzheimer und anderen altersbedingten Problemen mindern."

Ich bin sicher, John Hetlinger würde dem zustimmen: Es ist nie zu spät, um zu lernen. „Let the bodies hit the floor!" Die einzigen Körper, die irgendwann tatsächlich umfallen, sind die voreingenommenen, die behaupten, das sei unmöglich.

Wichtiges in Kürze

Denken Sie daran: Es ist nie zu spät, um zu lernen – oder anderen etwas beizubringen

- Unser Gehirn ist wie ein Notebook mit dreißig verschiedenen Festplatten, und jede davon ist für eine bestimmte Gedächtnisart zuständig.
- Manche Gedächtnissysteme altern weniger als andere. Das Arbeitsgedächtnis (früher Kurzzeitgedächtnis genannt) kann dramatisch nachlassen. Die Folge ist Vergesslichkeit. Das episodische Gedächtnis (Ereignisgedächtnis) baut in der Regel ebenfalls ab.
- Das prozedurale Gedächtnis (Verhaltensgedächtnis), das für automatisierte motorische Abläufe und Fertigkeiten zuständig ist, bleibt im Alter stabil. Der Wortschatz nimmt mit den Jahren zu.
- Das Erlernen einer anspruchsvollen Fertigkeit ist die wissenschaftlich am besten belegte Methode, um altersbedingtem Gedächtnisabbau entgegenzuwirken.

Ihr Reaktionsvermögen

Brain Rule

Trainieren Sie Ihr Gehirn mit Videospielen

Ich habe ein Alter erreicht,
in dem ich meinem Gedankengang häufig hinterherhinke.
Anonymus

Ist das nicht komisch? Ein Tag gleicht dem anderen,
aber wenn man zurückblickt, ist nichts mehr so, wie es war.
C. S. Lewis

Fans der Fernsehserie *I Love Lucy* haben das Fantasieprodukt „Vitameatavega-min" an die Kühlschranktür ihres Gedächtnisses geheftet. Der Zungenbrecher stammt aus der Episode „Lucy does a TV commercial" aus dem Jahr 1952 (ein Blick auf YouTube lohnt sich). Die Protagonistin Lucille Ball soll darin einen Wer-bespot für ein angeblich gesundheitsförderndes Elixier namens Vitameatavega-min drehen, und wir sind bei den Proben dabei.

„Hallo Freunde. Ich bin euer Vitameatavegamin-Girl!", beginnt sie mit einem künstlichen Kalifornien-Lächeln. „Seid ihr müde, schlapp, lustlos? Hängt ihr teil-nahmslos auf Partys herum? Seid ihr unbeliebt? Die Lösung all eurer Probleme steckt in diesem Fläschchen!" Lucy hält das Produkt in die Kamera. „Vitameata-vegamin enthält Vitamine, Fleisch, Gemüse und Mineralstoffe", fährt sie fort und nimmt einen Löffel von dem Zeug.

Was dann passiert, ist der Stoff, aus dem Comedy-Legenden sind. Die Flasche muss Alkohol oder eine andere bewusstseinsverändernde Substanz enthalten, denn nach mehreren Probeläufen zeigt Lucy Anzeichen geistiger Beeinträch-tigung. Die Verarbeitungsgeschwindigkeit ihres Gehirns verlangsamt sich zuse-hends. So sehr sie auch versucht, sich auf das Drehbuch zu konzentrieren, es gelingt ihr nicht. Ihre Entscheidungsfindung ist eingeschränkt, ihre Sprache un-deutlich, und den letzten Take steht sie kaum noch durch. „Würdet ihr euch bei Partys auch immer am liebsten aufhängen? Seid ihr *ungeliebt*? Also, seid ihr's oder nicht?" Lucys Stimme wird schrill, sie blickt wirr in die Kamera, tätschelt die Fla-sche. „Die Lösung eurer Probleme steckt in dieser ollen kleinen Flasche ... Vita-mine und Fisch und Megüse und lauter so Zeug." Sie hat einen Schluckauf. „Also, warum macht ihr's nicht wie die vielen Tausend Leute, die so *happy-peppy* sind, und kauft euch eine gaaanz große Flasche *Vita-veeti-veenie-meany-miny-moe!*" Sie spuckt das Elixier auf den Boden, versucht erfolglos, etwas davon auf den Löffel zu geben, und nimmt dann einen kräftigen Schluck direkt aus der Flasche. Im Jahr 2009 wählte die Programmzeitschrift *TV Guide* die Folge auf den vierten Platz der 100 besten TV-Episoden aller Zeiten.

Die allmähliche Verschlechterung der kognitiven Fähigkeiten, wie sie die Schauspielerin Lucille Ball hier im Zeitraffer demonstriert, ist natürlich mehr als nur eine lustige Szene, die Fernsehgeschichte geschrieben hat. Es ist wissenschaftlich bewiesen, dass der altersbedingte Abbau bestimmter kognitiver Prozesse keinem von uns erspart bleibt: Verarbeitungsgeschwindigkeit, Aufmerksamkeitsfähigkeit und Entscheidungsfindung – sie alle werden im Alter in Mitleidenschaft gezogen, und dazu braucht es keinen Alkohol: Es genügt der Zahn der Zeit.

Das mag deprimierend klingen, ist aber kein Grund, um den Kopf hängen zu lassen. Forscher haben nämlich herausgefunden, dass eben jene kognitiven Fähigkeiten durchaus auf äußerliche Interventionen ansprechen. So können zum Beispiel Computerspiele den Rückgang von Verarbeitungsgeschwindigkeit, Aufmerksamkeit und Entscheidungsfindung verlangsamen oder sogar umkehren – also ungefähr so, als würde man „Lucy Does a TV Commercial" rückwärts abspielen. (Was ja, wenn man darüber nachdenkt, ebenso amüsant sein kann.)

Auf die vielversprechenden Interventionen werden wir später noch anstoßen. Zunächst möchte ich erläutern, was mit jedem dieser Gehirnprozesse passiert.

Lebhafte Cocktailpartys

Der erste Punkt dürfte modernen Computerfreaks vertraut sein: die Verarbeitungsgeschwindigkeit. In der Welt der kognitiven Neurowissenschaft ist damit die Geschwindigkeit gemeint, mit der eine Person eine Aufgabe ausführt.

Welche Art von neuronalem Tempo gemessen wird, hängt von der Aufgabe ab. Wissenschaftler messen Reflexe, indem sie die motorische Verarbeitung evaluieren. Wahrnehmungsgeschwindigkeit und Entscheidungsfindung werden anhand von Evaluationen der kognitiven Verarbeitung gemessen. Ich beschränke mich hier auf die Wahrnehmung und erläutere sie anhand eines Beispiels aus dem wirklichen Leben.

Nehmen wir an, Sie sind auf einer dieser schrecklich lauten Cocktailpartys, zu denen sich die Menschen verpflichtet fühlen, und eine Bekannte drückt Ihnen die Geschichte von der Lieblingsenkelin aufs Auge, die seit Kurzem das College besucht. In einem ersten Schritt wird die Information aufgenommen und zur weiteren Verarbeitung in die Untiefen des Gehirns befördert. (Vielleicht müssen Sie kurz überlegen, welche Enkelin gemeint ist, dann fällt es Ihnen wieder ein: „Ach ja, Molly. Ich erinnere mich an sie.") Der zweite Schritt ist die innere Reaktion, bei der der Information eine Bedeutung zugemessen wird. Dieser Schritt geht oft mit einer Wertung einher. („Auf mich hat Molly keinen allzu hellen Eindruck gemacht. Wie hat sie es bloß aufs College geschafft?") Der dritte und letzte Schritt ist die äußere Reaktion, die mit einer Handlung einhergeht. (Sie sagen: „Ach, das ist ja großartig!" und versuchen die Bekannte irgendwie abzuschütteln.)

Im Alter werden diese drei Schritte, die einem früher überhaupt keine Probleme bereitet haben, immer mehr zu einer frustrierenden Sisyphusarbeit. Die Verarbeitungsgeschwindigkeit nimmt zwischen Grundschule und Highschool dramatisch zu, erreicht ihren Höhepunkt ungefähr in dem Alter, in dem man aufs College kommt, und lässt nach dem Hochschulabschluss allmählich nach. So richtig merkt man das aber erst, wenn man die Vierzig überschritten hat. Im Schnitt verliert man nach dem zwanzigsten Lebensjahr mit jedem Lebensjahrzehnt etwa zehn Millisekunden Verarbeitungsgeschwindigkeit. Das hört sich vielleicht nach wenig an, ist aber durchaus beachtlich. Je nach Studie beträgt der Unterschied zwischen einem hochfunktionalen und einem kognitiv verlangsamten Gehirn nur etwa hundert Millisekunden, aber bei bestimmten Tests (bei denen es zum Beispiel darum geht, Symbole zu ergänzen) sind fünfundzwanzigjährige Gehirne um 75 Prozent schneller als fünfundsiebzigjährige.

Leider nehmen wir die Talfahrt dieser umgekehrten U-Kurve ebenso schmerzvoll wahr wie eine Arthrose im Knie. Wer über sein alterndes Gehirn klagt, bezieht sich meist – ohne es zu wissen – auf die Verarbeitungsgeschwindigkeit. Und die gibt tatsächlich Grund zur Sorge. Eine sinkende Verarbeitungsgeschwindigkeit ist laut Forschungsliteratur der größte Prädiktor für kognitiven Abbau, und wie kaum eine andere statistische Größe gibt sie darüber Aufschluss, wer für Alltagsverrichtungen einmal auf Hilfe angewiesen sein wird. Obwohl die Altersforschung zeigt, dass die Reise (Anstieg, Höhepunkt, Abstieg) bei jedem anders verläuft, bleibt die letzte Etappe niemandem erspart.

Wie erleben wir diese Verlangsamung? Es ist, als würde unser Gehirn inmitten eines Vorgangs einfach steckenbleiben. Wir brauchen länger, um Probleme zu lösen und Aufgaben erfolgreich auszuführen. Außerdem fällt es uns zunehmend schwer, uns gezielt auf eine bestimmte Information zu konzentrieren, vor allem wenn wir auf einer lebhaften Cocktailparty sind, wo viele Informationen gleichzeitig auf uns einströmen. Wenn wir unser Gegenüber akustisch schlecht verstehen, lesen wir normalerweise von den Lippen ab, aber auch diese Fähigkeit lässt im Alter nach.

Es gibt zahlreiche Gründe für diesen Abbau, und viele davon sind uns bekannt. Lassen Sie mich das, was im Gehirn geschieht, anhand der Elektrik in einem ganz normalen Haushalt erläutern.

Warum sind die elektrischen Kabel bei uns zu Hause in der Regel farbig ummantelt? Abgesehen davon, dass wir sie so besser unterscheiden können, dient die Ummantelung der Isolierung. Kabel müssen isoliert sein, damit sie den Strom von A nach B leiten können. Ohne Isolierung würde sich die Elektrizität wie ein Fluss ohne Ufer verhalten und unkontrolliert fließen. Die Isolierung dient auch unserem Schutz. Denken Sie an Hochspannungsleitungen, die nicht isoliert sind: Sie anzufassen, ist tödlich. Kommen sie mit entzündlichem Material in Kontakt, entsteht ein Brand. Für gewöhnlich geschieht das aber nicht, denn die Luft, die sie umgibt, bietet genügend Isolierung, solange sich die Leitungen nicht in Reichweite befinden. Deswegen sind sie auch so hoch über dem Boden angebracht. Eine herabhängende Hochspannungsleitung muss mit derselben Vorsicht behandelt werden wie eine gereizte Kobra.

Auch Nervenzellen müssen isoliert sein, obwohl man von Nerven keinen Schlag bekommt. Neurone werden durch die weiße Substanz isoliert. Allerdings sind nicht alle Teile einer Nervenzelle von weißer Substanz umgeben: Dendriten, Zellkörper und Telodendron werden aufgrund ihrer gräulichen Farbe der grauen Substanz zugerechnet. Die weiße Substanz nimmt im Laufe der Entwicklung zu, ein Prozess, der Myelinisierung genannt wird. Erst mit ungefähr fünfundzwanzig Jahren ist das Gehirn vollständig myelinisiert, das heißt, es ist das Organ, das nach der Geburt als letztes reift.

Ohne die weiße Substanz verhalten sich Nervenzellen wie Kabel, die nicht isoliert sind. In der wässrigen Welt des Gehirns hat das zur Folge, dass elektrische Signale versickern und wichtige kognitive Prozesse dadurch verlangsamt werden. Der Verlust der Nervenisolierung erklärt viele altersbedingte Verfallserscheinungen, darunter auch die sinkende Verarbeitungsgeschwindigkeit.

Veranlagung, Umwelt und Geschwindigkeit

Der Abbau der weißen Substanz und die kognitive Verlangsamung haben mit dem bekannten Paar „Veranlagung und Umwelt" zu tun. Strukturelle Veränderungen in den Stirnlappen (die Bereiche hinter der Stirn) führen dazu, dass die isolierende weiße Substanz weniger wird. Wir wissen sogar, welche Zellmechanismen für diesen Verlust verantwortlich sind, und es lohnt sich, sie ausführlicher zu erläutern.

Die weiße Substanz besteht aus lebenden Zellen, die Oligodendrozyten genannt werden. Sie umwickeln die Axone (jene langen Nervenzellfortsätze) wie Packpapier eine Pappröhre. Die weiße Substanz geht deshalb zurück, weil diese Oligodendrozyten absterben und sich von den Axonen lösen. Das Gehirn versucht zwar, den Schaden zu reparieren, indem es Ersatz-Oligodendrozyten bildet, aber diese Strategie ist alles andere als perfekt. Im Alter werden die Originale durch minderwertige Kopien ersetzt, wodurch die strukturelle Integrität in Mitleidenschaft gezogen wird. Das beeinträchtigt die Qualität der Signalübertragung, und die Verarbeitung wird verlangsamt.

Ein weiterer Mechanismus, der unser Gehirn in Melasse verwandelt, geht auf Veränderungen in einer Gehirnregion zurück, die wir hier noch nicht behandelt haben: das Kleinhirn. Es sieht aus wie ein Blumenkohl und befindet sich in der hinteren Schädelgrube. Mit einem schnöden Gemüse hat das Kleinhirn allerdings nichts gemein. Seine wichtigste Funktion ist die motorische Kontrolle. Versuchen Sie mal, mit den Armen zu fuchteln und dabei einen Faden durch ein Nadelöhr zu ziehen: So wäre das Leben ohne Kleinhirn!

Die motorische Regulation ist aber nicht die einzige Funktion dieser vielseitig talentierten Struktur. Das Kleinhirn ist offenbar auch an Sprache, Aufmerksamkeit, Stimmung und Verarbeitungsgeschwindigkeit beteiligt, was sich anhand von motorischen Aufgaben (zum Beispiel einen Knopf drücken) besonders gut messen lässt. Im Alter treten zwei Veränderungen auf, die die Verarbeitungsgeschwindigkeit direkt beeinflussen. Zum einen schrumpft das Volumen der grauen Substanz im Kleinhirn; zum anderen erodieren Verbindungen vom Kleinhirn zu entlegenen Gehirnregionen wie dem Scheitellappen. Das ist insofern gravierend, als der Scheitellappen verschiedene Sinnesinformationen integriert. Diese negativen Veränderungen führen dazu, dass die Verarbeitung dieser Informationen langsamer wird. Insgesamt ergibt sich also ein außerordentlich klares Bild, warum die Informationsverarbeitung im Alter langsamer ist als in jungen Jahren.

Darüber hinaus lässt das Seh- und Hörvermögen nach, was sich ebenfalls darauf auswirkt, welche und wie viele Daten das Gehirn verarbeiten kann. Medizinische Probleme wie Schilddrüsen- oder Herz-Kreislauf-Erkrankungen können das Gehirn regelrecht zu Sirup werden lassen. Dasselbe gilt für Diabetes. Selbst Atemwegsinfektionen können die Verarbeitungsgeschwindigkeit beeinträchtigen, was zeigt, dass es sich um ein altersbedingtes Problem handelt, denn ältere Menschen haben häufig ein schwächeres Immunsystem.

Natürlich spielt auch die Umwelt eine Rolle. Zu wenig Schlaf kann die Informationsverarbeitung stark verlangsamen, ebenso Stress. Auch Medikamente wie

Antihistaminika, Schlafmittel oder Antidepressiva können sich negativ auswirken. Da ist sie wieder, unsere Analogie vom Amazonas mit den vielen kleinen schlammigen Quellen: Unser Gehirn muss sich mithilfe seiner Problemlösungsfähigkeit Wege durch den Morast bahnen.

Als Nächstes wenden wir uns einem Thema zu, bei dem die Verarbeitungsgeschwindigkeit ebenfalls eine große Rolle spielt: Aufmerksamkeit.

Geistiger Schluckauf

An einem nebelverhangenen Morgen zu Hause in Seattle stapfte ich zu früher Stunde in den Keller hinunter, um Orangensaft zu holen. Auf der Treppe stieß ich auf die postapokalyptischen Überreste einer Party, die mein halbwüchsiger Sohn dort am Abend zuvor gefeiert hatte. Leicht genervt sammelte ich Pizzareste, Pappteller und Pappbecher auf – und nahm mir vor, bei nächster Gelegenheit ein Wörtchen mit dem Jungen zu reden.

Im Keller angekommen, hielt ich inne. Wie dicke Nebelschwaden über dem Puget Sound machte sich Ratlosigkeit in meinem Kopf breit. Was wollte ich nochmal hier unten? Ich hatte es komplett vergessen. Ich ging wieder hinauf, und kaum war ich in der Küche, fiel mir zum zweiten Mal an diesem Morgen ein, dass kein Orangensaft mehr im Kühlschrank war. Als mir meine Amnesie bewusst wurde, lachte ich laut auf.

Was war mit meinem Gedächtnis geschehen? Jüngere Gehirne können sich etwas vornehmen und es trotz aller Ablenkungen in die Tat umsetzen. Aber mit zunehmendem Alter lässt die Fähigkeit nach, solche Ablenkungen zu ignorieren. Wenn einem auf dem Weg in den Keller Pizzareste begegnen und man darüber sein eigentliches Vorhaben vergisst, ist das ein sicheres Zeichen dafür, dass man alt wird.

Kognitive „Schluckaufs" dieser Art lassen sich wissenschaftlich belegen. Unsere Fähigkeit, Ablenkungen zu ignorieren, sinkt von 82 Prozent (bei Probanden mit einem Durchschnittsalter von sechsundzwanzig Jahren) auf 56 Prozent (bei einem Durchschnittsalter von sechsundsiebzig Jahren). Ein solcher Schluckauf hat mich an jenem Morgen im Keller heimgesucht. Anstatt die Pizzareste auf der Kellertreppe einfach zu ignorieren, habe ich mich von ihnen ablenken lassen. Interessanterweise geht es hier nicht um mangelnde Konzentrationsfähigkeit. Ältere Menschen können sich ebenso gut auf Aufgaben konzentrieren wie jüngere, vielleicht sogar besser. Das Problem ist die zunehmende Unfähigkeit, Ablenkungen zu ignorieren.

Allerdings kann die Vergesslichkeit, die sich einstellt, wenn wir einen Raum verlassen und einen anderen betreten, in jedem Alter auftreten. Wissenschaftler haben herausgefunden, dass der Gang durch die Tür eine Art Ereignisgrenze darstellt, die uns unser Vorhaben vergessen lässt. „Türschwellen sind wahre Gedächtniskiller", meint der Psychologe Gabriel Radvansky von der University of Notre Dame, der das Phänomen der raumgebundenen Vergesslichkeit seit zwanzig Jahren untersucht. „Man sollte sie unbedingt meiden." Mein Ausflug in den Keller ist ein gutes Beispiel dafür, zumal mir meine ursprüngliche Absicht gleich wieder einfiel, als ich in die Küche (zum Ausgangspunkt meines Vorhabens) zurückkam.

Und wie sieht es mit dem Ausführen mehrerer Aufgaben gleichzeitig aus? Wir bezeichnen das gemeinhin – und fälschlicherweise – als Multitasking. Wissenschaftler haben einen besseren Begriff dafür: geteilte Aufmerksamkeit, denn in Wirklichkeit springen wir zwischen mehreren Aufgaben hin und her. Im Alter fällt uns dieser Wechsel zunehmend schwer, vor allem wenn die Zeitintervalle sehr kurz sind. Bedauerlicherweise nimmt diese Fähigkeit bereits ab dem zwanzigsten Lebensjahr stetig ab. Besonders schwierig wird es, wenn mehrere Aufgaben ein hohes Maß an Aufmerksamkeit erfordern.

Es gibt verschiedene Möglichkeiten, um geteilte Aufmerksamkeit zu messen. Bei einem Test sollen sich die Probanden auf einen Bildschirm konzentrieren, während eine Person im Raum versucht, die Aufmerksamkeit auf etwas anderes zu lenken. Nachrichtenmoderatoren können ein Lied davon singen: Während sie vom Teleprompter ablesen, gibt ihnen der Regisseur über den Knopf im Ohr Anweisungen. Je komplexer die Aufgaben sind, die gleichzeitig erledigt werden sollen, desto schwerer tut sich das Gehirn damit.

Wissenschaftler haben längst erkannt, dass es so etwas wie echtes Multitasking gar nicht gibt. Kein Gehirn kann zwei aufmerksamkeitsintensive Ziele gleichzeitig verfolgen. Das funktioniert nur über das Hin- und Herwechseln zwischen verschiedenen Aufgaben, und genau das wird bei wissenschaftlichen Tests gemessen. Ältere Menschen schneiden bei diesen Tests überhaupt nicht gut ab. Die Daten ähneln denen der Verarbeitungsgeschwindigkeit, die wir bereits erörtert haben.

Am besten lässt sich das anhand einer autofahrenden Großmutter verdeutlichen. Wenn sie auf der Autobahn die Spur wechselt, kann es passieren, dass sie den Wagen rechts von ihr beinahe streift, weil ihr Vordermann plötzlich langsamer fährt und sie dadurch abgelenkt wird. Oder sie schätzt beim Einparken den Abstand zum nächsten Auto nicht richtig ein, oder sie lässt sich von den Regentropfen ablenken, die auf die Windschutzscheibe prasseln. Dies alles sind Ablenkungen, die schlimm enden können.

Die Verarbeitungsgeschwindigkeit tut in solchen Fällen ihr Übriges. Wenn das Gehirn einen Gang runterschaltet, kann es nicht mehr auf mehrere brenzlige Fahrsituationen gleichzeitig reagieren. Und da es kein kognitives Heimlich-Manöver[6] gibt, das einem auf der Autobahn das Leben rettet, kann ein vermindertes Reaktionsvermögen tödlich sein. Aus diesem Grund setzen sich viele Senioren nicht mehr ans Steuer. Zwar würden sie gerne weiter Auto fahren, aber ihr Gehirn macht ihnen einen Strich durch die Rechnung.

Wir haben die Verarbeitungsgeschwindigkeit und die Aufmerksamkeit besprochen. Als Nächstes kommen wir zu einem Prozess, der beides beinhaltet: die Entscheidungsfindung.

Keine besonders fluide Intelligenz

Man kann Wilhelm Wundt getrost als einen der wichtigsten Wissenschaftler aller Zeiten bezeichnen. Obwohl er bereits 1920 starb, sind seine Erkenntnisse bis heute ungeheuer einflussreich. In diesem Abschnitt geht es um eine seiner Ideen: die emotionsbasierte Entscheidungsfindung und wie sie sich im Alter verändert.

Wundts akademische Laufbahn begann alles andere als vielversprechend. In der Schule war der einzelgängerische, dürre Junge so schlecht, dass seine Lehrer ihm nahelegten, Briefträger zu werden – mehr könne er nicht erreichen, meinten sie. Die Dinge änderten sich, als der junge Wilhelm wie durch ein Wunder den Sprung an die Universität schaffte und Medizin studierte. Er entwickelte ein lebhaftes Interesse an Physiologie und ein noch größeres Interesse an der menschlichen Psyche. Das war der Beginn einer fünfundsechzig Jahre währenden außergewöhnlichen Laufbahn, in der er sich mit menschlichem Verhalten befasste. Heute gilt er als Begründer der modernen Psychologie. Sein Werk hat zahlreiche Wissenschaftler beeinflusst, die Ihnen vermutlich ebenso wenig bekannt sind wie Wundt selbst. Dazu gehören wegweisende Koryphäen wie G. Stanley Hall, der Vater der Kinderpsychologie, und Edward Titchener, der den Begriff der Empathie geprägt hat.

Eine von Wundts bahnbrechenden Ideen war das Konzept des Arousal (Erregung) und seine Rolle bei der emotionsbasierten Entscheidungsfindung. Wenn wir zwischen zwei Alternativen wählen können, schauen wir als Erstes, welche von beiden uns den größeren Nutzen bringt. Wird unser Gehirn durch eine Option positiv erregt, bewegen wir uns in diese Richtung; wird es negativ erregt,

---

6   Anm. d. Übers.: zum sogenannten Heimlich-Manöver siehe Kapitel 7, S. 161

bewegen wir uns von dieser Option weg. Diese einfache Wahl zwischen Annähern und Vermeiden ist ein entscheidender Baustein für komplexe Entscheidungen und ein Phänomen, das vieles erklärt. Ich erwähne es hier, weil
Annähern und Vermeiden durch das Altern stark beeinflusst wird. Mit zunehmendem Alter verschiebt sich unsere Fähigkeit, „Bauchentscheidungen" zu
treffen, wie tektonische Platten.

Dabei bewegen wir uns auf vertrautem Terrain, denn einige Aspekte dieser
Verschiebung haben wir bereits in Kapitel 3 behandelt, wo es um betrügerische
Internetbekanntschaften ging und darum, wie sich unsere Motivation im Alter
von Risikobereitschaft hin zu Prävention verlagert. Wissenschaftler haben jedoch
entdeckt, dass solche Einbußen bei der emotionalen Entscheidungsfindung lediglich Teil eines größeren Verlusts sind. Was tatsächlich nachlässt, ist die fluide
Intelligenz.

Die fluide Intelligenz befähigt uns dazu, unsere Problemlösungsfertigkeiten zu
aktivieren. Sie ermöglicht uns, Probleme unabhängig von unserer persönlichen
Erfahrung zu identifizieren, zu verarbeiten und zu lösen. Wie es in einem For-
schungsbeitrag heißt, bezeichnet die fluide Intelligenz unsere Fähigkeit, „flexibel
neue Informationen hervorzubringen und zu manipulieren".

Da Informationen zumindest für die Zeit, in der wir sie manipulieren, in einem
volatilen Gedächtnisspeicher verfügbar sein müssen, liegt der Gedanke nahe,
dass diese Fähigkeit etwas mit dem Arbeitsgedächtnis zu tun hat. Forschungsergebnisse haben diese Annahme bestätigt. Die fluide Intelligenz hängt sehr
stark mit den Fähigkeiten des Arbeitsgedächtnisses zusammen. Sie beeinflussen
sich sogar gegenseitig. Und wie wir bereits gesehen haben, lässt das Arbeitsgedächtnis im Alter nach.

Die fluide Intelligenz wird oft ihrem talentierten Zwilling, der kristallinen Intelligenz, gegenübergestellt. Dabei handelt es sich um die Fähigkeit, aus eigenen
Erfahrungen zu schöpfen und Informationen zu verwenden, die in einer struktu-
rierten Datenbank gespeichert sind. Wie wir wissen, lassen nicht alle Gedächtnissysteme im Alter nach (manche werden mit den Jahren sogar besser), und statistisch betrachtet trifft das auch auf die kristalline Intelligenz zu. Je nachdem, wie
sie gemessen wird, bleibt sie ein Leben lang mehr oder weniger stabil.

Ganz anders verhält es sich mit der fluiden Intelligenz. In der Regel sinken die
Werte zwischen dem zwanzigsten Lebensjahr (wenn sie am höchsten sind) und
dem fünfundsiebzigsten Lebensjahr um fast 40 Prozent. Das heißt, dass Entscheidungsfindungsfähigkeiten, die auf den Werkzeugkasten der fluiden Intelligenz zurückgreifen, mit den Jahren nachlassen. Dazu zählen Entscheidungen,
die Input aus verschiedenen Quellen *gleichzeitig* benötigen (wie bei einer reich ge-

deckten Thanksgiving-Tafel, bei der man alle Speisen auf den Tisch stellt, ohne dass sie kalt werden). Das Arbeitsgedächtnis, das im Alter ohnehin nachlässt, ist da keine große Hilfe. Die fluide Intelligenz ist auch für Entscheidungen zuständig, bei denen die Wahl zwischen Annähern und Vermeiden eine Rolle spielt, weswegen Wundts Arousal-Theorie in diesen Abschnitt gehört.

Das alles findet in einem neuronalen Netzwerk statt, das Yale-Forscher als *Affect-Integration-Motivation*-System (AIM) bezeichnen. Dieses Netzwerk besteht aus interaktiven Kombinationen von Gehirnregionen, die gemeinsam zwei unterschiedliche Funktionen erfüllen: Arousal und fluide Intelligenz.

Innerhalb dieses Netzwerks kontrolliert der Nucleus accumbens das positive subjektive Arousal. (Als Teil des Belohnungssystems ist er auch am Suchtverhalten beteiligt.) Die Insula kontrolliert das negative subjektive Arousal (und hat mit der Gutgläubigkeit älterer Menschen zu tun und ebenso mit Ekelgefühlen bei Menschen jeden Alters). Wie bereits beschrieben, lassen Teile dieses Systems im Alter nach. Bei jüngeren Menschen ist die Insula bei negativem Arousal sehr aktiv, während sie sich bei älteren Menschen überhaupt nicht rührt.

Auch das Lernen ist davon betroffen. Gibt man Senioren Aufgaben, bei denen sie anhand von kürzlich gelernten Informationen Entscheidungen treffen müssen, tun sie sich schwer. Und je mehr Inputs gleichzeitig auf sie einströmen, desto schlechter schneiden sie bei solchen Aufgaben ab. Das AIM-Netzwerk spielt hier ebenfalls eine Rolle. Es aktiviert bestimmte Neuronen im präfrontalen Cortex und im Stirnlappen, die die fluide Intelligenz und die Entscheidungsfindung kontrollieren. Im Alter stellt der präfrontale Cortex – der normalerweise mit so ziemlich jeder Gehirnregion kommuniziert, die gewillt ist, ihm zuzuhören – jedoch seine Interaktion mit dem Nucleus accumbens ein. Dadurch werden bestimmte Aufgaben beeinträchtigt, nämlich all jene, bei denen das Gehirn neue Informationen verarbeiten und sie dazu verwenden muss, ältere, bereits verarbeitete Informationen auf den neuesten Stand zu bringen. Man kann natürlich auch das nachlassende Arbeitsgedächtnis dafür verantwortlich machen, an dem der präfrontale Cortex ebenfalls beteiligt ist – was wiederum zeigt, dass die Dinge nie kompliziert genug sein können, wenn es um Schaltkreise im Gehirn geht.

Bedeutet das, dass ältere Menschen generell nicht in der Lage sind, Entscheidungen zu treffen? Keineswegs. Wenn Aufgaben Informationen erfordern, die schon vor langer Zeit gelernt wurden (hier ist die kristalline Intelligenz gefragt, die im Alter stabil bleibt), schneiden Senioren bei Tests ebenso gut ab wie jüngere Probanden.

Werfen wir einen Blick auf eine Szene in Steven Spielbergs Science-Fiction-Klassiker *Unheimliche Begegnung der dritten Art* aus dem Jahr 1977.

Schauplatz ist der Tower eines Flughafens, wo ein grauhaariger Fluglotse (mit der beruhigenden Ausstrahlung eines Morgan Freeman) vor einem Radarschirm sitzt und eine haarsträubende Notsituation in den Griff bekommen soll: Mehrere Piloten von Passagierflugzeugen haben ein Ufo gesichtet und befürchten, es könne zu Kollisionen im Luftraum kommen. Die Mitarbeiter versammeln sich um den älteren Fluglotsen, reden aufgeregt durcheinander und schaffen eine verwirrende Geräuschkulisse.

Eigentlich müsste der ältere Fluglotse angesichts der bedrohlichen Situation und des Geschnatters seiner Kollegen völlig aufgelöst sein; zumindest müsste er sich dadurch ablenken lassen und nervös reagieren. Aber nein: Er bleibt so gelassen, als hätte er ein Blister Methaqualon eingeworfen. Ruhig und bestimmt erteilt er Anweisungen und meistert die Krise souverän. Zum Schluss fragt er noch seelenruhig: „TWA 517, möchten Sie ein Ufo melden? Over", als würde er sich beim Piloten erkundigen, was er zum Frühstück gegessen hat.

Was spielt sich im Kopf dieses unerschütterlichen Fluglotsen ab? Wie schafft er es, blitzschnell die richtigen Entscheidungen zu treffen? Das scheint so gar nicht zu den Forschungsdaten zu passen, nach denen die Entscheidungsfindungsfähigkeiten älterer Menschen beeinträchtigt sind, vor allem wenn viele verschiedene Informationen gleichzeitig auf sie einströmen. Und doch ist die Szene mehr als nur eine Hollywoodfantasie.

Schließlich ist der heldenhafte Fluglotse kein unerfahrener Grünschnabel, sondern ein gestandener Profi, ausgestattet mit kristallinen Kognitionsmuskeln. Kein Wunder, denn sein Job lässt sein Gehirn acht Stunden pro Tag Sport treiben, und jedes Mal, wenn er zur Arbeit geht, trainiert er bestimmte Gehirnregionen. Obwohl er zum alten Eisen gehört und statistisch betrachtet geistig abbauen müsste, ist er in Sachen individueller Befähigung allen anderen im Raum überlegen. Veranlagung und Umwelt – so interagieren sie miteinander.

Spiele fürs Gehirn

Sie müssen aber nicht den ganzen Tag wie eine Sphinx vor dem Radarschirm sitzen, um die kognitiven Früchte der Erfahrung zu ernten. Immer mehr Forschungen deuten darauf hin, dass Sie Ihre grauen Zellen auch zu Hause trainieren können. Einen Bildschirm brauchen Sie zwar, aber keinen Tower. Es genügen ein paar Videospiele.

Ja, Sie haben richtig gelesen. Videospiele. Für Senioren. Genauer: Trainingsprogramme für das Gehirn.

Noch vor wenigen Jahren wäre eine solche Empfehlung aus der Feder eines Wissenschaftlers undenkbar gewesen – und das aus gutem Grund. Erinnern Sie sich noch an eine Firma namens Lumos Labs und ihre *Lumosity*-Gehirntrainingsserie? Die Entwickler behaupteten, man könne die gefürchtetsten kognitiven Schreckgespenster der über Fünfundsechzigjährigen abwehren, wenn man nur wenige Minuten am Tag das Gehirn mit ihren Spielen trainiere. Gedächtnisverlust, Demenz, Alzheimer – das alles ließe sich dank *Lumosity* vermeiden. Genauere Untersuchungen ergaben jedoch, dass die Spiele keineswegs hielten, was sie versprachen. Das Unternehmen geriet ins Visier der Federal Trade Commission (FTC) – einer Behörde, die unter anderem für den Verbraucherschutz zuständig ist –, die ihm wegen Irreführung der Öffentlichkeit eine 50-Millionen-Dollar-Strafe aufbrummte. (Später wurde sie auf zwei Millionen herabgesetzt.) Die FTC verdonnerte Lumos Labs außerdem dazu, Kunden, die das Programm bereits abonniert hatten, eine rasche Kündigung ohne finanzielle Nachteile zu ermöglichen. Dieses harte Durchgreifen bei Anbietern von mentalen Trainingsprogrammen war längst überfällig. *Jungle Rangers* (von dem behauptet wurde, es würde ADHS-Symptome mindern) und *LearningRX* (das angeblich schwere kognitive Beeinträchtigungen heilte) wurden derselben kostspieligen Kontrolle unterzogen.

Nichtsdestotrotz tauchten schlampige Forschungen, die den angeblichen Nutzen des Gehirnjoggings priesen, mit derselben Vorhersehbarkeit auf wie die Grippe im Winter. Gleichzeitig wurden Gehirntrainingsprogramme auch von seriösen Wissenschaftlern unter die Lupe genommen – mit unterschiedlichen Resultaten. (Widersprüchliche Auffassungen sind ein großartiger Indikator für eine dynamische Forschung und ein hoffnungsvolles Zeichen für die Wissenschaft als solche.) Mit einem Mal standen sich zwei Lager von Wissenschaftlern gegenüber. Ein Jahr bevor die FTC gegen Lumos Labs vorging, hatte eine Gruppe von mehr als siebzig Forschern eine Petition unterzeichnet, in der Gehirntrainingsprogramme als „Blödsinn" bezeichnet wurden. Zitat: „Wir widersprechen der Behauptung, dass Gehirnspiele Konsumenten eine wissenschaftlich fundierte Möglichkeit bieten, um den Abbau kognitiver Fähigkeiten zu verringern oder rückgängig zu machen. Bis heute gibt es keinen überzeugenden wissenschaftlichen Beleg für eine solche Wirkung."

Eine andere Gruppe, bestehend aus etwa hundertzwanzig Wissenschaftlern, angeführt von dem berühmten Neurowissenschaftler Mike Merzenich, propagierte das Gegenteil: „Niemand behauptet, dass Gehirnspiele aus einem Otto Normalverbraucher einen Shakespeare oder einen Einstein machen. Aber es gibt genügend Hinweise darauf, dass bestimmte Populationen durchaus von einem computerbasierten kognitiven Training profitieren. So kann es zum Beispiel das Risiko, dass eine ältere Person einen Autounfall hat, halbieren."

Die positiv eingestellten Wissenschaftler warfen den Skeptikern vor, nicht nur übereilt zu urteilen, sondern auch Beweise zu ignorieren. Sie legten einen ganzen Stapel von Forschungsbelegen vor, die ihres Erachtens zeigten, dass die Spiele sehr wohl einen kognitiven Nutzen hatten, vorausgesetzt, sie waren gut konzipiert und wurden durch noch bessere Evaluationsinstrumente überprüft. Obschon die meisten von ihnen die Verbraucherschutzbedenken teilten, hielten sie es für falsch, die noch junge Wissenschaft des kognitiven Trainings nur deswegen zu ignorieren, weil sie noch in den Kinderschuhen steckte.

Inzwischen wurde eine ganze Reihe von qualitativ hochwertigen Studien zu diesem Thema veröffentlicht, und sie zeigen einen klaren Trend, denn die meisten gelangen zu positiven Ergebnissen. Aber genau das macht ja den „Charme" der Wissenschaft aus: Es braucht Zeit, um einen Konsens zu finden, und der Weg dorthin ist mit zahlreichen Argumenten und eingeschnappten Wissenschaftlern gepflastert, deren Ego mal aufgeblasen wird, mal einen Dämpfer bekommt. An manchen Programmen muss noch gefeilt werden, und alle könnten weitere Replikationsrunden vertragen, aber man merkt, dass sie den Kinderschuhen entwachsen sind. Auch Lumos Labs hat sich weiterentwickelt. Seine Mission sieht das Unternehmen nun darin, „das Verständnis der menschlichen Kognition voranzubringen", und es hat weitere Forschungen angekündigt. Auf den folgenden Seiten werde ich einige Gehirntrainingsprogramme vorstellen, die dem unerbittlichen Beschuss der Expertenprüfung standgehalten haben und ungebeugt daraus hervorgegangen sind.

Geschwindigkeitsteufel

Meine erste Erfahrung mit einem Videospiel ist mir im Gedächtnis geblieben wie anderen die erste Liebe. Das Spiel hieß *Pong*, und der Spielautomat stand in einer Bowlingbahn. Es war ein gelber Kasten, der einen in den Bann zog wie der Blick einer Schlange. *Pong* war eine simple elektronische Version von Tischtennis, aber Mannomann! Ich war regelrecht süchtig danach. Später wechselte ich dann zu anspruchsvolleren Spielen. (Meine nächste Liebe galt dem Computerspiel *Myst*.) Ich schicke das vorweg, um gar nicht erst den Verdacht aufkommen zu lassen, ich sei in Sachen Videospielen nicht voreingenommen. Aber was die Gehirntrainingsprogramme betrifft, die wir hier besprechen, kann ich mich zum Glück auf unabhängige empirische Untersuchungen berufen.

Das computergestützte Gehirntraining ist auch heute noch so einfach wie *Pong*, und das aus guten wissenschaftlichen Gründen: Je unkomplizierter das Programm, desto weniger unkontrollierte Variablen gibt es. Die Ergebnisse sind klarer und besonders aussagekräftig, wenn sogenannte entfernte Transfereffekte gemessen werden. Bei vielen weniger gut konzipierten Gehirntrainingsübungen (und das sind die meisten) verbessert sich lediglich eins: die Punktwerte, die man bei dieser einen Übung erzielt. In diesem Fall spricht man von nahen Transfereffekten. Was man mit dem Gehirntraining aber tatsächlich erreichen will, ist, einen kognitiven Prozess zu beeinflussen, der nicht direkt mit der Übung zusammenhängt, zum Beispiel die Verarbeitungsgeschwindigkeit oder das Gedächtnis. Nur dann spricht man von einem entfernten Transfereffekt.

Es freut mich, Ihnen mitteilen zu können, dass ein paar einfache, von Wissenschaftlern entwickelte Spiele tatsächlich starke Transfereffekte auf die Kognition haben, vorausgesetzt, man spielt sie so, wie die Entwickler das vorgesehen haben. Lassen Sie mich eine gut konzipierte Studie mit einem einfachen Spiel anführen, bei dem es um die Verarbeitungsgeschwindigkeit geht. Stellen Sie sich vor, Sie sitzen vor einem Computerbildschirm, auf dem unvermittelt und für kurze Zeit zwei Bilder erscheinen: eines in der Mitte des Bildschirms, das andere am Bildschirmrand. Ihre Aufgabe ist es, anzugeben, was in der Mitte zu sehen war, und was am Rand. Und wie das bei Spielen so üblich ist, nimmt der Schwierigkeitsgrad zu, je besser Sie die Aufgabe bewältigen. Die Bilder erscheinen immer kürzer auf dem Bildschirm, und es werden Objekte eingeblendet, die Sie ablenken. Während das Spiel läuft, wird Ihre Reaktionsgeschwindigkeit ebenso gemessen wie die Richtigkeit Ihrer Angaben.

Eine Gruppe von Wissenschaftlern der Johns Hopkins University und des New England Research Institute wollten zwei Dinge herausfinden: welche Effekte dieses Training auf die Verarbeitungsgeschwindigkeit hat und ob es die Wahrscheinlichkeit beeinflusst, eine Demenz zu entwickeln (einen entfernteren Transfereffekt gibt es kaum). Die Stichprobe in dieser sogenannten ACTIVE-Studie (**A**dvanced **C**ognitive **T**raining for **I**ndependent and **V**ital **E**lderly) waren kognitiv gesunde Senioren mit einem Durchschnittsalter von vierundsiebzig Jahren. Die Probanden wurden per Zufallsverfahren in vier Gruppen eingeteilt: Eine Gruppe (die Kontrollgruppe) tat überhaupt nichts, die zweite erhielt ein Training zur Verbesserung des Gedächtnisses und die dritte eine Maßnahme zur Verbesserung des Schlussfolgerns. Die Mitglieder der vierten Gruppe nahmen an zehn Sitzungen mit dem Spiel zur Verbesserung der Verarbeitungsgeschwindigkeit teil. (Bei einigen zufällig ausgewählten Teilnehmern dieser Gruppe wurde dieses Training nach einem Jahr und dann erneut nach drei Jahren aufgefrischt.) Dann lehnten sich die Wissenschaftler zehn Jahre lang zurück und warteten, bis die Mitglieder der verschiedenen Gruppen Mitte achtzig waren, um sie auf Zeichen von Demenz zu untersuchen.

Die Ergebnisse waren eine Sensation: Nach zehn Jahren wies die Gruppe, die das Verarbeitungsgeschwindigkeitstraining absolviert hatte, eine um 48 Prozent geringere Wahrscheinlichkeit auf, an Demenz zu erkranken, als alle anderen Gruppen. Das ist erstaunlich. Zum einen hatten die Probanden alles in allem weniger als vierundzwanzig Stunden trainiert, und trotzdem zeigte das Training zehn Jahre später noch eine gewaltige Wirkung. Das nenne ich einen *entfernten Transfereffekt*! Zum anderen ließ sich bei den Probanden, die das Gedächtnistraining absolviert hatten, keinerlei Verbesserung dieser Fertigkeiten feststellen. Die Maßnahme erwies sich als reine Zeitverschwendung. Der Vergleich verleiht den positiven Ergebnissen in Sachen Verarbeitungsgeschwindigkeit zusätzlich Gewicht und zeigt, wie stark sie waren.

Noch wurden diese Ergebnisse nicht repliziert, aber sie waren dennoch bemerkenswert. Und es war nicht das erste Mal, dass Wissenschaftler entfernte Transfereffekte fanden. Ein paar Jahre zuvor hatten Forscher der Mayo-Kliniken eine auditive Version desselben Experiments durchgeführt: Hier sollten die Probanden anstelle von visuellen Reizen Töne unterscheiden, die ihnen nacheinander vorgespielt wurden. Dabei handelte es sich unter anderem um zwei ähnlich klingende Wörter in unterschiedlichen Tonlagen. Je besser die älteren Probanden bei dem Test abschnitten, desto kürzer wurden die Intervalle zwischen den Tönen. Die Senioren übten jeden Tag eine Stunde lang, fünf Tage pro Woche, über einen Zeitraum von acht Wochen.

Ähnlich starke Transfereffekte wurden seither beobachtet: Eine verbesserte Verarbeitungsgeschwindigkeit führte zu einer verbesserten Gedächtnisleistung. Senioren, die das Training bekamen, reagierten doppelt so schnell wie Kontrollprobanden ohne Training. Die Neuropsychologin Dr. Glenn Smith hat das Arbeitsgedächtnis der Probanden mit einem Instrument namens RBANS (**R**epeatable **B**attery for the **A**ssessment of **N**europsychological **S**tatus) getestet. Wie sich herausstellte, war die „Verbesserung dieser Fertigkeiten in der experimentellen Gruppe signifikant größer [als in der Kontrollgruppe], nämlich ungefähr doppelt so groß".

Ein weiteres akustisches Spiel, das an der University of California in San Francisco entwickelt wurde und sich ebenfalls positiv auf das Arbeitsgedächtnis auswirkt, ist *Beep Seeker*. Man prägt sich einen Zielton ein und hört dann eine Abfolge von Tönen. Wann immer man den Zielton vernimmt, drückt man eine Taste. Das ist schwieriger, als man denkt, denn je besser man wird, desto mehr ablenkende Töne werden eingebaut, die ganz ähnlich klingen wie der Zielton.

Die Wissenschaftler, die mit *Beep Seeker* arbeiten, interessieren sich natürlich nicht dafür, wie gut ihre Probanden Töne erkennen. Ihnen geht es um Ablenkbarkeit, Fokus und entfernte Effekte. Könnte dieses Training scheinbar unzusammenhängende kognitive Prozesse wie Aufmerksamkeit auch in anderen Domänen verbessern? Womöglich das Arbeitsgedächtnis? Die ermutigende Antwort lautet: ja und nochmals ja.

Bei einem Arbeitsgedächtnistest erreichten trainierte Probanden einen Punktwert von +0,75 (ein guter Wert), wohingegen untrainierte Kontrollprobanden bei –0,25 landeten (ein schlechter Wert). Identische Experimente wurden auch mit Versuchstieren durchgeführt, und sie zeigten dieselben entfernten Transfereffekte.

Bedeutet das, dass Sie anfangen sollten, diese Gehirntrainingsspiele so zu spielen, wie die Forscher es vorschreiben? Genau das bedeutet es. Das Spiel, das Glenn Smith eingesetzt hat, wurde von Posit Science entwickelt und ist im Handel erhältlich. Andere werden zweifellos folgen. Mehr dazu finden Sie im Quellenverzeichnis.

Von Arcade-Spielen zum präfrontalen Cortex

In Vorbereitung auf die Abfassung dieses Kapitels habe ich zum ersten Mal seit vielen Jahren wieder ein Arcade-Videospiel gespielt, das in meiner Jugend sehr beliebt war: eine Onlinevariante von Ataris *Night Driver*. (Ach, was wir Forscher der Wissenschaft zuliebe nicht alles auf uns nehmen!) Das Spiel fasziniert mich immer noch, vor allem weil es so simpel ist. Man startet auf einen schwarzen Bildschirm, das Steuer in der Hand, und dann taucht ein virtueller Highway auf. Die Aufgabe besteht darin, der kurvenreichen Fahrspur zu folgen. Natürlich wird der Highway nur simuliert. Der Eindruck, man würde nachts über eine Schnellstraße fahren, entsteht durch die Reflektoren, die den Straßenrand markieren. Ziel ist es, innerhalb dieser Begrenzung zu bleiben. Im Spielverlauf wird das Tempo erhöht, und es tauchen entgegenkommende Fahrzeuge sowie diverse Hindernisse auf, denen man ausweichen muss. Und was das Beste ist: Ein ähnliches Spiel, das im Labor getestet wurde, verlangsamt offenbar den kognitiven Abbau.

Wie in der Fachzeitschrift *Nature* berichtet wurde, haben Wissenschaftler der University of California in San Francisco ein Spiel namens *NeuroRacer* entwickelt, das einer dreidimensionalen Version von *Night Racer* ähnelt, nur dass man bei Tag unterwegs ist. Die Spieler steuern ein virtuelles Auto durch eine Landschaft. Sie wurden gewarnt, dass unterwegs plötzlich Objekte unterschiedlicher Form und Größe auftauchen können. Die Aufgabe besteht darin, einige dieser Objekte „abzuschießen", aber nur solche, die eine bestimmte Größe und Form aufweisen. (Dieses Spiel dürfte auch den Enkelkindern der Probanden gefallen.)

Bevor die Spieler in der Studie loslegten, wurden sie einer Reihe kognitiver Tests unterzogen, bei denen Aufmerksamkeitszustände (zum Beispiel das Wechseln zwischen verschiedenen Aufgaben) und das Arbeitsgedächtnis untersucht wurden. Außerdem wurden sie an ein EEG-Gerät (Elektroenzephalogramm) angeschlossen. Das EEG misst die elektrische Aktivität im Gehirn in Reaktion auf äußere Reize. Die Forscher konzentrierten sich auf die Aktivität im präfrontalen Cortex.

Anschließend wurden mehrere Gruppen von älteren Probanden mit einem Durchschnittsalter von dreiundsiebzig Jahren auf das Spiel losgelassen, und sie spielten es vier Wochen lang. Dabei wurde ihre Gehirntätigkeit konstant überwacht. Nach einem Monat wurde die Kognition der Spieler erneut getestet. Als Kontrollgruppe dienten untrainierte Zwanzigjährige.

Die Ergebnisse waren umwerfend.

Als Erstes waren entfernte Transfereffekte an der Reihe. Die Hirnaktivität hatte sich vor allem im präfrontalen Cortex verändert und wies nun ein sehr viel „jüngeres" Muster auf, als hätte das Organ in einem mentalen Fitnessstudio Krafttraining betrieben. Die Vorher-nachher-Vergleiche des Verhaltens bestätigten diese Verbesserung. Bei Tests des Arbeitsgedächtnisses mit Ablenkungen verbesserten sich die Punktwerte der trainierten Probanden drastisch (+100 bei der *NeuroRacer*-Gruppe, −100 bei der untrainierten Kontrollgruppe). Ähnliche Ergebnisse wurden bei Tests des Arbeitsgedächtnisses ohne Ablenkungen gefunden und ebenso beim Aufmerksamkeitstest T.O.V.A. (**T**est **of V**ariables of **A**ttention).

Die größte Sensation war aber die Stabilität der Effekte: Die Verbesserungen waren noch sechs Monate nach dem Training messbar. Verglich man die älteren Probanden nach einem halben Jahr ohne *NeuroRacer* mit den zwanzigjährigen Kontrollprobanden, schnitten die Senioren besser ab! Hier ein Zitat aus dem *Nature*-Artikel: „[Diese Ergebnisse] sind unseres Wissens der erste Forschungsbeleg dafür, dass ein auf Kundenbedürfnisse zugeschnittenes Videospiel zur langfristigen Beurteilung kognitiver Fähigkeiten und der zugrunde liegenden neuronalen Mechanismen herangezogen werden kann und als wirkmächtiges Mittel zur Verbesserung der kognitiven Leistungsfähigkeit dient."

Adam Gazzaley, der Leiter des *NeuroRacer*-Teams, schwärmt, das Spiel könne „das erste Videospiel auf Rezept" werden. Das wäre in der Tat eine große Sache, denn wir wissen schon lange, dass Aufmerksamkeitsfähigkeiten im Alter nachlassen. Sehr zur Freude der Spielentwickler deuten die Daten mehrheitlich darauf hin, dass man etwas dagegen unternehmen kann. Diese Erkenntnis verdanken wir einer Technologie, die mit einer Spielkonsole begann und mit einer Elektrode auf der Kopfhaut endete.

Allerdings lösen diese Ergebnisse nicht bei allen Wissenschaftlern Begeisterungsstürme aus. Manche haben die Stichprobengröße (also die Zahl der Probanden) als zu gering kritisiert, andere haben die Frage aufgeworfen, wie relevant die Ergebnisse für den Alltag sind. (Verhindern sie zum Beispiel, dass man in den Keller stapft und vergisst, was man dort eigentlich wollte?) Die Kritik ist berechtigt, obschon sie die Entwicklung nicht aufhalten wird. Es ist die Mahnung, die Wissenschaftler nur allzu gut kennen: dass noch mehr geforscht werden muss.

Das führt uns zurück zu David Attenborough, der dargelegt hat, wie aus vielen kleinen Zuflüssen ein mächtiger, unaufhaltsamer Strom entsteht. Wenn unsere Aufmerksamkeitszustände der Amazonas sind, dann sind die Dinge, die wir bislang behandelt haben, die Quellen, aus denen sich der Fluss speist: mehr Freunde, weniger Stress und lebenslanges Lernen. Wenn Sie mich fragen, gehören Videospiele zu den Quellen, die am meisten Spaß machen. Wie wir sehen werden, sind es aber nicht die einzigen.

Wichtiges in Kürze

Trainieren Sie Ihr Gehirn mit Videospielen

- Die Verarbeitungsgeschwindigkeit – die Zeit, die Ihr Gehirn benötigt, um äußere Reize wahrzunehmen, zu verarbeiten und darauf zu reagieren – lässt im Alter nach. Sie ist der größte Prädiktor für kognitiven Abbau.
- Zwischen mehreren Aufgaben hin und her zu wechseln, wird mit zunehmendem Alter schwieriger. Daher lassen sich ältere Menschen auch leichter ablenken.
- Eigens konzipierte Videospiele wie *NeuroRacer* haben die Ergebnisse von Senioren bei Arbeitsgedächtnis- und Aufmerksamkeitstests erwiesenermaßen verbessert. Die Probanden schnitten sogar besser ab als Zwanzigjährige, die das Spiel nicht gespielt hatten.

Ihre geistige Verfassung: Alzheimer

Brain Rule

Prüfen Sie zehn Warnzeichen,
bevor Sie sich fragen: „Habe ich Alzheimer?"

Bald wird es auf der Welt nur noch zwei Sorten von Menschen geben: solche,
die Alzheimer haben, und solche, die jemanden kennen, der Alzheimer hat.
Dr. Mehmet Oz zugeschrieben

Wir werden Freunde sein, bis wir alt und senil sind.
Dann freunden wir uns neu an.
Anonymus

Auguste Deter war sichtlich verstört. Nachts irrte sie mit ihrem Bettzeug durch die Nervenheilanstalt, in der sie ihre letzten Jahre verbrachte, und schrie stundenlang ohne ersichtlichen Grund. Obwohl sie eine zierliche Frau war, konnte sie handgreiflich werden und stellte somit eine Gefahr für andere dar. Ihre geistige Verwirrtheit ging mit starken Stimmungsschwankungen einher. Eine Befragung durch ihren Arzt, der auch Protokoll führte, begann folgendermaßen:[7]

„Wie heißen Sie?", fragte der Arzt.

„Auguste", lautete die Antwort.

„Familienname?"

„Auguste."

„Wie heißt Ihr Mann?"

Sie zögerte. „Ich glaube … Auguste."

Der Arzt hakte nach: „Ihr Mann?"

„Ach so." Offenbar verstand sie die Frage nicht.

Der Arzt fuhr fort: „Wo wohnen Sie?"

Diese Frage schien sie zu überraschen. „Ach, Sie waren doch schon bei uns!", rief sie.

„Sind Sie verheiratet?", fragte der Arzt.

Wieder zögerte sie. Dann stieß sie hervor: „Ach, ich bin doch so verwirrt." Sie spürte, dass etwas nicht stimmte.

Der Arzt versuchte es weiter: „Wo sind Sie hier?"

„Da werden wir noch wohnen." Es war, als hätte sie eine andere Frage gehört.

---

7   Anm. d. Übers.: Der Wortlaut der Befragung ist dem Protokoll vom 25. November 1901 entnommen, das im Frankfurter Institut für Stadtgeschichte aufbewahrt wird. https://www.alzheimer-forschung. de/alzheimer/wasistalzheimer/geschichte-alzheimer-krankheit/ [Stand: 18. Mai 2018]

„Wo sind Sie hier?", beharrte der Arzt.

Die Patientin antwortete zusammenhanglos: „Hier und überall, hier und jetzt, Sie dürfen mir nichts übelnehmen."

Tatsächlich befand sich Auguste Deter in der „Städtischen Anstalt für Irre und Epileptische" in Frankfurt am Main, wo man sie aufgrund ihres Geisteszustands weggeschlossen hatte. Und der Nervenarzt, der die Befragung durchführte, war kein Geringerer als Dr. Alois Alzheimer. Seine Patientin war die allererste Person, der man jene Krankheit diagnostizierte, die später seinen Namen tragen sollte.

Auguste Deter starb 1906 im Alter von 55 Jahren, und Dr. Alzheimer durfte ihr Gehirn sezieren und scheibchenweise untersuchen. Dabei entdeckte er, was zum berühmt-berüchtigten zellulären Kennzeichen der Erkrankung geworden ist, jene rätselhaften Fibrillen und die noch seltsameren Plaques, die Augustes Gehirn durchzogen wie Fettadern ein Rib-Eye-Steak. Diese Schädigung diente als Erklärung für ihren Geisteszustand, der damals noch als „Dementia senilis" oder „Altersschwachsinn" bezeichnet wurde.[8]

Es ist eine Krankheit, die bis heute nichts von ihrem Schrecken verloren hat. Kaum etwas ängstigt ältere Menschen so sehr wie die Frage „Bekomme ich Alzheimer?". Der Gedanke daran setzt eine Spirale der Selbstbelauerung in Gang, die bei jedem Versprecher hellhörig wird und jedes Mal Alarm schlägt, wenn man das Handy oder die Schlüssel nicht finden kann. Ganz zu schweigen von dem mulmigen Gefühl, das sich einstellt, wenn man wieder einmal den Namen eines Bekannten vergessen hat. Die Frage treibt Patienten, Ärzte und Wissenschaftler gleichermaßen um, denn die Antwort ist alles andere als eindeutig. Gewöhnliche Alterserscheinungen von krankhaften Veränderungen des Gehirns zu unterscheiden, zählt zu den größten fachlichen Herausforderungen, zumal Demenzerkrankungen inzwischen eines der drängendsten Probleme der alternden Gesellschaft darstellen.

Dieses Kapitel befasst sich mit dem, was wir aktuell über Alzheimer wissen: wie man die Krankheit erkennt, wie man sie von einer leichten kognitiven Störung unterscheidet und welche Erkenntnisse wir einer außergewöhnlichen Studie mit Nonnen verdanken. Jawohl, mit *Nonnen*. Ich muss allerdings vorwegschicken, dass die folgenden Seiten in puncto Forschung nur wenig Ersprießliches zu bieten ha-

---

8   Anm. d. Übers.: In Anbetracht des ungewöhnlich jungen Alters seiner Patientin – Auguste Deter war gerade einmal 51 Jahre alt, als sie in die Nervenheilanstalt eingeliefert wurde – kam Alzheimer zu der Auffassung, dass es sich in ihrem Fall um eine „präsenile Demenz" handelte, deren Symptome und Zellbefunde denen älterer Demenzpatienten entsprachen. Siehe Sabine Schuchart (2017). „Berühmte Entdecker von Krankheiten: Alois Alzheimer hat nicht geirrt". *Deutsches Ärzteblatt* 114, S. 29–30.

ben. Zum jetzigen Zeitpunkt können wir noch nicht einmal genau definieren, was Demenzerkrankungen wie Alzheimer eigentlich sind. Wenn Wissenschaftler etwas partout nicht ausstehen können, dann ist es solch ein schleppender Fortschritt.

Leichte kognitive Störung

Wo altersgemäße Beeinträchtigungen enden und eine besorgniserregende Entwicklung beginnt, lässt sich nur schwer sagen. Ärzte verwenden den Begriff „leichte kognitive Störung" (engl. *mild cognitive impairment*, kurz MCI), um diese Grauzone zu beschreiben. Meist sind damit mehrere Symptome gemeint. In der Regel macht sich die Funktionsstörung anfangs kaum bemerkbar und nimmt dann allmählich zu. Oder auch nicht. Es gibt keinen Test, anhand dessen ein Arzt Vorhersagen treffen könnte. Das liegt daran, dass wir es mit vielen Arten von MCI zu tun haben, und wir fangen gerade erst an, sie zu unterscheiden. Forschungen zeigen, dass Patienten, die mit MCI (wohlgemerkt nicht *an* MCI) gestorben sind, Tausende winziger Lecks in den Blutgefäßen ihres Gehirns aufwiesen, wie bei einem Minischlaganfall. Bei anderen war eine Art Alzheimer-Vorstadium mit ersten Ansammlungen der klassischen Plaques-Klumpen zu erkennen. Andere wiederum zeigten Veränderungen, die wie das Vorstadium einer Parkinson-Demenz oder einer Lewy-Körper-Demenz oder irgendeiner anderen Art von Demenz aussahen. (Wir befassen uns gleich mit den verschiedenen Erkrankungen.) Dagegen sieht das Gehirn mancher MCI-Patienten bei der Autopsie vollkommen gesund aus und lässt überhaupt keine physischen Anzeichen einer Demenz erkennen.

Wie geht man das Problem am besten an? Aktuellen Schätzungen zufolge haben 10 bis 20 Prozent aller Menschen über fünfundsechzig Jahre eine leichte kognitive Störung. Beginnen wir also dort und arbeiten uns dann bis zur Alzheimer-Demenz vor. Welches sind die Verhaltenssymptome, die darauf hindeuten, dass Ihr Gehirn die Gefilde des normalen Alterns verlässt und einen krankhaften Pfad einschlägt? Die meisten Ärzte stellen eine Liste mit Verhaltensweisen zur Verfügung, auf die man achten soll. Eine der besten stammt von der Mayo Clinic. Dort werden die Warnsignale in zwei Kategorien eingeteilt:

Kognitionen

Sie verlegen Ihre Autoschlüssel. Sie vergessen Verabredungen. Sie verlieren häufig den Gesprächsfaden. Solche Veränderungen der Gedächtnisfunktion bezeichnet man als amnestische MCI. Möglicherweise fällt es Ihnen auch zunehmend schwer, sich in vertrauter Umgebung zurechtzufinden. Selbst einfache Entscheidungen überfordern Sie. Sie überblicken nicht mehr, welche Schritte notwendig sind, um eine Aufgabe zu erfüllen, oder Sie schätzen falsch ein, wie viel Zeit eine Aufgabe in Anspruch nimmt, oder beides. Diese Veränderungen werden non-amnestische MCI genannt.

Emotionen

Ihr Verhalten ist immer öfter sozial „unangemessen". Sie sind impulsiver, leichtfertiger, und Ihr Urteilsvermögen lässt zunehmend zu wünschen übrig. Diese Symptome können mit psychischen Problemen wie Depression und Angst einhergehen.

Wodurch unterscheiden sich diese krankhaften kognitiven und emotionalen Veränderungen von den normalen altersbedingten Defiziten, die wir bereits erörtert haben? De facto durch nichts. Als einziges grundlegendes Unterscheidungsmerkmal ließe sich ein Punkt auf der Mayo-Liste heranziehen: *Ihre Freunde und Angehörigen merken, dass mit Ihnen etwas nicht stimmt.* Zwar stellen sie fest, dass Sie noch in der Lage sind, Ihren Alltag zu bewältigen (dieses Kriterium spricht eher für eine leichte kognitive Störung als für eine Demenz), aber es entgeht ihnen auch nicht, dass Sie sich in einem oder mehreren Bereichen eindeutig schwertun. Vielleicht gelingt es Ihnen ja, die Einschränkungen für gewisse Zeit zu verbergen und selbst Angehörige zu täuschen, die Sie sehr gut kennen. Doch sobald sich Ihr Zustand verschlechtert, bröckelt die falsche Fassade. Wenn die kognitiven Schwächen nicht mehr nur Ihnen selbst, sondern auch anderen auffallen, ist es höchste Zeit zu handeln.

Was können Sie in solch einem Fall unternehmen? Wenn Sie bei sich selbst oder bei einem Angehörigen verdächtige Symptome feststellen, sollten Sie als Erstes den Hausarzt aufsuchen, der eine medizinische Untersuchung vornimmt und gegebenenfalls einen Facharzt hinzuzieht. Die meisten Ärzte beginnen mit einer Beurteilung des mentalen Zustands und/oder der Stimmung („Affekt"), gefolgt von einer neurologischen Untersuchung, bei der zum Beispiel die Reflexe, das Gleichgewicht und verschiedene sensorische Fähigkeiten getestet werden. Fast immer rät der Arzt dazu, sich einen Lebensstil anzugewöhnen, der Schlaganfällen vorbeugt.

Der Haken an der Sache ist, dass sich der Verlauf nur schwer vorhersagen lässt, aber immerhin schreitet die Störung bei manchen Betroffenen nicht fort. Sie können ein langes, unbeschwertes Leben mit MCI führen. Als schrullige Tante oder exzentrischer Onkel begeben sie sich in die illustre Gesellschaft kauziger Charaktere, wie wir sie aus zahlreichen englischen Romanen kennen. Aber natürlich gibt es unter den Betroffenen auch solche, die eine Zeitlang eine leichte kognitive Störung haben, bevor sich ihr Zustand zusehends verschlechtert und weitere Symptome hinzukommen. Wenn Sie im Alltag nicht mehr zurechtkommen, lassen Sie die MCI hinter sich und bewegen sich in Richtung Demenz. Man kann sich die MCI also als eine Art Prophetin vorstellen, die möglicherweise einen sich zusammenbrauenden Sturm vorhersagt. Oder besser gesagt: einen von mehreren potenziellen Stürmen.

Robin Williams

Seit meiner College-Zeit hat mich der Komiker und Schauspieler Robin Williams zum Lachen gebracht. Selbst wenn er nur einer Zeichentrickfigur seine Stimme lieh, wie dem Dschinni in *Aladdin* („Nur'n kleiner Freundschaftsdienst"), bog ich mich vor Lachen. Und ich war nicht der Einzige. Wenn er in Talkshows als Gast angekündigt war, spürte man förmlich, wie das Publikum in gespannter Erwartung seinem Auftritt entgegenfieberte. Williams' geballtes komisches Talent konnte sich jederzeit explosionsartig entladen. Seit seinem Tod sind nun schon einige Jahre vergangen, aber der Verlust fühlt sich immer noch an wie eine offene Wunde.

Wenige Monate bevor er sich das Leben nahm, wurde ihm die Parkinson-Krankheit diagnostiziert. Die Obduktion brachte aber noch etwas anderes ans Licht: Williams litt an einer diffusen Lewy-Körper-Demenz, einer Erkrankung, die oft mit einer leichten kognitiven Störung beginnt.

Ja, das Schwergewicht unter den Demenzerkrankungen ist zweifellos die Alzheimer-Demenz, die bis zu 80 Prozent aller Krankheitsfälle ausmacht. Aber es ist nicht die einzige Demenzform dort draußen. Ich möchte Ihnen drei dieser Erkrankungen vorstellen, angefangen mit der, die Robin Williams zu Fall brachte.

Demenz mit Lewy-Körpern

Williams' Diagnose war keineswegs ungewöhnlich. Die Lewy-Körper-Demenz ist in den Vereinigten Staaten die zweithäufigste Demenzform nach Alzheimer und macht – je nachdem, welche Studie man heranzieht – 15 bis 35 Prozent aller Demenzerkrankungen aus. Ihren Namen verdankt sie dem deutschen Neurologen Friedrich (Fritz) Lewy, der als Erster jene winzigen dunklen Punkte in den Nervenzellen von Patienten entdeckte, die an „Senilität" gestorben waren. Heute wissen wir, dass es sich dabei um anormale Ablagerungen des Proteins Alpha-Synuclein handelt. Zu den Symptomen, die diese Eiweißablagerungen hervorrufen, gehören Schlafstörungen, Sturzneigung, Gedächtnisverlust, visuelle Halluzinationen sowie Verhaltensweisen, die an Alzheimer erinnern. Wir wissen nicht, warum die Eiweißablagerungen Demenz verursachen; wir wissen nicht, wie man die Erkrankung behandelt (geschweige denn heilt); wir wissen nicht einmal, wie sie entsteht. In Anbetracht unserer Unwissenheit bezeichnen wir den Krankheitsursprung als „idiopathisch", ein Begriff, über den sich Robin Williams vermutlich schlapp gelacht hätte.

Parkinson-Krankheit

Dass es sich bei dieser Erkrankung um eine Demenz handelt, ist vielen gar nicht bewusst. Die Parkinson-Krankheit ist vor allem dafür bekannt, dass sie einen Kontrollverlust über die Bewegungen des Körpers zur Folge hat. Zu den prominenten Parkinson-Betroffenen gehören Michael J. Fox, Muhammad Ali und Billy Graham. Die Krankheit ist nach dem englischen Arzt James Parkinson benannt, der die Symptome 1817 erstmals beschrieb und sie Schüttelkrankheit nannte – eine anschauliche Bezeichnung, die dem Krankheitsbild allerdings nur teilweise gerecht wird.

Obwohl Parkinson eine Bewegungsstörung ist, treten in fortgeschrittenen Stadien fast immer Demenz, kognitive Störungen wie Veränderungen der Konzentrationsfähigkeit oder affektive Störungen wie Depression und Angst auf. Bei der Parkinson-Erkrankung sterben in bestimmten Gehirnregionen – vor allem in der Substantia nigra im Mittelhirn – Nervenzellen ab. Wie es zu diesem zellulären Genozid kommt, ist unklar. Möglicherweise hat aber ein Übeltäter die Finger im Spiel, den wir bereits kennen: Alpha-Synuclein. In der Tat weisen Parkinson-Patienten um die abgestorbenen Nervenzellen herum häufig Ablagerungen auf, die an Lewy-Körper erinnern.

Frontotemporale Demenz

Diese Demenzerkrankung beginnt früher als die anderen beiden. Die frontotemporale Demenz tritt meist um das sechzigste Lebensjahr auf, kann aber auch schon Zwanzigjährige treffen. Zu den Symptomen gehören sprachliche Einschränkungen, vor allem aber auffallende Persönlichkeitsveränderungen. Neben einer ausgeprägten Empathielosigkeit zeigen die Betroffenen sozial unangemessene Verhaltensweisen: Sie schreien zum Beispiel grundlos wildfremde Menschen an, werden körperlich übergriffig oder stopfen unbeherrscht Essen in sich hinein. Kennzeichnend ist außerdem ein repetitives Verhalten, das heißt, die Betroffenen reden ständig über dasselbe Thema, mähen immerzu den Rasen oder entwickeln sich wiederholende Bewegungsmuster. Die neurodegenerative Erkrankung geht mit einer fortschreitenden Schädigung der Frontallappen (der Gehirnregionen hinter der Stirn) und der Temporallappen (der Gehirnregionen im Schläfenbereich) einher. Wodurch sie verursacht wird, weiß niemand.

Neben diesen drei Demenzformen gibt es noch die vaskulären Demenzen, bei denen die kognitiven Defizite genau wie bei Schlaganfällen durch das Austreten kleiner Blutmengen in das Hirngewebe entstehen. Es gibt die Huntington-Erkrankung, die den Liedermacher Woody Guthrie dahingerafft hat. Und es gibt sogar eine, die möglicherweise übertragbar ist und durch Erreger namens Prionen verursacht wird: die Creutzfeldt-Jakob-Krankheit. Glücklicherweise gehört sie zu den seltensten Demenzformen.

Ganz anders verhält es sich mit *dem* Gehirnfresser schlechthin. Sowohl unter finanziellen als auch unter humanitären Gesichtspunkten könnte Alzheimer eine der kostspieligsten Erkrankungen sein, die unsere moderne Welt je heimgesucht haben. Es ist an der Zeit, dass wir uns eingehend damit befassen.

Die Alzheimer-Erkrankung: Ein Überblick

Alois Alzheimer hatte bei Auguste Deter zweifellos eine wichtige Entdeckung gemacht, doch was genau seiner Patientin den Verstand geraubt hatte, ließ sich bestenfalls vermuten. Kein Wunder, denn alles, was mit der Alzheimer-Demenz zu tun hat, wird früher oder später zum Gegenstand von Debatten und Spekulationen. Selbst Alzheimers bahnbrechende Befunde wurden nach seinem Tod in Zweifel gezogen. Zum Glück hinterließ er detaillierte Aufzeichnungen – und die Objektträger mit Hirngewebe. Moderne Wissenschaftler haben seine Arbeit unter die Lupe genommen und die Ergebnisse bestätigt.

Während die Forschungen rund um die Krankheit umstritten bleiben, steht ihre wirtschaftliche Sprengkraft außer Frage. Ob man die Belastung nun in Humankapital oder in Geldwerten misst – Alzheimer kostet die Menschheit ein Vermögen. Insgesamt nehmen Demenzerkrankungen auf der Liste der häufigsten Todesursachen in den Industrienationen Platz fünf ein, rangieren jedoch auf

Platz eins, was die Folgekosten betrifft. Das liegt daran, dass ein Patient nach der Diagnosestellung noch lange leben kann (zehn Jahre sind keine Seltenheit) und während dieser Zeit auf kostenintensive Pflege angewiesen ist. Allein in den Vereinigten Staaten waren im Jahr 2016 5,4 Millionen Menschen an einer Demenz erkrankt, und ihre Pflegekosten beliefen sich auf 236 Milliarden Dollar.

Diese Zahlen würden der Gesellschaft unter wirtschaftlichen Gesichtspunkten vermutlich nicht so sauer aufstoßen, wenn die Forschung wüsste, was genau sie eigentlich untersucht. Vielleicht überrascht es Sie ja, zu erfahren, dass dies nicht der Fall ist. Zwar ließen Alzheimers Gehirnpräparate keinen Zweifel daran, dass Auguste Deters Gehirn krankhaft verändert war. Spätere Forschungen haben jedoch ebenso eindeutig ergeben, dass nicht alle Patienten, die Deters Verhaltensweisen zeigen, auch ihre Hirnschädigung aufweisen. Und, was noch mehr überrascht, nicht alle Patienten, die Deters Hirnschädigung aufweisen, zeigen auch ihre Verhaltensweisen. Die Alzheimer-Forschung ist derzeit in Widersprüchen festgefahren, insbesondere auf molekularer Ebene.

Die mit Abstand führende Theorie über die Ursachen von Alzheimer ist die sogenannte Amyloid-Hypothese, mit der wir uns gleich noch genauer befassen werden. Allerdings sind nicht alle Wissenschaftler der Auffassung, dass sie als alleinige Erklärung für alle beobachteten Pathologien herhalten kann. Manche lassen sie nicht einmal als teilweise Erklärung gelten. Einige Wissenschaftler (mich eingeschlossen) sind der Meinung, es müsste eigentlich Alzheimer-*Erkrankungen* heißen, denn wir haben es höchstwahrscheinlich mit mehreren Formen zu tun. Diese mangelnde Eindeutigkeit ist unter anderem der Grund, weshalb es kein Testverfahren gibt, das Alzheimer zweifelsfrei nachweisen kann. Wenn Sie zum Arzt gehen, weil Sie befürchten, an Alzheimer erkrankt zu sein, werden Sie keinem speziellen Alzheimer-Test, sondern einem allgemeinen Demenztest unterzogen. Erst wenn bestimmte Verhaltensweisen ausgeschlossen wurden, könnte der Arzt den Verdacht äußern: „*Möglicherweise* haben Sie Alzheimer." Genauso formulieren es die Ärzte, und zwar aus einem wichtigen Grund: *Sie wissen nicht genau, ob Sie Alzheimer haben.* Niemand weiß das. Selbst eine Autopsie kann darüber nicht mit letzter Sicherheit Aufschluss geben, wie wir in Kürze sehen werden.

Dennoch ist es wichtig, einen Arzt aufzusuchen, sobald die Symptome Sie in Ihrer Alltagsfunktionalität beeinträchtigen. Wenn Sie in den Keller gehen, um etwas zu holen, und plötzlich nicht mehr wissen, was es war, ist das eine Sache; eine andere ist es, wenn Sie in den Keller gehen und plötzlich nicht mehr wissen, wo Sie sind.

Die Alzheimer-Erkrankung: Warnzeichen

Im Laufe der Jahre sind hervorragende Checklisten entwickelt worden, mit deren Hilfe sich feststellen lässt, ob ein Angehöriger möglicherweise Alzheimer hat oder einfach nur typische Alterserscheinungen zeigt. Eine der besten Checklisten stammt von der amerikanischen Alzheimer Association. Sie umfasst zehn Warnzeichen, die ich im Folgenden zusammenfasse. Die Symptome lassen sich thematisch anordnen: Gedächtnis, Exekutivfunktionen, Emotionen und allgemeine Informationsverarbeitung.

Gedächtnis

Die ersten vier Warnzeichen haben, wie nicht anders zu erwarten, mit dem Gedächtnis zu tun.

1. Gedächtnisverlust, der den Alltag beeinträchtigt
Es ist normal, dass das Arbeitsgedächtnis im Alter nachlässt. Wenn Angehörige jedoch ständig wichtige Verabredungen und Termine vergessen oder auffallend oft auf Gedächtnishilfen wie Notizzettel angewiesen sind und wenn sich zeigt, dass sie einfach keine neuen Informationen behalten können, ist es Zeit, einen Arzt aufzusuchen.

Es ist eine Frage der Häufigkeit. Wenn man hin und wieder einen Termin oder einen Namen vergisst, muss man sich keine Sorgen machen. Wenn das allerdings ständig vorkommt, besteht durchaus Grund zur Sorge.

2. Schwierigkeiten, gewohnte Aufgaben zu erledigen
Wenn Angehörige den Überblick über ihr Konto verlieren, den Weg zum Supermarkt nicht mehr finden oder die Regeln ihres Lieblingsspiels vergessen, ist das bedenklich. Bei fortschreitender Alzheimer-Demenz fällt es Betroffenen zunehmend schwer, gewohnten Anforderungen nachzukommen. Es ist okay, wenn man vergisst, auf dem Nachhauseweg beim Bäcker vorbeizufahren. Es ist nicht okay, wenn man plötzlich nicht mehr weiß, wie man zum Bäcker gelangt.

3. Ungewohnte Probleme mit Wörtern beim Sprechen und Schreiben
Wie wir gesehen haben, bleiben die grundlegenden Sprachfähigkeiten im Alter meist intakt. Daher ist es besorgniserregend, wenn Angehörige, die sich bislang normal ausdrücken konnten, immer öfter über Worte stolpern, zunehmend

Schwierigkeiten haben, Gesprächen zu folgen oder häufig mitten im Satz ins Stocken geraten, weil sie den Faden verlieren. Nicht die richtigen Worte zu finden, ist eine normale Alterserscheinung. Überhaupt keine Worte zu finden, ist definitiv nicht normal. Interessanterweise treten diese Schwierigkeiten auch beim Schreiben auf.

4. Verlegen von Gegenständen und Verlust der Fähigkeit, Handlungsschritte zurückzuverfolgen
Ein typisches Merkmal von Alzheimer ist die Unfähigkeit, nachzuvollziehen, was man zuletzt getan hat oder wo man zuletzt gewesen ist, was das Auffinden verlegter Gegenstände erschwert. Das ist auch insofern problematisch, als Alzheimer-Patienten im Anfangsstadium häufig Gegenstände an Orten ablegen, wo sie nicht hingehören (Brille im Eisfach, Schlüssel im Brotkasten). Dass ältere Menschen Dinge verlegen, ist nichts Ungewöhnliches. Wenn sie aber die Fernbedienung in die Mikrowelle stecken, ist das bedenklich.

Exekutivfunktionen

Dass die Exekutivfunktionen (also jene Fähigkeiten, die das Denken und Handeln steuern) im Alter nachlassen, ist normal, aber plötzlich auftretende, alltagsbeeinträchtigende Veränderungen wie die folgenden sind keineswegs physiologisch:

5. Schwierigkeiten beim Planen und Problemlösen
Wenn es Angehörigen zunehmend schwer fällt, einem Plan zu folgen (zum Beispiel einem Kochrezept) oder einen Plan zu erstellen (um beispielsweise finanziellen Spielraum für Ausgaben zu schaffen), ist das ein Warnsignal. Dasselbe gilt für eine nachlassende Konzentrationsfähigkeit, die dazu führt, dass gewohnte Tätigkeiten (zum Beispiel Überweisungsträger ausfüllen) deutlich mehr Zeit in Anspruch nehmen als früher. Wenn man mal vergisst, einen Rechnungsbetrag zu überweisen, müssen deswegen nicht gleich die Alarmglocken läuten. Anders sieht es aus, wenn man plötzlich nicht mehr weiß, wie man Überweisungen tätigt.

6. Vermindertes oder schlechtes Urteilsvermögen
Zu den Exekutivfunktionen gehört auch die Fähigkeit, Entscheidungen zu treffen, und diese Fähigkeit schwindet bei Alzheimer-Betroffenen viel rascher und extremer als bei Personen mit normalen Alterserscheinungen. Die Defizite ma-

chen sich bei finanziellen Entscheidungen ebenso bemerkbar wie bei der Selbstpflege. Ernst zu nehmende Fehleinschätzungen zeigen sich auch häufig bei der Wahl der Kleidung: Wenn sich ältere Menschen hin und wieder unpassend kleiden, besteht kein Grund zur Beunruhigung. Bedenklich wird es, wenn sie ohne Hose aus dem Haus gehen oder bei hochsommerlichen Temperaturen die Winterjacke anziehen, ohne sich dessen bewusst zu sein. Ebenso alarmierend ist es, wenn sie dem nächstbesten Obdachlosen ihre gesamten Ersparnisse schenken.

Emotionale Verarbeitung

Die folgenden beiden Warnzeichen betreffen Veränderungen der Stimmung und der Emotionsregulation.

7. Sozialer Rückzug

Ein frühes Anzeichen von Alzheimer kann ein Rückzug aus sozialen Aktivitäten sein, auf die der Betroffene bislang großen Wert gelegt hat. Wie wir in Kapitel 1 gesehen haben, wirkt sich soziale Isolation ohnehin schon äußerst negativ auf die kognitiven Fähigkeiten älterer Menschen aus; umso schlimmer ist es, wenn noch eine Alzheimer-Erkrankung hinzukommt. Die Betroffenen sind sich ihrer Defizite meist bewusst und schämen sich, darüber zu sprechen, was dazu führt, dass sie sich aus dem Freundes- und Bekanntenkreis zurückziehen.

8. Veränderungen von Stimmung und Persönlichkeit

Ein weiteres frühes Anzeichen von Alzheimer hängt mit Veränderungen der Stimmung zusammen. Alzheimer-Patienten können mit einem Mal misstrauisch, unruhig oder ängstlich werden oder starke Stimmungsschwankungen zeigen. Oft reagieren sie unangemessen auf ungewohnte Situationen, vor allem wenn sie nicht in ihrer vertrauten Umgebung sind. Dass Senioren im Alltag feste Gewohnheiten entwickeln, weil sie ihnen Sicherheit geben, und dass sie nur ungern darauf verzichten, ist vollkommen normal. Bedenklich wird es, wenn sie völlig aus der Fassung geraten, sobald diese Routine gestört wird.

Allgemeine Verarbeitung

Die letzten beiden Warnzeichen betreffen Verarbeitungsprobleme, die nicht explizit mit Gedächtnis, Exekutivfunktionen oder Emotionsregulation zusammenhängen.

9. Probleme mit der visuellen und räumlichen Wahrnehmung
Wenn die Augen schon viel gesehen haben, bleiben Abnutzungserscheinungen nicht aus: Ältere Menschen können nicht mehr so gut sehen. Bei Alzheimer-Patienten ist jedoch weniger die Sehkraft als die visuelle Wahrnehmung das Problem. Betroffene verlieren die Fähigkeit, Entfernungen richtig einzuschätzen, Farben und Kontraste zu unterscheiden und die räumliche Beziehung zwischen Objekten zu erfassen. Dadurch wird natürlich die Fahrtüchtigkeit beeinträchtigt.

10. Desorientiertheit zu Zeit und Ort
Vermutlich ist Ihnen dieses klassische Kennzeichen von Alzheimer bekannt: Die Betroffenen verlieren den Zeitbezug und wissen nicht mehr, wo sie sind. Sie konzentrieren sich zunehmend auf die unmittelbare Gegenwart, wodurch auch die Fähigkeit schwindet zu planen. Ihr inneres GPS setzt immer häufiger aus. In fortgeschrittenen Stadien stellt dieser Orientierungsverlust und die damit einhergehende Unruhe, das rastlose Umherwandern, die Wut und die Angst davor, was mit ihnen geschieht, ein enormes Problem dar. Wenn ältere Menschen gelegentlich die Wochentage durcheinanderbringen oder in vertrauter Umgebung für einen Moment die Orientierung verlieren, sich aber gleich darauf wieder zurechtfinden, besteht kein Grund zur Sorge. Wenn sie jedoch um Mitternacht durch ihr Wohnviertel irren und nicht wissen, wohin sie gehen, oder wenn sie auf der Straße wahllos Leute anschreien, ist das in hohem Maße besorgniserregend.

All jenen, die einen Angehörigen haben, der an Alzheimer leidet oder erste Anzeichen einer Erkrankung zeigt, möchte ich wärmstens die Informationen ans Herz legen, die Sie im Quellenverzeichnis und auf Websites wie www.deutsche-alzheimer.de, www.alz.ch und www.alzheimer-gesellschaft.at finden.

Der lange Abschied

Zwei Briefe aus der Feder des verstorbenen US-Präsidenten Ronald Reagan sind mir in Erinnerung geblieben: Der eine war an meine Mutter, Doris Medina, gerichtet, die Ende der 1940er-Jahre für kurze Zeit ein aufstrebendes Starlet in Hollywood war. Vernünftigerweise trat sie der Schauspielergewerkschaft bei, deren Vorsitzender Reagan damals war, und erhielt schon bald einen Brief von ihm. Es war ein erstaunlich persönliches Schreiben, in dem er sie in Südkalifornien und bei der Screen Actors Guild willkommen hieß. Der Brief war von ihm selbst und seiner ersten Frau, Jane Wyman, unterzeichnet, und sogar Tochter Maureen hatte noch etwas darauf gekritzelt.

Der zweite Brief, 1994 geschrieben, war ein Abschiedsbrief an die amerikanische Nation. Darin teilte Reagan seinen Landsleuten und der Welt mit, was ihm und seiner Familie bevorstand:

> *Vor Kurzem habe ich erfahren, dass ich zu den Millionen Amerikanern gehöre, die von der Alzheimer-Krankheit betroffen sind. [...] Leider hat die Familie eine schwere Bürde zu tragen, wenn die Erkrankung fortschreitet. Ich wünschte nur, ich könnte [meiner Frau] Nancy diesen schmerzlichen Weg ersparen. Wenn es so weit ist, wird sie ihn mit Ihrem Beistand voller Mut und Zuversicht auf sich nehmen, dessen bin ich mir gewiss. [...] Ich beginne nun die Reise, die mich in den Sonnenuntergang meines Lebens führt.*

Politisch hatte ich mit Reagan, wie mit den meisten Politikern, wenig am Hut. Aber in Anbetracht dieser ebenso menschlichen wie demütigen Offenbarung spielten solche Differenzen keine Rolle. Was zählte, war ein bedeutender, verletzlicher alter Mann, der einer der grausamsten Arten zu sterben ins Auge sah. Der Brief rührte mich zu Tränen.

Bevor Reagan das Zeitliche segnete, sollten noch zehn Jahre vergehen. Im Schnitt liegt die Lebenserwartung nach der Diagnose bei vier bis acht Jahren, weswegen die Alzheimer-Demenz auch „Der lange Abschied" genannt wird. Mit dem gewöhnlichen Altern hat dieser Verfall jedoch nichts gemein. Von den Siebzigjährigen, die an Alzheimer leiden, erreichen etwa 60 Prozent nicht das achtzigste Lebensjahr. Von denjenigen, die kein Alzheimer haben, sterben dagegen nur 30 Prozent vor dem achtzigsten Geburtstag. Grob gerechnet verdoppelt Alzheimer also das Sterberisiko. In den Vereinigten Staaten ist die Krankheit, unabhängig vom Alter, die sechsthäufigste Todesursache.

Statistisch gesehen erkrankt alle sechsundsechzig Sekunden ein Mensch an Alzheimer. Allerdings ist diese Aussage etwas irreführend, denn inzwischen können wir davon ausgehen, dass die Krankheit bereits zehn bis fünfzehn Jahre vor den ersten klinischen Symptomen beginnt. Manchen Berichten zufolge können sogar fünfundzwanzig Jahre vergehen, bevor sie sich bemerkbar macht. Das bedeutet, dass man zu dem Zeitpunkt, da man den Weg zum Supermarkt nicht mehr findet, bereits seit mindestens einem Jahrzehnt mit Alzheimer lebt. Es muss also heißen: Ungefähr alle sechzig Sekunden wird Alzheimer bei jemandem *entdeckt*. Derzeit ist etwa jeder zehnte Amerikaner über fünfundsechzig Jahre davon betroffen, also mehr als fünf Millionen Menschen. Angesichts der alternden Babyboomer-Generation geht man davon aus, dass sich diese Zahl bis 2050 annähernd verdreifachen wird.[9]

Die Erkrankung legt das Leben der Betroffenen nach und nach in Trümmer. Dabei werden drei grundlegende Stadien unterschieden: Frühstadium (das ziellose Umherwandern beginnt, die Persönlichkeit verändert sich), mittleres Stadium (Gedächtnisverlust und Verwirrtheit nehmen zu, die Betroffenen sind vermehrt auf Hilfe angewiesen) und Spätstadium (vollständiger Zusammenbruch, die Patienten sind rund um die Uhr pflegebedürftig). Diese Stadien sind jedoch nicht in Stein gemeißelt, denn Alzheimer verläuft bei jedem anders. Fest steht nur, dass die Krankheit mit leichten Symptomen beginnt und mit dem Tod endet; was dazwischen geschieht, ist so individuell wie der Patient. Das ändert jedoch nichts an der Tatsache, dass die Erkrankung in jedem Fall unaufhörlich und unaufhaltsam fortschreitet. In einer Broschüre der amerikanischen Alzheimer-Gesellschaft, der wir auch die Liste mit den Warnzeichen verdanken, heißt es: „Unter den zehn häufigsten Todesursachen ist Alzheimer die einzige, die nicht verhindert, geheilt oder auch nur verlangsamt werden kann."

Was unerschrockene Wissenschaftler natürlich nicht davon abgehalten hat, die sisyphusgleiche Suche nach Therapien auf sich zu nehmen. Der Fortschritt ist zäh und obendrein umstritten, aber es gibt ihn. Diesem Fortschritt, angefangen bei der Genforschung, wenden wir uns im Folgenden zu. Wir haben bereits Milliarden in die Alzheimer-Forschung gesteckt, und wie es aussieht, werden wir weitere Milliarden investieren müssen, bevor uns ein Durchbruch gelingt. Die Früchte einiger dieser Forschungsbemühungen betreffen die DNA. Offenbar haben manche Formen der Alzheimer-Demenz eine genetische Grundlage. (Seien Sie auf der Hut, wenn Sie eine Frau und Trägerin der Genvariante ApoE4 sind.) Laut dem Yale-Forscher Vince Marchesi machen diese erblichen Formen jedoch nur 5 Prozent aller bekannten Alzheimer-Fälle aus. Wodurch werden die restlichen 95 Prozent verursacht? Das wissen wir nicht genau.

Manche glauben, Alzheimer sei in Wirklichkeit eine Ansammlung mehrerer Krankheiten. Unsinn, sagen andere und verweisen auf die rekordverdächtigen

---

9   Anm. d. Übers.: In Deutschland sind gegenwärtig 1,6 Millionen Menschen an einer Demenz erkrankt, zwei Drittel davon an der Alzheimer-Demenz. Berechnungen zufolge wird die Zahl der Betroffenen bis zum Jahr 2050 auf circa drei Millionen steigen. https://www.deutsche-alzheimer. de/fileadmin/alz/pdf/factsheets/infoblatt1_haeufigkeit_demenzerkrankungen_dalzg.pdf   [Stand: 31. Mai 2018]

Stapel an Forschungsarbeiten, die als Beleg für die Amyloid-Hypothese ins Feld geführt werden. Mit dieser Hypothese befassen wir uns als Nächstes. Die strittige Geschichte beginnt Mitte der 1980er-Jahre in New York – mit der blutigen Fehde zweier skrupelloser Gangster.

Die Amyloid-Hypothese

Es war der spektakuläre Mafiamord von 1985. Paul Castellano, der unbeliebte Boss des Gambino-Clans, wurde mitten in Manhattan, zur Rushhour, niedergeschossen, als er gerade aus seinem Wagen stieg. Der Mann, der seinen Tod gewollt hatte, schoss nicht selbst – bekanntlich machen sich die Strippenzieher der Mafia selten persönlich die Hände schmutzig. Der Mord an Castellano war insofern ungewöhnlich, als der Auftraggeber, John Gotti, auf der anderen Straßenseite in einem Auto saß und zuschaute.

Diese Distanz zwischen Mafiabossen und Auftragskillern steht in direktem Bezug zur Amyloid-Hypothese. Stellen wir uns die Gangster als zwei Gruppen von Proteinen vor: Die eine gibt den Mord an alternden Nervenzellen in Auftrag; die andere führt ihn aus. Um zu verstehen, wie das funktioniert, müssen wir wissen, wie Zellen Proteine herstellen.

Wie wir in der Einleitung gesehen haben, befindet sich im Innern des Zellkörpers ein kleiner rundlicher Kern, prall gefüllt mit Kommando- und Kontrollstrukturen. Seine Funktion als Schaltzentrale der Zelle verdankt er den dicht gedrängten DNA-Molekülen in seiner Salzwassersphäre. Der winzige spiralförmige DNA-Titan übt seine Macht unter anderem dadurch aus, dass er den Befehl zur Herstellung von Proteinen erteilt, einer Molekülklasse, die so lebenswichtig ist wie das Atmen. Die Proteinsynthese birgt jedoch ein kleines Problem mit weitreichenden Folgen: Die DNA sitzt abgeschottet im Zellkern, und die Proteinproduzenten haben keinen Zugang zur Kommandozentrale; sie sind im Zellkörper (dem Zytoplasma) untergebracht. Die DNA löst dieses Problem, indem sie klitzekleine Stränge mit transportfähigen Informationen erstellt – die Boten-RNA – und ihre Anweisungen so aus dem Zellkern ins Zytoplasma schmuggelt. Dort lesen molekulare Mechanismen die Botschaften, besorgen sich die erforderliche Ausrüstung und machen sich an die Arbeit. Kurz darauf laufen neue Proteine vom Band, die allerdings noch unförmig und nicht zu gebrauchen sind. Um sie funktional zu machen, werden sie einem „Editing" unterzogen, bei dem überflüssige Teile weggeschnippelt, wichtige Teile neu zusammengesetzt und kleine Moleküle hinzugefügt werden. Dieser Vorgang wird posttranslationale Modifikation genannt, und er ist für die Amyloid-Hypothese von zentraler Bedeutung.

Schaut man sich das Gehirn mancher verstorbener Alzheimer-Patienten unter dem Mikroskop an, ist es, als würde man den Schauplatz eines Mafiamassakers in Augenschein nehmen: Überreste toter Nervenzellen, Löcher, wo sich einst gesundes Gewebe befand, und dazwischen merkwürdiges Treibgut, die charakteristischen Plaques und Fibrillen. Plaques sind verklumpte Amyloid-Proteine, die sich außerhalb der überlebenden Zellen ablagern und aussehen wie große, unförmige Fleischbällchen.

Normalerweise wird Amyloid im Anschluss an die Herstellung einer posttranslationalen Modifikation unterzogen, doch dieser Prozess geht bei Alzheimer-Patienten schief. Die Gründe hierfür sind vermutlich genetischer Natur. Die Fehlfunktion führt dazu, dass sich haufenweise klebrige Fragmente ansammeln, die Beta-Amyloid (kurz Aß) genannt werden. Sie bilden toxische Klumpen und kleinere, lösliche Aggregate mit einer noch verheerenderen Wirkung – die molekulare Entsprechung eines wütenden Mafiabosses. Die entarteten Strukturen geben alsbald den Tod von Neuronen in Auftrag. Zwar übernehmen manche das Morden selbst (Synapsen sind ein besonders beliebtes Ziel), überlassen die Drecksarbeit aber hauptsächlich einem anderen Protein: Eben jenes Protein ist der Auftragskiller.

Der schießwütige Befehlsempfänger hat etwas mit den Fibrillen zu tun. Diese Strukturen sehen aus wie Knäuel tödlicher Schlangen, die sich im Innern lebender Zellen ansammeln. Sie bestehen aus sogenannten Tau-Proteinen, die in ihrer normalen Form für die Stabilität und die Nährstoffversorgung der Zellen zuständig sind. Aus bislang ungeklärten Gründen befehlen die Amyloid-Mafiabosse den Neuronen, veränderte, faserartige, kurzum: tödliche Formen von Tau-Proteinen herzustellen. Diese Tau-Fibrillen zerstören das Innere der Neuronen. Die Zellen sterben ab, und die Fibrillen gelangen in den Zellzwischenraum, wo sie ungehindert weitere Neuronen töten können. Sie ziehen eine Spur der Verwüstung durch das Gehirn. Was zurückbleibt, sind zerstörte Synapsen und abgestorbene Nervenzellen – ein mörderisches Chaos. Im Spätstadium von Alzheimer schrumpft das Gehirn zusammen wie ein ausgetrockneter Schwamm.

So weit die Theorie.

Es gibt allerdings viele Gründe, um die Amyloid-Hypothese zu hinterfragen. Der Hauptgrund ist, dass manche Menschen zwar Plaques und Fibrillen aufweisen, aber keine Alzheimer-Symptome. Andere wiederum haben sämtliche Symptome, aber weder Plaques noch Fibrillen. Die ersten Probanden, die uns das gezeigt haben, waren Nonnen.

Die Nonnenstudie

„Zur Ruhe begebe ich mich nur nachts!", verkündete Schwester Mary mit dem trotzigen Stolz eines Teenagers, wenn man sie fragte, wann sie denn vorhabe, in den Ruhestand zu gehen. Und das war nicht nur so daher gesagt. Trotz ihrer vierundachtzig Jahre und der zarten Statur (sie maß gerade mal 1,50 Meter und brachte weniger als zweiundvierzig Kilogramm auf die Waage) war sie nicht zu unterschätzen. Schwester Mary unterrichtete fast sieben Jahrzehnte lang die Unterstufe an einer Highschool in Minnesota. Und als sie sich schließlich doch zur Ruhe setzte, stand sie den jüngeren Nonnen weiterhin beratend zur Seite. Sie war die unermüdliche Triebfeder des Klosters, bis ihre Energiereserven mit hundertein Jahren erschöpft waren. Schwester Mary nahm an der berühmten „Nonnenstudie" teil und war so großzügig, der Forschung nicht nur ihre Lebensgeschichte zu vermachen, sondern auch ihr Gehirn.

Die Nonnenstudie war das geistige Kind von Dr. David Snowdon, einem Epidemiologen, der regelmäßig die Gehirne verstorbener Alzheimer-Patienten untersuchte. Wie alle Forscher auf diesem Gebiet stand er vor dem Problem, genügend möglichst krankheitsfreie Senioren zu finden, die bereit waren, nach ihrem Tod ihr Gehirn für Forschungszwecke zur Verfügung zu stellen und so als aussagekräftige Kontrollgruppe zu dienen. Besonders gefragt waren Personen, die nicht mit lebensstilbedingten Störfaktoren wie Alkoholismus oder chronischem Drogenmissbrauch belastet waren.

Wie sich herausstellte, war die Lösung nur wenige Meilen von Snowdons damaliger Forschungsstätte, der University of Minnesota, entfernt. In Mankato gab es einen katholischen Frauenorden, die Schulschwestern von Unserer Lieben Frau, was den Wissenschaftler auf eine Idee brachte: Ob die Nonnen wohl bereit waren, eine langfristige Forschungsbeziehung mit ihm einzugehen? Viele von ihnen waren betagt, manche zeigten bereits die typischen Verhaltensweisen einer Alzheimer-Demenz. Die Ordensgemeinschaft bot ideale Forschungsbedingungen: Der Lebenslauf der Schwestern war gut dokumentiert, und angesichts ihres asketischen Lebensstils konnten besagte Störfaktoren nahezu ausgeschlossen werden. Was Snowdon vorschwebte, war, ihre Verhaltensweisen zu Lebzeiten zu dokumentieren und ihre Gehirne post mortem zu untersuchen. Auf diese Weise würde er ihre Neuroanatomie in allen Einzelheiten erforschen können.

Die Bereitschaft der Schwestern, der Wissenschaft zu dienen, war überwältigend (nicht umsonst waren sie ein Schulorden). Fast 680 Nonnen, allesamt älter als fünfundsiebzig, willigten ein, an der Studie teilzunehmen, und so konnte 1986 eines der bedeutendsten Forschungsprojekte auf dem Gebiet der Alters- und Demenzforschung unter der schlichten Bezeichnung Nonnenstudie an den Start gehen. Ausgestattet mit Forschungsgeldern des National Institute of Aging, belagerten in den folgenden Jahrzehnten Heerscharen von Wissenschaftlern das Kloster. Sie waren mit ganzen Testbatterien bewaffnet, darunter kognitive, physiologische und körperliche Leistungstests. Wenn eine Schwester starb, wanderte ihr Gehirn in Snowdons Forschungslabor.

Schließlich war Schwester Mary an der Reihe – der Goldstandard für erfolgreiches kognitives Altern, wie Snowdon sie einmal genannt hatte.

Angesichts seiner Beobachtungen war eigentlich davon auszugehen, dass die Autopsie der Verstorbenen ein Gehirn zum Vorschein bringen würde, das trotz des hohen Alters erfreulich funktional war – natürlich ein wenig abgenutzt, aber immer noch intakt, vielleicht sogar jugendlich. Doch Snowdon fand alles Mögliche, nur nicht das. Schwester Marys Gehirn war ein einziges neuroanatomisches Fiasko, voller Plaques und neurofibrillärer Verklumpungen und Zellpathologien, die nichts mit einem Goldstandard gemein hatten, sondern den typischen Merkmalen einer fortgeschrittenen Alzheimer-Demenz entsprachen. Dass sich diese massiven Schädigungen nicht auf ihren Verstand ausgewirkt hatten, grenzte an ein Wunder.

Um diesem Rätsel noch eins draufzusetzen: Schwester Mary war kein Einzelfall. Heute wissen wir, dass 30 Prozent aller Menschen, die zu Lebzeiten keinerlei Anzeichen von Demenz zeigen, Gehirne haben, die an den alzheimerschen Zellabfällen regelrecht ersticken. Dagegen weisen etwa 25 Prozent aller Patienten mit klassischen Alzheimer-Symptomen keine signifikanten Eiweißablagerungen im Gehirn auf. Diese statistischen Daten schienen der Amyloid-Hypothese den Garaus zu machen.

Auf der Suche nach Alzheimer-Medikamenten haben Pharmaunternehmen gezielt bei den Amyloid-Molekülen angesetzt. Ihr besonderes Augenmerk galt einem Wirkstoff mit dem merkwürdigen Namen Solanezumab, der an das tödliche Beta-Amyloid-Proteinfragment in der Gehirnflüssigkeit bindet und dadurch den Abbau begünstigt. Wenn man die Aß-Konzentrationen dort verringerte, konnten sie im Gehirn selbst weniger Schaden anrichten, so die Überlegung der Forscher.

Die Erkenntnis, dass sie auf dem Holzweg waren, hat den Pharmakonzern Eli Lilly fast eine Milliarde Dollar gekostet. Solanezumab trägt nicht einmal dazu bei, leichte Demenzsymptome bei Alzheimer-Patienten zu lindern. Im November 2016 stellte Lilly die klinische Entwicklung ein. Ein Autor war sogar so keck, in der Überschrift seines Forschungsartikels zu behaupten: „Ohne Amyloid kein

Alzheimer.“ Daraufhin posaunte ein anderer prompt heraus: „Die Amyloid-Hypothese ist gestorben.“

Meines Erachtens ist es noch ein bisschen zu früh, um diesen Forschungsansatz zu Grabe zu tragen. Selbst die eifrigsten Kritiker glauben, dass Amyloid bei der Alzheimer-Demenz *irgendeine* Rolle spielt. Doch wenn Plaques und Fibrillen nur ein Teil der Geschichte sind, was ist dann der andere? Stellt die Wissenschaft überhaupt die richtigen Fragen? Manche sind der Auffassung, dass dem nicht so ist.

Diese Skepsis wird unter anderem durch Komorbiditätsstudien befeuert. (Von „Komorbidität“ spricht man, wenn neben einer Grunderkrankung eine Begleiterkrankung vorhanden ist oder mehrere Erkrankungen gleichzeitig auftreten.) Wissenschaftlern ist schon seit Langem bekannt, dass viele Alzheimer-Patienten noch weitere Veränderungen des Gehirns aufweisen. So finden sich zum Beispiel neben den Amyloid-Ablagerungen häufig auch Lewy-Körperchen – Sie erinnern sich: jene winzigen dunklen Punkte, die zuhauf im Gehirn von Robin Williams nachgewiesen wurden. Die schädlichen Punkte sind Alpha-Synuclein-Proteine. Dass zwischen ihnen und Beta-Amyloid ein Zusammenhang besteht, ist keineswegs von der Hand zu weißen, denn diese gemischte Pathologie wird bei mehr als der Hälfte der diagnostizierten Alzheimer-Patienten beobachtet. Könnte es sein, dass die Amyloid-Hypothese in Amyloid-und-Alpha-Synuclein-Hypothese umbenannt werden muss?

Eine andere Theorie hat mehr mit aufgeschürften Knien als mit schwarzen Punkten zu tun. Manche Forscher glauben nämlich, dass Alzheimer nicht durch Beta-Amyloid hervorgerufen wird, sondern durch eine Entzündung im Gehirn, eine sogenannte Neuroinflammation. Tatsächlich geht der Bildung von Beta-Amyloid häufig eine Entzündung voraus. Nach dieser Theorie sind die Übeltäter hauptsächlich Zytokine, Moleküle, die im gesamten Gehirn, möglicherweise sogar im ganzen Körper, Reizungen hervorrufen. Diese winzigen Reizauslöser überstimulieren das Immunsystem des menschlichen Gehirns und lösen schädliche Reaktionen aus. Dies führt zu der für Alzheimer typischen Neurodegeneration, wobei vor allem Synapsen ein dankbares Ziel sind.

So plausibel diese Ideen auch sein mögen, bislang sind sie lediglich ein Schuss ins Blaue. Das ist mehr oder weniger unser aktueller Stand in Sachen Alzheimer. Zum gegenwärtigen Zeitpunkt wissen wir nicht, wie man die Krankheit heilt. Wir wissen nicht, wie man sie aufhält. Wir wissen nicht einmal genau, womit wir es eigentlich zu tun haben. Ich hatte Sie gewarnt, dass die Lektüre dieses Kapitels kein Zuckerschlecken sein würde. Aber die Nonnenstudie eröffnet der Alzheimer-Forschung einen potenziell richtungsweisenden Ansatz. Er hat nichts mit

Medikamenten oder Genen zu tun, sondern einfach nur mit niedergeschriebenen Lebensgeschichten. Dieses überaus spannende Studienergebnis habe ich mir für den Schluss aufgehoben.

Kann man Alzheimer in jungen Jahren vorhersagen?

Es war üblich, dass die Schwestern kurze Berichte über ihr bisheriges Leben verfassten, wenn sie der Ordensgemeinschaft beitraten. Zu dem Zeitpunkt waren sie im Schnitt zweiundzwanzig Jahre alt, und ihre Lebensläufe wurden fortan im Klosterarchiv aufbewahrt. Das brachte Snowdon auf eine weitere Idee: Wenn die Schwestern etwa sechs Jahrzehnte später starben, konnte er ihre Texte unter neurolinguistischen Gesichtspunkten analysieren lassen. Denn zu diesem Zeitpunkt wusste er bereits, welche von ihnen eine Demenz (und Amyloid-Ablagerungen) entwickelt hatten und welche nicht. Daraus ergab sich eine interessante Fragestellung: Ließ sich anhand einer in jungen Jahren erstellten Schriftprobe vorhersagen, ob die Verfasserin mit achtzig an Alzheimer erkranken würde? Zweifellos handelte es sich dabei um eine rein korrelationale Untersuchung, weswegen ich oben auch die Einschränkung *potenziell* vorangestellt habe. Die Studie konnte aber mit konkreten Ergebnissen aufwarten.

Die Schriftproben wurden auf Wortschatz, grammatische Komplexität sowie Ideendichte (die durchschnittliche Anzahl einzelner Gedanken pro Satz) untersucht. 80 Prozent der Schwestern, deren Texte bestimmte neurolinguistische Maßstäbe nicht erfüllten – die bei den sprachlichen Fähigkeiten also schlecht abschnitten –, entwickelten später Alzheimer. Von denjenigen, die bei denselben Kriterien gut abschnitten, erkrankten hingegen nur 10 Prozent. Als besonders vorhersagestark erwies sich dabei die Ideendichte, die auch als Maß für geistige Regheit gilt.

Was bedeutet diese Erkenntnis für die molekulare Forschung? Derzeit nicht viel, außer dass die mit Alzheimer assoziierte Schädigung möglicherweise noch früher einsetzt als gedacht, und vielleicht ist es ja für eine Behandlung zu spät, wenn die Demenz bereits fortgeschritten ist. Womöglich funktioniert der milliardenschwere Wirkstoff Solanezumab ja doch, was Teile der Amyloid-Hypothese bestätigen würde, und die Patienten, an denen er getestet wurde, waren einfach schon über den Punkt hinaus, an dem man sie noch hätte retten können.

Solche Überlegungen weisen in die Zukunft der Alzheimer-Forschung. Und wir haben Grund zu vorsichtigem Optimismus. Vor Kurzem haben Forscher ein

Molekül identifiziert, das an Amyloid-Plaques bindet. Es wird PiB genannt, eine etwas plumpe Abkürzung von Pittsburgh Compound B. Anders als Solanezumab versucht PiB jedoch nicht, die Plaques zu eliminieren; es sorgt vielmehr dafür, dass sie bei der Positronen-Emissions-Tomografie (PET) sichtbar werden, denn PiB ist radioaktiv markiert. Wissenschaftler können jetzt feststellen, wie viel Plaque sich in einem Gehirn bereits angesammelt hat. Dieses Wissen ist wertvoll, denn Ärzte sind nun in der Lage, nicht erst bei der Autopsie, sondern bereits zu Lebzeiten nach Amyloid-Ablagerungen zu suchen.

PiB ist aber auch ein wertvolles Forschungsinstrument. Da Personen jeden Alters damit untersucht werden können, haben Wissenschaftler die Möglichkeit, Probanden über lange Zeiträume hinweg zu beobachten. Auf diese Weise können sie schon Jahrzehnte vor den ersten Demenzsymptomen feststellen, bei welchen Studienteilnehmern Plaques vorhanden sind. Im Blick auf die Amyloid-Kontroverse sind solche Informationen zweifellos wertvoll. Sie können aber auch dazu beitragen, Arzneimittel zu finden. Bei einem noch laufenden Forschungsprojekt namens Alzheimer-Präventionsinitiative kommen einige dieser Ideen zum Tragen. Wie der Name schon sagt, handelt es sich dabei um den kühnen Versuch, einer Alzheimer-Demenz vorzubeugen.

An der Langzeitstudie nehmen auch 300 weitläufig miteinander verwandte Dorfbewohner aus Antioquia teil, einer Provinz im Nordwesten Kolumbiens, die als „Alzheimer-Hochburg" traurige Berühmtheit erlangt hat. Viele der Bewohner sind Träger der wohl tödlichsten Alzheimer auslösenden Genmutation der Welt: PSEN1 (Presenilin-1). Ihr Genprodukt ist für das Amyloid-Editing zuständig, von dem hier bereits die Rede war. Diese Genmutation ist besonders grausam, denn wer sie hat, erkrankt mit hundertprozentiger Sicherheit an Alzheimer. Hinzu kommt, dass es sich um eine ungewöhnlich früh auftretende Form handelt, bei der sich bereits Mitte vierzig die ersten Symptome zeigen. Wie bei den meisten Alzheimer-Fällen dauert es dann zwar noch ein halbes Jahrzehnt, bis man an den Folgen der Demenz stirbt, aber die Krankheit trifft einen in der Blüte des Lebens. Nirgendwo auf der Welt ist diese vererbbare Form von Alzheimer so verbreitet wie in Antioquia.

Die Forscher haben folgende drei Schritte unternommen:

1. Screening

Probanden, die Mitte dreißig waren und keine Symptome zeigten, wurden in eine Forschungseinrichtung im US-Bundesstaat Arizona gebracht. Manche trugen das mutierte Gen, andere nicht. Alle Probanden wurden unter Verwendung von PiB einem PET-Scan unterzogen. Bei den Trägern der Genmutation hatten sich bereits Plaques angesammelt.

2. Behandlung

Einige Probanden erhielten einen Wirkstoff auf Antikörperbasis, der Solanezumab ähnelte und sogar einen fast identischen Namen hatte: Crenezumab. Da es sich um eine sogenannte Doppelblindstudie handelte – das Studiendesign der Wahl bei der Wirksamkeitsprüfung von Therapien –, wussten weder die Forscher noch die Studienteilnehmer, wer mit dem Wirkstoff behandelt wurde und wer nicht.

3. Abwarten

Wurde der Wirkstoff früh genug verabreicht, um die Demenz abzuwehren? Das werden die Forscher erst in vielen Jahren wissen. (In einem Nebenexperiment wurden Angehörige der betroffenen kolumbianischen Familien – ähnlich wie die Schriftproben der Nonnen – einer neurolinguistischen Evaluation unterzogen. Und tatsächlich schnitten die Probanden, bei denen die Genmutation nachgewiesen worden war, bei der Analyse signifikant schlechter ab als die Studienteilnehmer ohne Genmutation.) Selbst wenn sich diese Alzheimer-Präventionsinitiative als erfolgreich erweist, wird sie nicht alle Formen von Demenz verhindern können. Sie wird nicht einmal alle Formen der Alzheimer-Demenz verhindern können. Und es gibt noch immer keine Therapie für all jene, die an einer leichten kognitiven Störung leiden. Dennoch eröffnet die Initiative positive Perspektiven, und das ist ein wichtiger Aspekt. Solche Forschungsrichtungen sind zweifellos die hellsten Lichter in dieser dunkelsten Ecke der Alternswissenschaft.

Für all jene, die nie an Alzheimer erkranken werden, hat die Welt des alternden Gehirns glücklicherweise andere Lichtblicke zu bieten – und auch ein paar wirklich gute Gründe, um zu feiern. Daher lassen wir nun die Sektkorken knallen und wenden uns den Verhaltensweisen zu, die den Alterungsprozess beträchtlich verlangsamen können. Zwar ist es derzeit nicht möglich, ihn anzuhalten, aber wir können viel tun – viel mehr als alle Generationen vor uns –, um diese Erfahrung angenehmer zu machen. In manchen Fällen sind wir sogar in der Lage, die Auswirkungen des Alterns rückgängig zu machen.

Wichtiges in Kürze

Prüfen Sie zehn Warnzeichen, bevor Sie sich fragen: „Habe ich Alzheimer?"

- Es ist keine leichte Aufgabe für Neurowissenschaftler, normale Alterserscheinungen von krankhaften Veränderungen des Gehirns zu unterscheiden. Nur weil Sie Symptome bei sich entdecken, heißt das noch
  nicht, dass Sie im Begriff sind, eine Demenz zu entwickeln.

- Als „leichte kognitive Störung" (engl. *mild cognitive impairment*, kurz MCI)
  bezeichnen Fachleute den Beginn einer pathologischen Veränderung des
  Gehirns. Eine MCI bedeutet jedoch nicht, dass die Betroffenen auf dem Weg
  zu einer Demenzerkrankung wie Parkinson oder Alzheimer sind. Viele
  Senioren führen ein langes und glückliches Leben mit MCI.

- Demenz ist ein Überbegriff für eine Gruppe von Symptomen, die mit dem
  Verlust der Mentalfunktion zusammenhängen. Es gibt viele verschiedene
  altersbedingte Formen von Demenz.

- Einer von zehn Amerikanern über fünfundsechzig ist an Alzheimer erkrankt
  (in Deutschland leben derzeit 1,6 Millionen Menschen mit einer Demenz).
  Aufgrund des hohen Pflegebedarfs dieser Patienten ist Alzheimer eine der
  kostspieligsten Krankheiten der Welt. Die durchschnittliche Lebenserwartung nach der Diagnose liegt bei vier bis acht Jahren.

Körper und Gehirn

Ihre Ernährung
und Ihre sportliche Aktivität

Brain Rule

Achten Sie auf gesunde Ernährung und viel Bewegung

Wer meint, keine Zeit für die Ertüchtigung des Körpers zu haben,
wird sich früher oder später Zeit zum Kranksein nehmen müssen.
Edward Stanley, Earl of Derby

Die Lebenserwartung würde sprunghaft ansteigen,
wenn grünes Gemüse so gut riechen würde wie gebratener Speck.
Doug Larson, Zeitungskolumnist

Patty Gil Ris, siebenundachtzig, war dabei, in einer Seniorenresidenz in Cincinnati ihr Lieblingsgericht zu verzehren, als sie sich an einem Stück Fleisch verschluckte. Es steckte in ihrer Luftröhre fest, und Patty drohte zu ersticken. Ihr Tischnachbar erkannte den Ernst der Lage sofort: Geistesgegenwärtig schlang er seine Arme von hinten um die alte Dame, sodass eine Faust unterhalb ihres Rippenbogens und oberhalb ihres Bauchnabels lag. Mit der anderen Hand griff er die Faust und drückte sie dann mehrmals kräftig und ruckartig nach innen und oben. Offenbar wandte er ein klassisches Heimlich-Manöver an. Heraus flog das verhängnisvolle Stück Eiweiß. Aber nur ein Teil davon. Noch zweimal drückte er seine Faust in die Magengrube der Frau, bis alles draußen war.

Das Alter von Pattys preisgekröntem Lebensretter? Sechsundneunzig. Sein Name? Dr. Henry Heimlich. Ja, genau – *der* Dr. Heimlich. Thoraxchirurg und Erfinder des gleichnamigen Handgriffs.

Warum ich diesen bemerkenswerten Zufall in einem Kapitel über Ernährung und körperliche Fitness im Alter erwähne? Nun, es geht mir dabei weniger um Patty Gil Ris' kulinarische Vorlieben als um die körperliche Verfassung ihres Retters. Das Heimlich-Manöver erfordert sehr viel Kraft und ist für Menschen jeden Alters eine körperliche Herausforderung, aber es mit sechsundneunzig durchzuführen, noch dazu mehrmals hintereinander, grenzt an Science-Fiction. Perry Gaines, Restaurantleiter der exklusiven Seniorenresidenz, meinte dazu: „In seinem Alter ist so eine Aktion unheimlich anstrengend. Es war wirklich faszinierend, ihm dabei zuzusehen." Ein anderer Mitarbeiter bestätigte, dass Heimlich, der zu diesem Zeitpunkt bereits seit sechs Jahren in der Seniorenresidenz lebte, „sehr aktiv für sein Alter" war. „Er schwimmt und treibt regelmäßig Sport."

Heimlich war zweifellos in Form. Das merkt man, wenn man sich die Interviews mit ihm anschaut. (Er sah aus wie der Musiker James Taylor in seinen späteren Jahren.) Aber das ist nicht das Einzige, was einem ins Auge fällt. Er strahlte eine Zuversicht und eine Wärme aus, die fast schon unheimlich waren. Sein Geist war so agil wie sein Körper. Er wirkte ruhig und überlegt, konzentriert und entschlossen zugleich. Man merkte ihm an, dass er ein Leben lang schwierige Situationen im Operationssaal gemeistert hatte. Und man traute ihm ohne Weiteres zu, dass er auch noch in einem Alter, das die meisten gar nicht erreichen, Leben retten konnte. Obwohl er zu dem Zeitpunkt, da er Patty Gil Ris vor dem Ersticken bewahrte, bereits seit Jahrzehnten im Ruhestand war, schien sich das noch nicht bis zu seinem Gehirn rumgesprochen zu haben. Heimlich starb 2016, hochbetagt.

Diese beiden Dinge – geistige Regheit und körperliche Fitness – sind die Grundpfeiler dieses Kapitels. Wir beginnen mit einer Tatsache, an der wir (nehmen Sie mir das Wortspiel nicht übel) im wahrsten Sinne schwer zu schlucken haben: Die geistige Regheit lässt mit den Jahren nach, daran ist nicht zu rütteln. Aber wir werden uns gar nicht lange damit aufhalten. Es gibt überaus wirksame Möglichkeiten, um die Gehirnfunktion mittels sportlicher Betätigung und gesunder Ernährung zu verbessern. Beides war Teil des Lebensstils des berühmten hochbetagten Arztes, der mehr als einen Menschen wieder in Schuss gebracht hat.

Ruhig, cool und gefasst

Wie in einem calvinistischen Gottesdienst beginnen wir mit den schwierigen Dingen. Was uns hier vor allem beschäftigt, ist eine bestimmte Kategorie von geistiger Regheit, nämlich die Gruppe komplexer Verhaltensweisen, die wir als Exekutivfunktionen bezeichnen. Dieser Begriff ist in diesem Buch schon mehrmals aufgetaucht, und jedes Mal habe ich angekündigt, dass ich noch ausführlicher auf diese kognitive Vorrichtung eingehen würde. Jetzt ist es also so weit. Den Anfang macht eine der eindrücklichsten Darbietungen von Exekutivfunktionen, die ich je gesehen habe.

Ich erinnere mich noch lebhaft an den Tag, an dem Osama Bin Laden getötet wurde. Nicht, weil ich die Nachrichtensendungen verfolgte, sondern weil ich mir Ausschnitte aus dem White House Correspondents' Dinner 2011 im Fernsehen anschaute, das am Abend zuvor stattgefunden hatte. Präsident Obama stand am Rednerpult und riss ein paar lockere Witze auf Kosten seiner Gäste. Er lächelte, wirkte entspannt. Er machte einige geistreiche Bemerkungen über Donald Trump und lobte ihn dafür, dass er die Sache mit Obamas Geburtsurkunde nun endlich auf sich beruhen lassen wollte – denn nun konnte sich der künftige US-

Präsident endlich den „wirklich wichtigen Dingen" zuwenden, etwa: „War die Mondlandung nur ein Fake? Was ist wirklich in Roswell geschehen? Und wo sind Biggie und Tupac?"[10]

Niemand konnte ahnen, dass Präsident Obama am Tag zuvor grünes Licht für die Operation „Neptune's Spear" gegeben hatte und dass eine Spezialeinheit der US-Navy bereitstand, um Osama Bin Laden zu eliminieren. Der Zugriff erfolgte am Morgen des 2. Mai, also nur wenige Stunden nach dem Correspondents' Dinner. Doch nichts deutete darauf hin. Ich konnte keinerlei Anspannung im Gesicht des Präsidenten entdecken, keinen gedankenverlorenen Blick in die Ferne, keine Nervosität, keinen Schweißtropfen auf seiner Stirn. Selbst als der Komiker und Talkshow-Moderator Seth Meyers nichts ahnend einen Witz über Bin Laden machte, reagierte Obama nur mit einem breiten Lächeln und der ihm eigenen Lockerheit. Dabei war er im Begriff, den Mann töten zu lassen, dem das gesamte amerikanische Militär seit fast einem Jahrzehnt auf den Fersen war. Der Präsident wirkte, als würde er sich eine lustige Sitcom anschauen.

Um es kurz zu machen: Das, Leute, sind Exekutivfunktionen.

Die Rede ist von Verhaltensweisen, die es möglich machen, anspruchsvolle Aufgaben zu erledigen und dabei noch ruhig und freundlich zu sein. Exekutivfunktionen sind für viele Bereiche des Lebens unerlässlich, vor allem wenn man der Führer der freien Welt ist.

Mehrere kognitive Prozesse bilden die Exekutivfunktionen, und Wissenschaftler sind sich darin einig, welche neuronalen Strukturen zum „Club EF" gehören. Die Exekutivfunktionen lassen sich in zwei Bereiche einteilen: Emotionsregulation und kognitive Kontrolle.

Zur Emotionsregulation gehört zum Beispiel die Impulskontrolle, die wiederum für den Belohnungsaufschub entscheidend ist. Man hat Lust auf den arterienverhärtenden Cheeseburger, entscheidet sich dann aber doch für den gesunden Grünkohlsalat. Auch die Fähigkeit, Emotionen in einer sozialverträglichen Weise zu kontrollieren, gehört dazu, etwa bei einer Beerdigung nicht zu lachen. Meist arbeiten diese beiden Kontrollinstanzen Hand in Hand. Am liebsten würden Sie Ihrem Chef eins auf die Nase geben, weil er Sie mit einer schlechten Leistungsbeurteilung geärgert hat, doch Ihre funktionierende Emotionsregulation – zusammen mit der Aussicht auf eine Anzeige wegen Körperverletzung – hält Sie davon ab.

---

10 Anm. d. Übers.: Hartnäckigen Gerüchten zufolge soll im Sommer 1947 nahe der Kleinstadt Roswell im US-Bundesstaat New Mexico ein Ufo abgestürzt sein.
Der bis heute unaufgeklärte Mord an den beiden Rappern Biggie Smalls und Tupac „2Pac" Shakur ist ebenfalls Gegenstand von Verschwörungstheorien.

Die kognitive Kontrolle kanalisiert gewissermaßen die praktische Vernunft. Sie umfasst die Fähigkeit, zu planen und auf ein Ziel hinzuarbeiten, das eigene Handeln flexibel an unterschiedliche Situationen anzupassen und die Unmengen an Informationen, die auf einen einströmen, in überschaubare Rubriken zu ordnen. Zur kognitiven Kontrolle zählt außerdem die Fähigkeit, die Aufmerksamkeit von einer Aufgabe auf eine andere zu verlagern und bestimmten Inputs den Vorrang zu geben, ohne sich von anderen ablenken zu lassen. Ein weiteres eingetragenes Mitglied des exklusiven Clubs ist das Arbeitsgedächtnis, das früher Kurzzeitgedächtnis genannt wurde. (Erinnern Sie sich noch an Dorie, von der in Kapitel 4 die Rede war?)

Da die Neurobiologie hinter den Exekutivfunktionen für die menschliche Kognition so wichtig ist, haben sich Wissenschaftler ausgiebig damit befasst. Dabei sind sie zu einem deutlichen Ergebnis gelangt: Exekutivfunktionen sind entwicklungsbedingt, das heißt, mit den Jahren treten spezifische, beobachtbare Veränderungen ein. So wird zum Beispiel von Teenagern behauptet, sie hätten nicht allzu viele Exekutivfunktionen und würden die wenigen, die sie besitzen, einfach ignorieren.

Erinnern Sie sich noch daran, wie es war, ein Teenager zu sein? Oder denken Sie manchmal an die Teenagerzeit Ihrer Kinder zurück? Dann gefällt Ihnen bestimmt der folgende bissige Onlinepost: „TEENAGER: Habt ihr es satt, von euren minderbemittelten Eltern schikaniert zu werden? HANDELT JETZT!!! Zieht aus, sucht euch einen Job, bezahlt eure Rechnungen ... solange ihr noch alles (besser) wisst."

Natürlich sehen Teenager die bescheuerten Dinge, die sie tun, ganz anders, wie dieses Minimanifest aus dem Internet zeigt: „Wir sind Teenager. Wir lernen noch. [...] Wir betrügen, wir lügen, wir üben Kritik, wir streiten uns über Nichtigkeiten. Wir verlieben uns und müssen mit Kränkungen fertigwerden. Wir feiern bis in die Morgenstunden, wir trinken bis zum Umfallen. [...] Eines Tages wird das alles vorbei sein. Du kannst deine Zeit damit verschwenden, alles schlechtzureden, aber irgendwann wirst du dich danach zurücksehnen, ein Teenager zu sein. Also, mach das Beste aus dem, was du jetzt hast, vergiss das ganze Theater und lebe dein Leben mit einem sexy Lächeln auf den Lippen."

So ziemlich alle Bereiche, die in diesem Zitat angesprochen werden, haben etwas mit Exekutivfunktionen zu tun: Planung, Entscheidungen, soziale Beziehungen, Persönlichkeit, Selbstkontrolle.

Und die Gehirnregion, die für all das zuständig ist, ist der präfrontale Cortex, kurz PFC, jenes wichtige Nervenbündel, das wir bereits in Kapitel 3 kennengelernt haben. Der PFC ist praktisch an allen Aspekten der Exekutivfunktionen beteiligt, nicht weil er selbst so schlau ist, sondern weil er mit vielen Gehirnregionen Freundschaften unterhält und über komplexe neuronale Netzwerke in anderen Bereichen mitmischt.

Wie Sie wissen, sind die einzelnen Gehirnregionen durch weitläufige Neuronensysteme miteinander verbunden. Sie erinnern an das Autobahnnetz zwischen großen Städten. Der PFC ist ein hervorragendes Beispiel für eine „Stadt" mit zahlreichen Verkehrsverbindungen zu anderen Regionen. Im Fachjargon würden wir sagen, der PFC besitzt eine hohe „strukturelle Konnektivität".

Neurowissenschaftler interessiert aber auch die funktionale Konnektivität, also alles, was mit den Aufgaben zu tun hat, denn das Gehirn nutzt nicht ständig sein gesamtes verfügbares Straßennetz. Manche neuronale Pfade werden selektiv in Verbindung mit anderen genutzt, die wiederum mit spezifischen Orten verbunden sind und so bestimmte Funktionen ermöglichen (daher der Begriff funktionale Konnektivität). Auf diese Weise vermittelt der PFC die Exekutivfunktionen.

Diese spezifischen Orte kennen Sie bereits: Die Amygdala, die wie ein gut geschriebener Liebesroman funktioniert, trägt zur Emotionsbildung bei. Die neurologischen Autobahnen, die den PFC und die Amygdala miteinander verbinden, leisten wiederum ihren Beitrag zu den emotionsregulierenden Komponenten der Exekutivfunktionen. Dementsprechend regeln Verbindungen zum Hippocampus – jener Region, die mit dem Langzeitgedächtnis zu tun hat – die kognitive Kontrolle. Der PFC verfügt sogar über ein internes Straßennetz, das am Arbeitsgedächtnis beteiligt ist.

Im Kleinkindalter nehmen die Exekutivfunktionen zunächst erheblich zu, bleiben dann eine Zeitlang unverändert, bevor sie in der Pubertät noch einmal einen drastischen Zuwachs erfahren. Erst mit Mitte zwanzig pendeln sie sich auf einem mehr oder weniger stabilen Niveau ein. Im Alter lassen sie dann allmählich wieder nach. Um das zu veranschaulichen, stelle ich ein Gedankenexperiment mit meiner Heimatstadt an.

Risse, Lecks und Schlaglöcher

Ich lebe in Seattle im US-Bundesstaat Washington, einer relativ kleinen Stadt mit 686 800 Einwohnern, die wegen ihres vielen Grüns den Beinamen Emerald City (Smaragdstadt) trägt und zahlreiche multinationale Konzerne beherbergt: Von Amazon bis Zillow, von Nordstream bis Starbucks – sie alle haben ihren Firmensitz in Seattle. Microsoft gehört ebenfalls dazu, und an Boeing kommt man hier sowieso nicht vorbei.

Mein Gedankenexperiment sieht folgendermaßen aus: Seattles Unternehmenskolosse sind auf eine gigantische Zahl an Menschen angewiesen, nicht nur um die Firmen zu betreiben, sondern auch um ihre Infrastruktur instand zu halten. Wie würde es sich auf den glanzvollen Fortschritt dieser Konzerne auswirken, wenn die vielen Arbeitskräfte, die im Zentrum und im Umkreis der Stadt für eine funktionierende Infrastruktur sorgen, allmählich verschwinden würden? Was würde geschehen, wenn alles den Bach runter ginge und nicht mehr instand gesetzt würde?

Wenn die elektrische Versorgung zusammenbräche, gäbe es keinen Strom mehr. Wasserrohre würden kaputtgehen, Fensterscheiben zerbrechen, Dächer lecken, Gebäude verfallen. Die Unternehmen würden ins Wanken geraten und schließlich in die Knie gehen. Die Straßenverbindungen zwischen den Konzernriesen würden Schlaglöcher bekommen und wären bald nicht mehr passierbar. Es würde nicht lange dauern, und ganz Seattle würde einen postapokalyptischen Anblick bieten.

Genau das geschieht im Alter mit den Exekutivfunktionen. Zwar kriegen sie auch in jungen Jahren hin und wieder etwas ab, aber die Reparaturmechanismen sind aktiv und beseitigen den Schaden. Irgendwann um die sechzig gehen diese Reparaturmechanismen aber allmählich in Rente. Normale Verschleißerscheinungen werden nicht mehr behoben.

Der Abbau findet auf zwei Ebenen statt. Zum einen setzt bei den neuronalen Autobahnen, die den PFC mit entlegenen Regionen verbinden, der Verschleiß ein, wodurch die Exekutivfunktionen beeinträchtigt werden. Eine Studie hat gezeigt, dass 82 Prozent dieses Verlusts direkt auf die Degeneration der Verkehrswege zurückzuführen ist, die der PFC nutzt, um mit seinen weit verstreuten Freunden in Kontakt zu bleiben. Zum anderen fangen die Gehirnstrukturen, die durch diese Autobahnen verbunden sind – die Städte, um bei unserer Metapher zu bleiben –, ebenfalls an zu verfallen wie verlassene Ortschaften. Forschungen zeigen, dass der Hippocampus altersbedingt schrumpft, und auch der PFC verliert an Volumen.

Das alles sind kritische Verluste. PFC-Neuronen unterstützen das Arbeitsgedächtnis, indem sie die elektrische Aktivität durch sogenannte exzitatorische Netzwerke aufrechterhalten. (Diese Stimulation bedarf keines äußeren Antriebs.) Wenn bereits so viele Nervenzellen verloren sind, dass man strukturelle Veränderungen in Form von Volumenverlusten beobachten kann, wird es zunehmend schwierig (und irgendwann unmöglich), die interne Netzwerkintegrität zu bewahren.

So weit die schlechten Nachrichten. Kommen wir zu den guten. Als Erstes wenden wir uns dem legendären Fernsehproduzenten Norman Lear zu, dessen Leben das beste Beispiel dafür ist, wie gut die Nachrichten sein können.

Bringen Sie Ihr Gehirn in Schwung

Für diejenigen unter uns, die in den 1970er-Jahren regelmäßig Sitcoms im Fernsehen schauten, gehörte Norman Lear zum Leben wie die Luft zum Atmen. Er war die treibende Kraft hinter Serien wie *All in the Family, Good Times, Die Jeffersons* und *Maude*. Er setzte sich nie zur Ruhe. 2016, im zarten Alter von dreiundneunzig Jahren, nahm er eine neue Fernsehserie in Angriff, das Latino-Remake eines seiner größten Serienerfolge, *One Day at a Time*.

Lears Verstand ist immer noch so scharf wie ein Laserschwert. Im Juli 2016 trat er in der Quizshow *Wait Wait ... Don't Tell Me!* auf. Gastgeber Peter Sagal fragte ihn: „Können Sie uns irgendeinen Tipp geben, wie man dreiundneunzig wird und dabei so rüstig und erfolgreich und zufrieden bleibt wie Sie?" Lear antwortete: „Da fallen mir als Erstes zwei einfache Begriffe der englischen Sprache ein: *over* und *next* („vorbei" und „als Nächstes"). Diesen beiden Wörtern schenken wir zu wenig Aufmerksamkeit. Wenn etwas vorbei ist, ist es vorbei, und wir gehen zum nächsten über. Und wenn es zwischen ‚vorbei' und ‚als Nächstes' eine Hängematte gäbe, wäre sie das, was im ‚Hier und Jetzt leben' bedeutet. Ich lebe jetzt, in diesem Augenblick." Damit verwies Lear, vermutlich ohne es zu wissen, auf ein neurobiologisches Phänomen. Erinnern Sie sich noch an das Konzept der Achtsamkeit, das wir in Kapitel 3 erörtert haben? Im Hier und Jetzt zu leben, ist eine zentrale Komponente von Achtsamkeit.

Das Team und der Gastgeber, normalerweise nicht um eine spitze Bemerkung verlegen, hatten dem nichts entgegenzusetzen. „Brillant", sagte einer von ihnen. „Brillant."

Lear ist nicht nur geistig, sondern auch körperlich fit. Mit über neunzig bewegt er sich immer noch leicht, fast athletisch. Sport ist ein fester Bestandteil seines Lebens, wie er einmal in der *Dr. Oz Show* verriet. Der Doktor führte seinen Gast zu einer Yogamatte und bat ihn, ein paar seiner täglichen Übungen vorzuführen. Lear streckte seinen dreiundneunzigjährigen Körper in die Länge, beugte sich mit gestreckten Knien vornüber und berührte mit drei Fingern seine Zehen. Dr. Oz war beeindruckt. „Früher habe ich problemlos beide Fäuste auf den Boden gebracht", erklärte Lear mit einem Lächeln.

Was die geistige und körperliche Verlangsamung durch das Altern betrifft, hat Lear wenig zu befürchten. Und das gilt im Prinzip auch für Sie, wenn Sie sich ein Beispiel an seinem Lebensstil nehmen. Von besonderer Bedeutung ist dabei der Zusammenhang von geistiger Vitalität und körperlicher Fitness. Das deckt sich mit einer der wichtigsten Erkenntnisse der Altersforschung: Je mehr körperliche

Aktivität, desto größer die geistige Regheit, und zwar unabhängig davon, wie alt man ist.

Wissenschaftlern ist schon vor Jahren aufgefallen, dass sportliche Senioren geistig fitter wirken als ihre unsportlichen Altersgenossen. Besonders überzeugend sind Studienergebnisse, die Ausdauertraining mit verbesserten Exekutivfunktionen in Verbindung bringen. Die Auswertung zahlreicher Studien (eine sogenannte Metaanalyse) liefert beeindruckende Zahlen: Ältere Menschen, die sich regelmäßig bewegen, schneiden bei Tests der Exekutivfunktionen um ein Vielfaches besser ab als gleichaltrige Bewegungsmuffel. (Die Effektgrößen, anhand derer man feststellt, ob die gefundenen Unterschiede zwischen Vergleichsgruppen bedeutsam sind, waren in manchen Studien sogar siebenmal höher.) Derart eindeutige Ergebnisse sind bei Untersuchungen dieser Art eine Seltenheit.

Korrelation bedeutet jedoch nicht Kausalität: Um behaupten zu können, dass sportliche Aktivität die *Ursache* für die Verbesserung ist, muss man eine Gruppe älterer Individuen mit schwachen Exekutivfunktionen auswählen, sie eine Weile lang Sport treiben lassen und ihre Exekutivfunktionen anschließend erneut messen. Haben sie sich verbessert, kann man dem Experiment vorläufig den privilegierten Stempel „ursächlich" aufdrücken.

Erfreulicherweise wurden solche Experimente durchgeführt – und die Ergebnisse waren durchweg konsistent und überzeugend. In einer Studie verbesserten sich die Exekutivfunktionen nach einem dreimonatigen, sanften Sportprogramm, das lediglich aus regelmäßigen Spaziergängen bestand, um 30 Prozent. In anderen Studien waren die nachgewiesenen Verbesserungen aber noch viel größer. Und, was auch nicht unwichtig ist, sie scheinen von Dauer zu sein. Eine Untersuchung ergab, dass Menschen, die im mittleren Lebensalter Sport getrieben hatten, auch noch fünfundzwanzig Jahre später davon profitierten. Im Fitnessclub der Peer-Reviews gestählt, hat sich diese Idee ihren Weg in unser Denken gebahnt: Sport stärkt die Kognition im alternden Gehirn. Kein Wunder, haben Wissenschaftler wie Frank Hu von der Universität Harvard festgestellt: „Das Einzige, was im Blick auf den universellen Nutzen an ein Wundermittel herankommt, ist Sport."

Natürlich gibt es auch hier das übliche Wenn und Aber und „Was ist mit …?", denn nicht alle Exekutivfunktionen sind durch sportliche Aktivität beeinflussbar. So scheint zum Beispiel die Fähigkeit des Fokussierens unempfindlich gegenüber Sport zu sein. Die Ergebnisse für das Arbeitsgedächtnis sind ebenfalls durchwachsen. Manche Studien konnten eine Verbesserung durch Ausdauertraining feststellen, andere fanden überhaupt keine Effekte. Die Titanen der Peer-

Reviews kommen daher zu dem Ergebnis, dass weitere Forschungen nötig sind. Was uns jedoch nicht entmutigen soll. Wissenschaftler haben nämlich etwas gefunden, das tatsächlich positive Auswirkungen auf das Arbeitsgedächtnis hat. Allerdings hat das weniger damit zu tun, ob man Lauf- oder Hausschuhe trägt, als damit, was man sich in den Mund schiebt. Mehr dazu im zweiten Teil dieses Kapitels, in dem es um Ernährung geht.

Zunächst müssen wir uns jedoch eingehender damit befassen, wie und warum sich Sport überhaupt auf das Gehirn auswirkt.

Bauen Sie Ihr Nervengewebe auf

Ein paar Seiten weiter oben habe ich am Beispiel von Seattle ein postapokalyptisches Szenario von verwahrlosten Städten und ihren interurbanen Verkehrsverbindungen gezeichnet. Sowohl die Struktur der „urbanen Zentren" des alternden Gehirns als auch die Funktionalität der neuronalen „Autobahnen" wird durch sportliche Aktivität verändert. Das an den Exekutivfunktionen beteiligte Nervengewebe ist aktiver, dichter und voluminöser. Diese Veränderungen lassen sich just in dem Bereich beobachten, wo man sie am meisten braucht: im präfrontalen Cortex. Eine besonders empfängliche Subregion ist der dorsolaterale PFC, das am stärksten vernetzte Areal im ganzen PFC. Der dorsolaterale PFC ist an der Entscheidungsfindung und am Arbeitsgedächtnis beteiligt.

Bestimmte Regionen im Innern des Gehirns bekommen durch Sport ebenfalls ein kognitives Sixpack. Am empfänglichsten ist der mediale Teil des Temporal- oder Schläfenlappens, insbesondere sein Kronjuwel, der Hippocampus. Wie wir bereits gesehen haben, ist diese Struktur an vielen Denkfunktionen beteiligt, etwa am Gedächtnis und an der Orientierung. Wer Ausdauersport treibt, trainiert dem Hippocampus einen satten Volumenzuwachs von 2 Prozent an. Wer dagegen Dehnübungen macht, zeigt eine *Abnahme* des Volumens um 1,4 Prozent. Wer überhaupt nichts macht und einfach nur der Natur ihren Lauf lässt, verliert 2 Prozent des Hippocampus-Volumens.

Ausdauersport sorgt aber nicht nur für mehr Volumen, sondern auch für eine dichtere Struktur. Im PFC entstehen wahrscheinlich innerhalb bereits vorhandener neuronaler Strukturen mehr Verbindungen, wohingegen im Hippocampus tatsächlich neue Nervenzellen wachsen. Dieser Prozess wird Neurogenese genannt. Für diesen Zuwachs wird das Protein BDNF (engl. *Brain-Derived Neurotrophic Factor*) verantwortlich gemacht, das für das Gehirn so nützlich ist wie Forschungsgelder für Wissenschaftler.

Nicht nur die „Städte" wachsen, auch ihre „Verkehrsverbindungen" nehmen dank der Nervenzellkörper in der grauen Substanz zu. In einer Studie zeigten Senioren, die Sport trieben, einen Gesamtzuwachs von 8 Prozent bei der grauen Substanz. Und diese Zunahme war so nachhaltig wie eine Steuererhöhung: Nach neun Jahren hatten die sportlichen Senioren immer noch mehr graue Substanz als die Bewegungsmuffel der Kontrollgruppe. Bemerkenswerterweise reduzierte dieser Zuwachs ihr Risiko für eine Demenz um das Zweifache.

Die Vermutung liegt nahe, dass diese frischgebackenen neuronalen Strukturen, genau wie die alten, gefüttert und ihre Abfallprodukte entsorgt werden müssen. Das ist richtig. Da sowohl die Ernährung als auch die Abfallentsorgung mit dem Blutsystem zu tun haben, müsste der Blutstrom zu diesen neuen Regionen zunehmen. Auch das trifft zu. Das zerebrale Blutvolumen nimmt in den Gehirnarealen, die aufgrund sportlicher Betätigung einen Zuwachs erfahren haben, erheblich zu. Dieser Effekt ist im Hippocampus besonders ausgeprägt.

Bei Nagetieren steht die molekulare Grundlage für die Zunahme des zerebralen Blutflusses bereits fest. Bewegung setzt einen Prozess namens Angiogenese („Entstehung von Blutgefäßen") in Gang. Das verantwortliche Protein heißt VEGF und wird „vedsch-eff" ausgesprochen, was den englischen Begriff *vegetables* (Gemüse) anklingen lässt. Es ist die Kurzform eines Zungenbrechers namens *Vascular Endothelial Growth Factor*. Für die Blutgefäße ist VEGF, was BDNF für die Nervenzellen ist: Es sorgt dafür, dass sie wachsen.

Das Außergewöhnliche an diesen Daten ist, dass man durch sportliche Betätigung nicht nur den altersbedingten Abbau verlangsamt; das Gehirn leistet auch bessere Arbeit. Und man muss kein Marathonläufer werden, um das zu erreichen. Ein flotter Spaziergang oder ein Sprung ins Schwimmbecken genügen. Hauptsache, es ergeht Ihnen nicht wie „Stiefelriemen-Bill" Turner, der Figur aus einem der Lieblingsfilme meiner Söhne. Es ist der dritte Teil der *Fluch-der-Karibik*-Reihe, „Am Ende der Welt", in dem Bill infolge eines Fluchs unter Deck des Piratenschiffes Flying Dutchman vor sich hin modert. Er ist mit allerlei Meeresgetier bedeckt und verschmilzt allmählich mit der Bordwand. Vorübergehend kann er sich aus dem Schiffsrumpf lösen, um mit der Verlobten seines Sohnes zu sprechen, doch dann nimmt die Vereinnahmung durch die Schiffsplanken ihren Lauf.

Bedauerlicherweise erinnert das Altern mancher Menschen an die gefährlichen Bordwände der Flying Dutchman: Die Senioren werden von den Wänden ihrer Jahre und ihrer Untätigkeit vereinnahmt. Wenn Sie nicht wie Stiefelriemen-Bill Turner enden wollen, müssen Sie gegen Ihre Trägheit ankämpfen. Um Gehirn und Körper in Schwung zu bringen, braucht es gar nicht viel. Es wird Sie überraschen, wie wenig Sie tun müssen.

Kleiner Einsatz – große Wirkung

Forschungen zeigen, dass dreißig Minuten moderate sportliche Betätigung zwei- bis dreimal pro Woche ausreichen, zum Beispiel in Form von raschem Gehen (so schnell, dass Sie sich nebenher nicht mehr unterhalten können). Manche Studien empfehlen fünfmal pro Woche dreißig Minuten leichtes Ausdauertraining. Der Effekt hängt von der „Dosis" ab: Je mehr Sie trainieren, desto besser funktioniert Ihr Gehirn – wobei es ein gewisses Limit gibt. In einer Studie legten Senioren dreihundert Blocks pro Woche zurück: Bei ihnen stellte sich der gewünschte Zuwachs an grauer Substanz ein. Doch genau denselben Effekt erzielten auch Senioren, die nur zweiundsiebzig Blocks pro Woche liefen. Forscher sprechen in diesem Zusammenhang von einem Deckeneffekt: Ab einer bestimmten Dosis ist keine Steigerung der Wirkung mehr zu erwarten.

Wenn Sie zusätzlich zu dem Ausdauertraining noch Ihre großen Muskelgruppen stärken, profitieren Sie auch davon, ganz gleich, wie fit Sie körperlich sind. Das Krafttraining sollte ebenfalls zwei- bis dreimal pro Woche erfolgen. Messungen haben gezeigt, dass es nicht ausreicht, einmal wöchentlich zu trainieren.

Diese Daten sind wie starke Magnete, die weitere Empfehlungen nach sich ziehen. Eine davon erinnert an unsere „Stiefelriemen-Bill"-Geschichte. Es ist normal, dass ältere Menschen nicht mehr so mobil sind. Für diese Verlangsamung gibt es mehrere Gründe, etwa ein vermindertes Energielevel, Bewegungsschmerzen oder auch Ängste und Depressionen. Wissenschaftler haben speziell für Menschen mit eingeschränkter Mobilität ein Programm entworfen, zu dem neben Ausdauertraining auch Flexibilitätsübungen und Resistenztraining gehören. Die Studienteilnehmer konnten zwar alle gehen, hatten jedoch gewisse Bewegungsdefizite.

Nach Abschluss des Programms konnten die Teilnehmer der Trainingsgruppe pro Woche hundertvier Minuten länger gehen als die untrainierten Kontrollprobanden, und sie waren deutlich beweglicher. Allein dadurch, dass wir uns regelmäßig von den lähmenden Wänden unseres Lebensstils losreißen, stellen sich positive Resultate ein.

Und das ist wichtig, denn es ist wissenschaftlich erwiesen, dass wir selbst mit wenig Sport viel für unsere kognitive Gesundheit tun können und möglicherweise sogar das Risiko verringern, an Alzheimer zu erkranken. Ein geringfügiges körperliches Training ist bei Senioren erstaunlich wirksam und sollte andere Aktivitäten ergänzen. Raffen Sie sich dazu auf, regelmäßig selbst zu kochen, öfter mal die Treppe anstelle des Aufzugs zu nehmen oder ins Kino zu gehen. Jede Aktivität bringt gesundheitlichen Nutzen mit sich.

In einer Studie wurden die körperlichen Gewohnheiten einer Gruppe von Senioren über einen Zeitraum von vier Jahren dokumentiert. Die Forscher untersuchten das Bewegungsverhalten der Teilnehmer, das sich bei manchen auf die eigenen vier Wände oder den Garten beschränkte, bei anderen kurze Spaziergänge durch das Viertel mit einschloss. Diejenigen mit dem kleinsten Bewegungsradius hatten ein doppelt so hohes Alzheimer-Risiko wie die mit dem größten Radius. Selbst Menschen, die im Rollstuhl sitzen, profitieren von Bewegung.

Die Empfehlung lautet daher: Treiben Sie regelmäßig Sport, auch wenn es sich Ihr Körper lieber auf der Couch bequem machen würde. Schließlich wollen Sie Ihr Gehirn in Schwung bringen.

Käseliebhaber, nehmt euch vor Bettlaken in Acht

Auf den ersten Blick erscheint Tyler Vigens Website *Spurious Correlations* („Scheinkorrelationen") überhaupt nicht provokant. Sie wirkt eher wie eine Sammlung langweiliger Power-Point-Grafiken. Jede Grafik besteht aus zwei verschiedenfarbigen Wellenlinien, die aussehen wie mehrere Loch-Ness-Monster beim Synchronschwimmen. Eines der Diagramme zeigt eine abfallende Linie mit der Beschriftung „Scheidungsrate in Maine" im Zeitraum von 2000 bis 2009. Die andere Linie in dieser Grafik stellt den „Pro-Kopf-Verbrauch von Margarine in den Vereinigten Staaten" dar. Das Erstaunliche daran ist, dass beide Linien nahezu identisch verlaufen. Die nächste Grafik ist noch merkwürdiger: Die erste Linie stellt den „Pro-Kopf-Verbrauch von Käse in den Vereinigten Staaten" dar; die andere Linie zeigt die „Zahl der Personen, die gestorben sind, weil sie sich in ihren Bettlaken verheddert haben". Wie bei der Scheidungsrate und dem Margarineverbrauch herrscht auch bei den Käseliebhabern und den Bettlakenopfern eine bemerkenswerte Übereinstimmung.

Sie fragen sich, was diese Grafiken mit diesem Kapitel zu tun haben? Nun, sie sind der Grund, weshalb ich unser nächstes Thema – Altern und Ernährung – nur zögernd in Angriff nehme. Wie Vigens Diagramme ist auch ein großer Teil der veröffentlichten Forschungen über Ernährungsweisen von Senioren rein assoziativ. Und wie die Diagramme eindrucksvoll zeigen, bedeutet Assoziation noch lange keinen ursächlichen Zusammenhang. Auch das Henne-Ei-Problem spielt bei diesen Forschungen eine große Rolle. Ein Großteil der kausalen Untersuchungen wurde bei Labortieren durchgeführt, und ich kann mir nur schwer vorstellen, dass diese Laborergebnisse auf das *menschliche* Altern übertragbar sind. Daher bin ich zurückhaltend, was die Forschungsresultate betrifft.

Ich möchte aber auch nicht unfair sein. Es ist ungemein schwierig – und obendrein ungemein kostspielig –, vernünftige Studien über menschliche Ernährung durchzuführen. Nahrung ist äußerst komplex. Selbst ein schnödes Sandwich besteht aus Hunderten verschiedenen Biomolekülen. Die Stoffwechselmaschinerie, die wir benötigen, um aus unserer Nahrung Energie zu gewinnen, ist viel komplizierter als ein Fingerabdruck und ebenso individuell. Aus dieser enormen Variabilität irgendeine universelle Wahrheit herauszufiltern, ist ungefähr so, als würde man Suppe mit einer Gabel essen. Hinzu kommt, dass dieses Forschungsfeld erbärmlich unterfinanziert ist.

Das soll aber nicht heißen, dass es keine guten oder sogar heldenhaften Forschungsarbeiten über Altern und Ernährung gibt. Mit den besten werden wir uns im Folgenden befassen. Um herauszufinden, wie Altern mit dem zusammenhängt, was Sie auf dem Teller haben, wenden wir uns erneut dem Thema „mangelnde Instandsetzung" zu, angefangen bei einer besonderen Art von evolutionärer Schlemmerei.

Freie Radikale in einem hungrigen Gehirn

Das Gehirn verwendet viel von der Nahrung, auf die es Heißhunger hat, für einen bekannten darwinistischen Zweck: die Gene seines Besitzers an die nächste Generation weiterzugeben. Obwohl es nur 2 Prozent unseres Körpergewichts ausmacht, verbraucht das Gehirn 20 Prozent der Kalorien, die wir aufnehmen. Unser Gehirn ist außerdem ziemlich wählerisch, was die Nahrung betrifft. Während es liebend gern Energie aus Zuckermolekülen gewinnt, rümpft es bei Fetten die neuronale Nase. Man stelle sich vor, das Gehirn wäre in der Lage, Fett zu verstoffwechseln: Dann würden wir abnehmen, indem wir unseren Grips anstrengen. Leider hat es unser Denkorgan mehr auf Zucker als auf Butter abgesehen, das heißt, das Lösen von Rechenaufgaben wird nie Teil einer Diät zur Gewichtsreduktion sein.

Wie bei jedem Herstellungsprozess fällt auch im Gehirn viel toxischer Müll an. Besonders tödlich sind jene Moleküle, die freie Radikale genannt werden. Alternde Hippies finden diese Bezeichnung vielleicht lustig, aber mit diesen Verbindungen ist nicht zu spaßen, im Gegenteil: Wir müssen sie unbedingt loswerden. Wenn sie sich ansammeln, fügen sie den Körperzellen und -geweben erheblichen Schaden zu. Die Schädigung wird als „oxidativer Stress" bezeichnet. Jedes Gewebe (auch das Nervengewebe), das unkontrolliertem oxidativem Stress ausgesetzt ist, stirbt allmählich ab. Es geht also um sehr viel.

Glücklicherweise verfügt unser Körper über eine ganze Armee von molekularen Abwehrkräften, die darauf trainiert sind, diese Toxine unschädlich zu machen. Die bekanntesten Bataillone unter ihnen sind die sogenannten Antioxidantien. Sie neutralisieren toxische Abfallstoffe ungefähr so, wie Papiertücher verschütteten Orangensaft aufsaugen. Es gibt viele verschiedene Arten von Antioxidantien, angefangen bei bestimmten Proteinen, von denen Sie wahrscheinlich noch nie gehört haben – zum Beispiel Superoxiddismutase – bis hin zu bekannteren Radikalfängern wie Vitamin E. Solange Antioxidantien und andere molekulare Bataillone ihren Dienst tun, ist alles im Lot: Der tödliche molekulare Orangensaft wird weggewischt, und Ihr Körper bleibt gesund.

Das Problem ist, dass die Abwehrmechanismen gegen oxidativen Stress im Alter nach und nach den Dienst quittieren. Unsere molekulare Armee begeht Fahnenflucht, und zwar aus Gründen, die sowohl mit der Veranlagung als auch mit Umwelteinflüssen zu tun haben. Für gewöhnlich geht die Desertion so richtig los, wenn wir über das fortpflanzungsfähige Alter hinaus sind.

Das sind wahrlich schlechte Nachrichten. Die schädlichen, grässlichen freien Radikale sammeln sich ungehindert in unserem Gewebe an und verwandeln unseren Körper allmählich in eine Giftmülldeponie. Besonders hart trifft das unser Gehirn, das 20 Prozent unserer Energiezufuhr verschlingt. Umso wichtiger ist jetzt, was wir essen. Achten Sie auf den nächsten Seiten auf das Zauberwort Phytochemikalien.

Da zwischen dem Gehirn und der Energiezufuhr durch Nahrung ein Zusammenhang besteht, überrascht es nicht, dass Wissenschaftler bei ihrem Kampf gegen den Zahn der Zeit bei der Ernährung ansetzen. Bereits im Jahr 1913 behauptete der Amerikaner Horace Fletcher, man könne sich verjüngen, indem man die Nahrung so lange kaue, bis sie flüssig sei. Er empfahl, jeden Bissen zweiunddreißig- bis fünfundsiebzigmal zu kauen. Tatsächlich kann man sein Körpergewicht reduzieren, indem man den Vorgang des Essens durch ausgiebiges Kauen verlangsamt. Und da Übergewicht mit einem frühen Tod in Verbindung gebracht wird, könnte der gute Horace recht gehabt haben.

Im Laufe der Geschichte haben unzählige Menschen behauptet, den Jungbrunnen gefunden zu haben, was nichts daran geändert hat, dass auch sie das Zeitliche segnen mussten. Moderne Wissenschaftler, die sich mit der Verlängerung der Lebenszeit befassen, müssen einen gewissen Wagemut aufbringen und gegen allerlei fantastische Mythen ankämpfen. Forschungen, die gesundes Altern mit gesunder Ernährung in Verbindung bringen, konzentrieren sich im Wesentlichen auf zwei Dinge: *Wie viel* wir essen, und *was* wir essen.

Weniger ist (möglicherweise) mehr

Seit Jahrhunderten wird beobachtet, dass Menschen, die weniger essen, offenbar länger leben und insgesamt zufriedener sind als solche, die sich vollstopfen. Im Labor wurde das auf jeden Fall bestätigt – zumindest an Mäusen. Bei ihnen konnte eine starke Verringerung der Kalorienzufuhr eine Verlängerung der Lebenserwartung um sage und schreibe 50 Prozent gegenüber der normal ernährten Kontrollgruppe bewirken. Viele altersbedingte Krankheiten wie Herz-Kreislauf-Erkrankungen, bestimmte Krebsarten, neurodegenerative Störungen, Diabetes etc. traten unter verringerter Kalorienzufuhr seltener auf. Je früher damit begonnen wurde, desto besser waren die Ergebnisse. Eine lebensverlängernde Wirkung konnte bei allen Labortieren nachgewiesen werden, sogar bei Fruchtfliegen.

Aber funktioniert das auch beim Menschen? Und wenn ja, lässt sich die Lebenserwartung dadurch tatsächlich um 50 Prozent steigern? Die Wahrheit ist: Wir wissen es nicht. Denkbar wäre, dass eine Verringerung der Kalorienzufuhr bestimmte Risikofaktoren in Schach hält, die mit einem früheren Tod in Verbindung gebracht werden. In einer Studie wurde die Kalorienzufuhr bei gesunden, siebenunddreißigjährigen Probanden zwei Jahre lang um 25 Prozent reduziert. Die Forscher untersuchten verschiedene physiologische Marker und Verhaltensmerkmale und verglichen sie mit denen einer Kontrollgruppe, die keiner Kalorienbeschränkung unterlag.

Die Ergebnisse waren einerseits vorhersehbar, andererseits aber auch überraschend. Erwartungsgemäß reduzierten die Teilnehmer ihr Körpergewicht, und zwar um 10 Prozent gegenüber den Kontrollprobanden. Doch sie zeigten auch eine Verringerung von Markern, die mit schädlichen Entzündungsvorgängen in Verbindung gebracht werden. Ein besonders fieses Molekül namens C-reaktives Protein (CRP) war bei den Probanden, die Diät hielten, um 47 Prozent niedriger als bei den Kontrollprobanden. Ein weiteres unerwartetes Resultat war, dass die Probanden besser schliefen, mehr Energie hatten (was insofern erstaunlich war, als sie weniger Energie zuführten) und besser gelaunt waren, obwohl sie häufig Hunger hatten.

Diese Ergebnisse sind mit einer höheren Lebenserwartung assoziiert, aber ob sie tatsächlich lebensverlängernd wirken, lässt sich nicht sagen. Es fällt mir allerdings schwer, zu glauben, dass der Mensch gegenüber allen anderen Kreaturen auf diesem Planeten eine experimentelle Ausnahme sein soll. Es spricht viel dafür, dass das, was uns nicht füllt, stärker macht. Wenn Sie es ausprobieren möchten, schlage ich vor, dass Sie diesen Abschnitt Ihrem Arzt zeigen und mit ihm einen Plan zur Kalorienreduktion erstellen.

Was Ihrem Gehirn schmeckt

Andere Wissenschaftler haben nicht die Menge, sondern die Art der Nahrung untersucht, die wir zu uns nehmen. Wie bei den Forschungen zur Verringerung der Kalorienzufuhr sind die Ergebnisse auch hier konsistent. Und es gibt gute Nachrichten, vor allem wenn Sie sich in Ihrem Leben überwiegend so ernährt haben wie die Menschen im sonnigen Südeuropa.

Natürlich beziehe ich mich hier auf die viel gepriesene Mittelmeerdiät und die klassischen Zutaten, die in der griechischen, italienischen oder spanischen Küche verwendet werden. Vor einigen Jahren erschien im *New England Journal of Medicine* ein Forschungsbericht – passenderweise von spanischen Wissenschaftlern – über eine bahnbrechende Studie namens PREDIMED (Prevención con Dieta Mediterránea). Die Forscher konnten nachweisen, dass bei mediterraner Ernährung seltener Herz-Kreislauf-Erkrankungen auftreten, darunter auch solche, die das Gehirn betreffen (zum Beispiel Schlaganfälle), und dass die Menschen folglich länger leben. Das brachte die Wissenschaftler auf eine verlockende Idee: Konnte man mit dieser Ernährungsweise neben den Schlaganfällen auch andere (nicht krankhafte) altersbedingte Probleme vermeiden, etwa den Gedächtnisverlust?

Die Antwort lautete: Ja. Offenbar fördert die Mittelmeerdiät nicht nur die kardiovaskuläre Gesundheit, sondern verlangsamt auch den kognitiven Abbau, der nichts mit kardiovaskulären Problemen zu tun hat.

Die Wissenschaftler zeigten, dass sich die mediterrane Ernährung in vielerlei Hinsicht positiv auf die Kognition auswirkt, von den Exekutivfunktionen bis hin zu Verbesserungen beim Arbeitsgedächtnis. In einer Studie wurden dreihundert Teilnehmer per Zufallsverfahren in drei Gruppen eingeteilt: In der ersten Gruppe hielten sich die Probanden an die Mittelmeerdiät und nahmen zusätzlich qualitativ hochwertiges Olivenöl zu sich. Die zweite Gruppe ernährte sich ebenfalls mediterran, anstelle des Olivenöls kamen hier jedoch Nüsse zum Einsatz. Bei der dritten Gruppe spielte die Mittelmeerdiät keine Rolle. Die Forscher folgten den Probanden vier Jahre lang. Die Teilnehmer der zweiten Gruppe (Mittelmeerdiät plus Nüsse) zeigten einen Wert von +0,1 oberhalb der Baseline-Daten. Die Probanden der ersten Gruppe (Mittelmeerdiät plus Olivenöl) erreichten einen Wert von +0,04. Das mag sich nach wenig anhören, aber im Vergleich zur Kontrollgruppe, die nur einen deprimierenden Wert von −0,17 erreichte, sind das enorm hohe Werte. Positive Veränderungen wurden außerdem bei kognitiven Funktionen des Frontalhirns gemessen (vor allem bei den Exekutivfunktionen), ebenso bei der globalen Kognition, die eine Art Bruttosozialprodukt der Denkfähigkeit darstellt. Sowohl die Mittelmeerdiät plus Olivenöl als auch die Mittelmeerdiät plus Nüsse wirkte sich – im Vergleich zur Kontrollgruppe – auch in diesem Zusammenhang positiv aus. Die Daten stammen aus einer Studie mit randomisiertem, interventionsbasiertem Forschungsdesign. Sie müssen kein Statistiker sein, um zu erkennen, dass die Ergebnisse signifikant waren.

Weitere Ernährungsstudien aus den fettigen Gefilden der USA scheinen diese Resultate zu bestätigen. Eine Studie über die sogenannte MIND-Diät (*Mediterranean Intervention for Neurodegenerative Delay*) kombinierte die Mittelmeerdiät mit einem anderen Ernährungsprogramm, der DASH-Diät (*Dietary Approaches to Stop Hypertension*), die den Blutdruck senken soll. Bei dieser Kombination kam der altersbedingte kognitive Abbau zum Erliegen, und darüber hinaus wurde das Demenzrisiko reduziert. David A. Bennett, Leiter des Rush Alzheimer's Disease Center in Chicago, schrieb in der Fachzeitschrift *Scientific American* über die Ergebnisse dieser Längsschnittstudie: „[Die Ernährungsepidemiologin] Martha Clare Morris hat herausgefunden, dass die sogenannte MIND-Diät – die reich an Beeren, Gemüse, Vollkornprodukten und Nüssen ist – das Risiko, an Alzheimer zu erkranken, drastisch senkt."

Das Zitat könnte die Antwort auf Ihre Frage sein: „Was ist das Besondere an dieser Ernährungsweise?" Einige der Zutaten sind bekannt und hören sich wahrscheinlich an wie eine Mischung aus Ihrer Mutter und Ihrem Hausarzt – auf jeden Fall gibt es weit und breit keine Sahnesoßen. Stattdessen stehen Obst, Gemüse und Hülsenfrüchte auf dem Speiseplan, ebenso Vollkornprodukte und jeden Tag Fisch. Salz wird durch die leckeren mediterranen Gewürze ersetzt.

Manche Empfehlungen sind allerdings weniger bekannt. Nüsse enthalten zwar Fett, sind aber Teil der Mittelmeerdiät. Und Olivenöl ist ein wahrer Gehirn-Booster. Die MIND-Diät ist ein bisschen anders zusammengesetzt. Bei ihr dürfen haufenweise Beeren verspeist werden, Fisch dagegen nur einmal pro Woche. Für Amerikaner bedeutet das: Die empfohlenen Nahrungsmittel sind das genaue Gegenteil von dem, was sie gewöhnlich essen. Deswegen heißt es auch Mittelmeerdiät und nicht etwa McDonald's-Diät.

Es muss noch viel geforscht werden, um die vielen hundert Variablen zu klären, die Wissenschaftler wie mich skeptisch machen. Im Grunde genommen lassen sich die bislang gewonnenen Daten mit einem Zitat des Autors Michael Pollan zusammenfassen, das auch von Ernest Hemingway stammen könnte: „Essen Sie *Lebens-Mittel*. Nicht zu viel und vorwiegend Pflanzen."

Doch die hier vorgestellten wissenschaftlichen Erkenntnisse sind ein guter Anfang. Es sind die ersten Ernährungsstudien, bei denen ich innegehalten und gedacht habe: „Das muss ich mir genauer ansehen." Sie bilden die Grundlage für eine ganze Reihe von Forschungsprojekten, die untersuchen, wie diese Ernährungskonzepte wirken.

Merkwürdigerweise können in diesem Zusammenhang auch bestimmte Poster hilfreich sein.

Ohne Fleiß kein Preis

In meiner Jugend war es schick, die Wände des eigenen Zimmers mit Postern zu pflastern. Ein beliebtes Motiv war ein Bodybuilder, der Gewichte stemmte. Wie Sie vielleicht wissen, entstehen beim Gewichtheben winzige Risse in den Muskelfasern, die dann repariert werden. Durch diesen Reparaturvorgang wächst die Muskelmasse. Um wie der Typ auf dem Poster auszusehen, muss man seine Muskeln allerdings kontinuierlich diesen Stressoren aussetzen. Das ist alles andere als bequem. Tatsächlich verzog der Muskelmann auf dem Poster sein Gesicht zu einer schmerzhaften Grimasse, und darunter stand der einprägsame Spruch: „Ohne Fleiß kein Preis." (Ich muss dazu sagen, dass der Bodybuilder in vielen Jugendzimmern irgendwann verschwand und durch ein anderes Poster ersetzt wurde: einen übergewichtigen Biertrinker, der einen Cheeseburger aß. Das ironische Motto dieses Posters lautete: „Von nichts kommt nichts.")

Die Vorstellung, dass geringe Dosen schädlicher Einflüsse eine positive Wirkung haben können – ein Prinzip, das Hormesis genannt wird –, könnte auch als Erklärung dienen, warum bestimmte Ernährungskonzepte dem Altern erfolgreich entgegenwirken.

Hormesis bezeichnet die Fähigkeit, normale molekulare Reparaturmechanismen zu aktivieren, indem die Zellen, die über solche Mechanismen verfügen, kontinuierlich geringfügigen Dosen von Stress ausgesetzt werden. Zu den Zellen, bei denen das funktioniert, gehören auch Nervenzellen. Wenn man sie lange genug belastet, schalten sie auf Schadensbegrenzung um und bitten die molekularen Instandsetzungstruppen um Hilfe. Allerdings setzen sich genau diese Mannschaften im Alter zur Ruhe. Wenn man sie jedoch häufig zurück in den Dienst holt, bleiben sie aktiv, mit dem erfreulichen Ergebnis, dass die Zellen in einem besseren Zustand sind. Und in einem fitten Körper altert es sich bekanntlich bequemer.

Sowohl die Kalorienreduktion als auch eine überwiegend pflanzliche Ernährungsweise erzielen ihren Anti-Aging-Effekt im Wesentlichen durch Hormesis – zumindest lässt sich das bei Versuchstieren beobachten. Inzwischen deutet aber immer mehr darauf hin, dass beim Menschen ähnliche Mechanismen am Werk sind. Diese Reparaturmechanismen setzen alles instand, von fehlerhaften Proteinen bis hin zu löchrigen Zellmembranen. Sie sorgen dafür, dass Nervenzellen zur Stärkung ihrer Aktivität vermehrt Calcium aufnehmen. Bestimmte Wachstumsfaktoren werden stimuliert, darunter auch das Protein BDNF, das, wie wir gesehen haben, den Nervenzellen im Gehirn nutzt. Bei einer Verringerung der Nahrungsaufnahme kommt das Hormesis-Prinzip zum Tragen, da den Zellen signalisiert wird, der Körper sei am Verhungern. Eine langfristige Kalorienreduktion sorgt somit für eine kontinuierliche Aktivierung der Reparaturmechanismen.

Von einer extremen Kalorienrestriktion, wie sie bei Laborversuchen vorgenommen wird, rate ich allerdings ab, zumal das gar nicht notwendig ist. Forscher haben nämlich gezeigt, dass sich der gewünschte Nutzen bereits einstellt, wenn man die Kalorienzufuhr an fünf Tagen pro Monat verringert. Bei allem, was darüber hinausgeht, riskiert man negative physiologische Effekte. Manche Wissenschaftler sind sogar der Auffassung, dass die fünf Tage übertrieben sind.

Pflanzliche Kost ist so wirksam, weil die darin enthaltenen Pflanzenstoffe (sogenannte Phytochemikalien) es irgendwie schaffen, jene antioxidativen Mülltrupps, von denen hier bereits die Rede war, aus dem Ruhestand zu locken und die ganzen freien Radikalen und sonstigen Abfallstoffe zu entsorgen. In Kombination mit sportlicher Aktivität, die den Blutfluss erhöht – was für die Abfallentsorgung ebenfalls sehr wichtig ist –, entsteht eine wirksame Instandsetzungscrew. Pflanzenstoffe animieren außerdem die Nerven dazu, mehr BDNF zu produzieren, wodurch die Neurogenese angekurbelt wird. Der Gedanke, dass der Körper das viele Gemüse als „Stressor" empfinden könnte, ist mir natürlich nicht fremd. Aber solange Sie Ihren Zellen damit auf die Nerven fallen, stimulieren Sie auch ihre lebensverlängernden Moleküle.

Allmählich fangen wir an zu begreifen, welche Nahrung uns guttut – und warum. Möglicherweise liegt die Anti-Aging-Wirkung vieler Dinge, die wir essen, gerade in ihrer Komplexität begründet, also in jenem Aspekt der Ernährungsforschung, der mich so verrückt macht. Nahrungsergänzungsmittel wie Vitamin-E-Pillen oder andere Antioxidantien in Tablettenform funktionieren bei den meisten Menschen nicht besonders gut. Ein Großteil davon wird ohnehin wieder ausgeschieden, das heißt, diejenigen, die haufenweise Nahrungsergänzungsmittel einnehmen, haben lediglich einen sehr teuren Urin. Das Geheimnis scheint im Zusammenspiel der einzelnen Nahrungsbestandteile zu liegen, von denen wir viele noch gar nicht kennen. Aus evolutionärer Sicht ergibt das Sinn, denn in unserer Ernährungsgeschichte hat es nie irgendwelche reinen Stoffe gegeben, wie sie in Tabletten enthalten sind. In der Natur kommen solche Konzentrationen gar nicht vor. Stattdessen waren – und sind – diese Nährstoffe grundsätzlich in ihren pflanzlichen „Wirten" enthalten, und wir haben sie uns im Laufe der Evolution immer auf natürlichem Weg zugeführt. Arzneimittel können da nicht mithalten. Wenn Sie aus diesem Kapitel Nutzen ziehen wollen, müssen Sie zuallererst rausgehen und sich bewegen – und anschließend einen Teller Phytochemikalien verzehren. Ein kleiner Teller genügt.

Wichtiges in Kürze

Achten Sie auf gesunde Ernährung und viel Bewegung

- Die Exekutivfunktionen – eine Reihe von kognitiven Vorrichtungen, die uns zur Emotionsregulation und zur kognitiven Kontrolle befähigen – nehmen im Alter ab, weil die Reparaturmechanismen des Gehirns in den Ruhestand gehen.
- Ganz gleich, wie alt man ist: Körperliche Aktivität fördert die geistige Regheit und verbessert die Exekutivfunktionen.
- Obwohl das Gehirn nur 2 Prozent des Körpergewichts ausmacht, verbraucht es 20 Prozent der Kalorien, die wir zu uns nehmen.
- Eine Verringerung der Kalorienzufuhr reduziert nachweislich die chemischen Stoffe, die mit schädlichen Entzündungsvorgängen in Verbindung gebracht werden und uns altern lassen. Außerdem wirkt sich eine Kalorienreduktion positiv auf den Schlaf und auf die Stimmung aus und steigert das Energieniveau – alles Dinge, die mit einem längeren Leben assoziiert sind.
- Eine Ernährung mit viel Gemüse, Nüssen, Olivenöl, Beeren, Fisch und Vollkornprodukten (wie bei der Mittelmeerdiät oder der MIND-Diät) verbessert das Arbeitsgedächtnis und senkt das Risiko, an Alzheimer zu erkranken.

Ihr Schlaf

Brain Rule

*Bewahren Sie einen klaren Kopf,
indem Sie ausreichend (aber nicht zu viel) schlafen*

Niemand, der auf sein Leben zurückblickt, erinnert sich an die Nächte,
in denen er viel geschlafen hat.
Anonymus

Ich habe ein Alter erreicht, in dem die Happy Hour ein Nickerchen ist.
Anonymus

„Ich schlafe!", rief Susannah Mushatt Jones fröhlich, als der Reporter ihr die unvermeidliche Frage nach dem Geheimnis ihres langen Lebens stellte. Außerdem verriet sie, was sie jeden Morgen zum Frühstück aß: Rührei, Maisgrütze und vier Scheiben Speck.

Und „Miss Susie" konnte weiß Gott auf unzählige Frühstücke zurückblicken. Im Jahr 2015 war sie einhundertsechzehn Jahre alt, die letzte lebende Amerikanerin, die im neunzehnten Jahrhundert geboren worden war, und für kurze Zeit der älteste Mensch der Welt, bevor sie im Mai 2016 starb. Obwohl sie selbst keine Kinder hatte und nur kurze Zeit verheiratet gewesen war, durfte sie Hunderte von Nichten und Neffen, Großnichten und Großneffen verwöhnen. Und wie sie sie verwöhnte! Ihrer ersten Nichte ermöglichte sie ein Collegestudium – eine großartige Investition, die in einen Doktortitel mündete –, und die Nichte revanchierte sich, indem sie die Biografie ihrer Tante schrieb. Miss Susie gründete außerdem einen Stipendienfonds für afroamerikanische Studierende. 1899 als Tochter von Farmpächtern im US-Bundesstaat Alabama geboren, arbeitete Miss Susie einen Großteil ihres Lebens als Kindermädchen und Haushälterin in New York.

Sie pflegte das, was wir einen gesunden Lebensstil nennen (vielleicht abgesehen von den vier Scheiben Speck zum Frühstück). Sie rauchte nicht, trank keinen Alkohol und ging regelmäßig zu ihrem Hausarzt. Ungeachtet ihres hohen Alters nahm sie lediglich zwei verschiedene Medikamente, ein Blutdruckmittel und ein Multivitaminpräparat. Bis zu ihrem einhundertsechsten Lebensjahr beteiligte sie sich aktiv an der Nachbarschaftspatrouille ihres Wohnblocks. Ihr Jungbrunnen? Zehn Stunden Schlaf plus Nickerchen.

Ich schicke lieber gleich vorweg, dass es in diesem Kapitel mehr schlechte Nachrichten als gute gibt. Aber gegen einen Teil der schlechten können wir etwas unternehmen, indem wir uns – wie Miss Susie – gute Schlafgewohnheiten angewöhnen. Um die Auswirkungen des Schlafes auf die Lebensqualität im Alter zu verstehen, müssen wir wissen, wie Schlaf funktioniert, warum wir überhaupt schlafen und wie sich Schlafmuster im Laufe unseres Lebens verändern. In diesem Kapitel befassen wir uns außerdem damit, warum sich zu wenig Schlaf auf die kognitiven Fähigkeiten auswirkt und was Sie tun können, um richtig gut zu schlafen. Apropos körperliche und geistige Gesundheit: Manche Wissenschaftler sind sogar der Auffassung, dass Schlaf der wichtigste Teil des Tages ist. Oder besser: der Nacht.

Eulen und Lerchen

Viele von Ihnen werden die folgenden Erkenntnisse der Schlafforschung überraschen:
1. Wir wissen nicht genau, wie viel Schlaf der Mensch benötigt. Fest steht nur, dass nicht jeder acht Stunden braucht.
2. Während des normalen Schlafzyklus gibt es fünf Phasen, in denen wir quasi wach sind.
3. Wir beginnen gerade erst zu verstehen, warum wir überhaupt schlafen müssen. Es geht nicht nur darum, neue Energie zu gewinnen. Möglicherweise ist das nicht einmal der vorrangige Zweck.

Wenn man bedenkt, wie viel Lebenszeit wir mit Schlafen verbringen, ist es erstaunlich, wie wenig wir über den Schlaf wissen. Mit fünfundachtzig haben wir 250 000 Stunden im Schlummerland verbracht – etwa neunundzwanzig Jahre unseres Lebens.

Das Besondere am Schlaf ist seine enorme Individualität. Er wird durch so viele Variablen beeinflusst, dass es fast unmöglich ist, etwas Allgemeingültiges darüber zu sagen.

Das Herkunftsland ist eine dieser unzähligen Variablen: In den Niederlanden schlafen die Menschen im Schnitt acht Stunden und fünf Minuten, in Singapur dagegen nur sieben Stunden und dreiundzwanzig Minuten. Das sagt allerdings nur etwas darüber aus, wie viel Schlaf die Menschen dort *bekommen*. Aber entspricht das auch der Menge an Schlaf, die sie *brauchen*? Das wissen wir nicht.

Der Schlaf variiert auch je nach Chronotyp, dem natürlichen Schlaf-wach-Rhythmus, der sich einstellt, wenn Sie keinen Wecker stellen, sondern so lange schlafen, wie Sie wollen. Manche Menschen funktionieren am besten, wenn sie um 21.30 Uhr ins Bett gehen und mit den Vögeln aufstehen. Andere wiederum würden am liebsten immer erst um 3 Uhr morgens schlafen gehen und wie die

Rockstars am Nachmittag aus den Federn kriechen. Weitere Variablen sind Stress, Einsamkeit und die Menge an Aufputschmitteln (zum Beispiel Kaffee), die man tagsüber konsumiert.

Der vielleicht größte Einflussfaktor ist das Alter. Neugeborene schlafen locker sechzehn Stunden pro Tag, ältere Erwachsene dagegen oft weniger als sechs Stunden. Doch auch bei diesen Zahlen ist äußerste Vorsicht geboten. Manche Menschen kommen mit fünf Stunden Schlaf aus, andere brauchen elf Stunden, um den Tag zu überstehen. Ich erinnere mich an eine siebzigjährige Britin, die behauptete, ihr würden sechzig Minuten Schlaf vollkommen genügen. Daraufhin wurde sie fünf Nächte lang in einem Schlaflabor überwacht, und die Wissenschaftler bescheinigten ihr eine Schlafdauer von 67 Minuten. Untersuchungen ergaben keine erkennbaren kognitiven Störungen oder Verhaltensauffälligkeiten und keine Defizite, wie sie bei Schlafentzug üblich sind. Dieser Fall war zweifellos ungewöhnlich. Ganz und gar normal ist hingegen die Variabilität des Schlafverhaltens.

Nicht nur die Schlafdauer, sondern auch die Schlafqualität ist von Mensch zu Mensch verschieden. Mehr als 44 Prozent der italienischen Senioren berichten über Schlafprobleme, in Frankreich sind es sogar 70 Prozent der älteren Bevölkerung. In den USA und Kanada sind 50 Prozent der Senioren von Schlafstörungen betroffen. Dabei werden zwei Kategorien unterschieden: Einschlaf- und Durchschlafstörungen, und beide sind gleichermaßen lästig.

Fest steht, dass die Schlafqualität mit steigendem Alter abnimmt. Um das zu verstehen, müssen wir zunächst wissen, wie Schlaf funktioniert.

Man kann sich den Schlaf-wach-Rhythmus wie zwei gegnerische Mannschaften im entscheidenden Fußballspiel vorstellen – mit dem Unterschied, dass sie vierundzwanzig Stunden am Tag spielen und erst aufhören, wenn der Mensch tot ist.

Die Funktion der einen Mannschaft (die mit den hellen Trikots) besteht einzig und allein darin, uns wach zu halten. Dieses Team verfügt über ein ganzes Arsenal an talentierten Spielern – Hormone, Botenstoffe und bestimmte Gehirnregionen –, die alles geben, damit uns tagsüber nicht die Augen zufallen. Die Mannschaft wird gemeinhin als circadianes Aktivierungssystem bezeichnet. Der Begriff circadian wurde 1959 von Franz Halberg, dem Begründer der Chronobiologie, eingeführt und bedeutet „circa ein Tag".

Die andere Mannschaft (man erkennt sie an den dunklen Trikots) setzt sich aus mehreren biologischen Prozessen zusammen, die das gegenteilige Ziel verfolgen: Ihre Aufgabe ist es, uns zum Schlafen zu bringen. Zwar gibt es unter den Spielern ebenfalls bestimmte Hormone, Botenstoffe und Gehirnregionen, aber sie sorgen dafür, dass wir ins Bett gehen und mehrere Stunden dort bleiben. Diese Mannschaft heißt homöostatischer Schlafdruck.

Die beiden Mannschaften spielen jede Minute unseres Lebens gegeneinander. Sie sondieren die Lage, liefern sich Scharmützel und interagieren mit der Leidenschaft, die wir aus der Premier League kennen. Bei ihnen gibt es kein Unentschieden, und ihr Spiel ist äußerst abwechslungsreich: Mal dominiert die eine, mal die andere Mannschaft. Tagsüber kontrolliert das Aktivierungssystem das Feld, nachts gewinnt der Schlafdruck die Oberhand. Obwohl die Partie in 24-Stunden-Zyklen ausgetragen wird, ist sie nicht an den Hell-Dunkel-Schrittmacher gebunden. Experimente haben nämlich gezeigt, dass sich die natürlichen Schwankungen auch dann einstellen, wenn man längere Zeit in einer lichtlosen Höhle verbringt. Kurioserweise beträgt der Zyklus unter diesen Bedingungen fünfundzwanzig Stunden – warum das so ist, können wir uns absolut nicht erklären.

Wellenreiten

Dieses neurobiologische Fußballturnier, in der Fachsprache Opponent-Process-Theorie (Gegensatz-Prozess-Theorie) genannt, lässt sich anhand von Gehirnwellen darstellen, die im Elektroenzephalogramm (EEG) sichtbar gemacht werden. Mithilfe eines Geräts, das an ein Haarnetz erinnert, werden die elektrischen Spannungsschwankungen an der Kopfoberfläche gemessen und aufgezeichnet.

Der Tag beginnt mit einer dominierenden, hell gekleideten Mannschaft, und unser Gehirn sendet sogenannte Beta-Wellen aus. Abends, wenn die dunkel gekleidete Mannschaft aktiv wird, treten die entspannten Alpha-Wellen auf den Plan: Sie signalisieren Schläfrigkeit und locken uns ins Bett. Während wir schlafen, durchläuft unser Gehirn verschiedene Schlafphasen, darunter drei Tiefschlafphasen, von denen die erste etwa neunzig Minuten nach dem Einschlafen beginnt. Dieser traumlose Tiefschlaf ist durch die Wellen mit der niedrigsten Frequenz, den sogenannten Delta-Wellen, gekennzeichnet und wird auch *Slow Wave Sleep* (SWS) genannt. Es ist extrem schwierig, jemanden aus dem Tiefschlaf zu wecken.

Aber nicht unmöglich. In der Tat erledigt das unser Gehirn etwa eineinhalb Stunden nach dem Einschlafen. Die langsamen Delta-Wellen verebben, und wir werden allmählich wieder „wacher". Aus bislang unbekannten Gründen bewegen sich unsere geschlossenen Augen jetzt rasch hin und her, weswegen diese Schlafphase REM-(*Rapid-Eye-Movement*)-1 genannt wird. Dieser REM-Schlaf unterscheidet sich vom Tiefschlaf, der auch als Non-REM-Schlaf bezeichnet wird. In diesem Schlafstadium wacht man leicht auf.

Normalerweise passiert das aber nicht. Die Fußballmannschaft in den dunklen Trikots ist jetzt in Höchstform und sorgt dafür, dass wir weitere Tiefschlafphasen durchlaufen. Bald schon kehren die beruhigenden Delta-Wellen zurück und gönnen uns erneut sechzig Minuten vollkommener Versunkenheit.

Doch damit sind die nächtlichen Erregungsphasen noch nicht beendet, denn REM-1 war nur die erste von mehreren REM-Schlaf-Phasen, die wir Nacht für Nacht durchlaufen. Erst nach der fünften übernimmt die hell gekleidete, hyperaktive Mannschaft wieder das Ruder und sorgt dafür, dass wir den Tag beginnen. Diese Schwankungen kennen keine Werbepausen. Unablässig wecken sie uns morgens auf und machen uns abends müde, auch wenn wir uns noch so sehr dagegen sträuben.

Zumindest tun sie das, bis wir älter werden. Die beiden Mannschaften wollen ihren üblichen Spielrhythmus beibehalten, aber das fällt ihnen zunehmend schwer.

So viel zum Thema, *wie* wir schlafen. Aber *warum* schlafen wir überhaupt? Die Antwort scheint auf der Hand zu liegen: Ohne Schlaf sind wir mürrisch, reizbar, ungeduldig und wissen nicht mehr, wo wir die Autoschlüssel hingelegt haben. Vor allem aber fühlen wir uns *müde*. Also muss Schlaf etwas mit Energietanken zu tun haben, oder?

Falsch. Oder zumindest nicht ganz richtig. Bioenergetische Analysen zeigen, dass der Körper beim Schlafen lediglich hundertzwanzig Kalorien einspart, also ungefähr so viel wie einen Teller Suppe. Daran ist in erster Linie das Gehirn schuld. Es ist der Stromfresser des Körpers, weil es 20 Prozent unserer Gesamtenergie verbraucht und rund um die Uhr aktiv bleiben muss, um uns am Leben zu halten. Daher ist eine Energieersparnis von der Größenordnung eines Tellers Brühe alles andere als beeindruckend. Regeneration ist also nicht der Grund, weshalb wir schlafen.

Aber wozu dient der Schlaf denn dann? Aus evolutionärer Sicht ist es schlichtweg Wahnsinn, jemanden, der so schwach ist wie wir, in der ostafrikanischen Steppe auch nur für zehn Minuten durch Schlaf außer Gefecht zu setzen, noch dazu im Dunkeln. Und doch haben sich unsere Vorfahren in der Steppe regelmäßig hingelegt und stundenlang geschlafen – und das ausgerechnet nachts, wenn die Leoparden auf Beutezug gingen. Ein verdammt hoher Preis für hundertzwanzig eingesparte Kalorien.

Erst vor Kurzem haben Wissenschaftler Licht ins Dunkel dieser Widersprüche gebracht. Und was sie herausgefunden haben, hat weitreichende Folgen für das alternde Gehirn. In diesem Kapitel beleuchten wir zwei bahnbrechende Forschungserkenntnisse, die zeigen, warum wir schlafen.

Erste Erkenntnis: Wir schlafen, um zu lernen

Den ersten Durchbruch verdanken wir hauptsächlich der Gedächtnisforschung. Wie Sie wissen, zeichnet unser Gehirn alles eifrig auf, was wir während des Tages erleben. Manche dieser Erlebnisse sind bedeutsam, andere unwichtig, und einige brauchen Zeit, um verarbeitet zu werden. Unsere Gedächtnissysteme sind pausenlos aktiv, und mindestens zwei Gehirnregionen sind daran beteiligt.

Die erste ist die Hirnrinde – der Cortex –, also die superschlauen Schichten, die das Gehirn wie Packpapier umgeben. Die zweite ist der Hippocampus, von dem hier bereits mehrfach die Rede war, jene an ein Seepferdchen erinnernde Struktur tief im Innern des Gehirns. Bei der Gedächtnisbildung verhalten sich diese beiden Regionen wie Teenager, die sich gegenseitig Textnachrichten schicken. Über elektrische Verbindungen werden Gedächtnisfragmente so lange festgehalten, bis sie zu einem späteren Zeitpunkt verarbeitet werden.

Zu einem späteren Zeitpunkt? Wissenschaftler haben herausgefunden, dass das in der Nacht geschieht, genauer gesagt während des Tiefschlafs. Während wir tief und fest schlafen, reaktiviert das Gehirn die Gedächtnisinhalte, die es im Tagesverlauf unter „Später verarbeiten" abgelegt hat. Dann wiederholt es tausende Male ihre elektrischen Muster, wodurch Verbindungen gestärkt werden, und konsolidiert so die darin enthaltenen Informationen. Dieser Vorgang wird Offline-Verarbeitung genannt. Ohne diese wichtige Reaktivierung könnten wir nichts langfristig speichern.

In diesen Daten steckt ein sensationelles Ergebnis: Wir schlafen nicht, um uns zu erholen, sondern um zu lernen. Und die Nacht ist dafür am besten geeignet, denn dann wird unser Gehirn nicht mit Informationen bombardiert, die um unsere Aufmerksamkeit wetteifern.

Weitere Forschungen haben gezeigt, dass Schlaf auch noch andere Funktionen erfüllt, von der Verdauung bis hin zu einem stabilen Immunsystem. Wir schlafen also nicht, weil wir uns erholen müssen – vielmehr ist der Schlaf ein unverzichtbares Reset für uns. Wenn es mit dem Schlafen nicht richtig klappt, wird auch das Reset zum Problem.

Und leider passiert genau das, wenn wir altern.

Langsam wirkende Säure

In meinem Keller steht ein Karton, dessen Anblick mich jedes Mal deprimiert, wenn ich daran vorbeilaufe – allerdings nicht wegen des Inhalts: Der Karton enthält Videos aus der Zeit, als meine Söhne noch klein waren, das heißt, in ihm stecken die wertvollsten Erinnerungen meines Lebens. Was mich deprimiert, ist die Art und Weise, wie diese Erinnerungen aufbewahrt werden. Wenn ich die VHS-Videokassetten dort lasse, wo sie sind, könnte ich sie – wie ich vor Kurzem erfahren habe – genauso gut in einer langsam wirkenden Säure lagern. Ihnen droht der chemische Zerfall, das heißt, im Laufe der Zeit werden die Informationen, die auf ihnen gespeichert sind, verloren gehen. Es ist ein schleichender Vorgang, der von verschiedenen Umwelteinflüssen wie Luftfeuchtigkeit und Raumtemperatur beeinflusst wird. Wenn ich nichts dagegen unternehme, werden die Informationen irgendwann verschwinden (um genau zu sein, werden sie fragmentiert). Bei einer Raumtemperatur von fünfzehn Grad und einer normalen Luftfeuchtigkeit macht sich die Fragmentierung nach etwa sechzehn Jahren bemerkbar; bei zwanzig Grad schon nach acht Jahren. Das älteste Video in meinem Keller ist neunzehn Jahre alt. Ich habe also allen Grund, beim Anblick des Kartons deprimiert zu sein.

Beim Altern geht es um den natürlichen, dem Zahn der Zeit geschuldeten Verschleiß, der auch vor Informationen nicht haltmacht, egal, ob sie auf Magnetbändern gespeichert sind oder in Form von kognitiven Prozessen. Und auch Schlafprozesse sind nicht davor gefeit: Sie nutzen sich ab wie eine VHS-Videokassette im Kopf. Unser Schlaf wird im wahrsten Sinne des Wortes fragmentiert.

Insbesondere der wertvolle Tiefschlaf, jene gedächtniskonsolidierende und entschlackende Schlafphase, nimmt im Alter ab. Zwanzigjährige verbringen etwa 20 Prozent ihrer Schlafenszeit in diesem heilsamen Zustand, Siebzigjährige gerade mal 9 Prozent.

Um diese Veränderungen nachzuvollziehen, begleiten wir zwei Personen auf ihrer typischen Reise durch die Nacht: den zwanzigjährigen Noah und seine Großmutter.

Beide gehen ungefähr zur gleichen Zeit – um 23 Uhr – ins Bett. Zehn Minuten später gleitet Noah problemlos durch die ersten Stadien des Non-REM-Schlafs, und bevor es Mitternacht schlägt, reitet er schon auf den langsamen Delta-Wellen des Tiefschlafs.

Bei seiner Großmutter läuft es nicht ganz so glatt. Zwar schläft sie ebenfalls ein, doch schon im zweiten Non-REM-Schlafstadium um 23.30 Uhr wacht sie wieder auf. Jetzt geht der ganze Prozess von vorne los. Gegen Mitternacht erreicht sie ebenfalls den Tiefschlaf-Checkpoint, doch im Gegensatz zu Noah hält sie sich dort nicht lange auf. Um 0.30 Uhr wacht sie ein zweites Mal auf, und die Reise beginnt von Neuem. So geht es die ganze Nacht. Ihr letzter Besuch im Tiefschlafspa findet, wenn überhaupt, gegen 2.30 Uhr statt. Was Großmutter widerfährt, nennen wir Schlaffragmentierung. Im Gegensatz dazu durchläuft Noah auf seiner nächtlichen Reise mühelos vier bis fünf Zyklen des Non-REM-/REM-Schlafs und passiert mehrmals die luxuriösen Gefilde des Tiefschlafs. Er schläft die ganze Nacht durch.

Doch was kontrolliert seinen Schlaf und den seiner Großmutter? Um das zu verstehen, begeben wir uns nach Boulder im US-Bundesstaat Colorado.

Unsere innere Uhr

Inmitten der Hügel von Colorado befindet sich eine Maschine, deren Vernichtungspotenzial größer ist als das aller Nuklearwaffen zusammengenommen. Folgendes würde passieren, wenn diese Technologie den Geist aufgeben würde: Die gesamte Zivilisation würde stillstehen. Die Kommunikationssysteme von Polizei, Feuerwehr und ärztlichem Notdienst würden zusammenbrechen. Die Desynchronisation des Stromnetzes würde zu einer Überladung und zu katastrophalen Stromausfällen auf der ganzen Welt führen. Die Wall Street und der globale Finanzsektor würden eine Art epileptischen Anfall erleiden, und sämtliche Hochgeschwindigkeitstransaktionen würden in den digitalen Leitungen stecken bleiben. Die Satellitenkommunikation würde stillstehen, mit dem Ergebnis, dass die Flugzeuge in der Luft nicht mehr wüssten, wo sie sind. Und Ihnen würde es genauso ergehen, wenn Sie das GPS Ihres Mobiltelefons verwenden, um sich zu orientieren. Aber die Telefone würden ohnehin nicht mehr funktionieren – man könnte damit bestenfalls noch das kürzlich heruntergeladene Videospiel *Angry Birds* spielen. Die gesamte Zivilisation käme zum Erliegen.

Was für eine Weltvernichtungsmaschine könnte unser modernes Leben derart bedrohen? Die Antwort mag banal erscheinen. Was sich in den Hügeln von Colorado verbirgt, ist eine Uhr. Aber nicht irgendeine. Sie wird von einem Motor angetrieben, der die Größe eines Atoms hat. Die Maschine heißt NIST-F2 und ist die präziseste Atomuhr der Welt. Sie nutzt die natürlichen Schwingungen im Innern eines Cäsiumatoms, um festzustellen, wann genau eine Sekunde vergangen ist. Anhand dieser Zahl wird praktisch die gesamte Infrastruktur der Welt synchronisiert. Solange sie funktioniert, gedeiht unsere Zivilisation. In einem Zeitraum von dreihundert Millionen Jahren geht dieser mächtige Zeitmesser gerade mal eine Sekunde falsch.

Tief in unserem Gehirn befindet sich ein winziger Kern. Er besteht aus nur 20 000 Zellen und wird suprachiasmatischer Nucleus (SCN) genannt. Der SCN sitzt mehrere Zoll hinter den Augen und enthält unsere innere „Cäsiumuhr". Die natürlichen Rhythmen dieses Schrittmachers werden durch messbare elektrische

Outputs, Hormonausschüttungen und Genexpressionsmuster bestimmt. Die rhythmischen Instinkte der SCN-Zellen sind so stark, dass sie sogar außerhalb des Gehirns, in einer Petrischale, in 24-Stunden-Rhythmen ticken. Sie kontrollieren das, was Wissenschaftler das circadiane System des menschlichen Körpers nennen.

Sie sind auch der Grund, weshalb man im Alter nicht mehr so gut schläft wie früher.

Das circadiane System arbeitet so unabhängig wie ein abgeschotteter Diktator. Doch sein Rhythmus lässt sich justieren, weswegen wir auch ein gewisses Maß an Kontrolle über unseren Schlaf haben. Seine Informationen über die Tageszeit erhält der SCN direkt über die Augen, und zwar über die sogenannten Netzhautprojektionen. Auf diese Weise passt er seinen Rhythmus an die Erdumdrehungen an. Er nutzt die Informationen, um uns tagsüber wach zu halten und abends schläfrig zu machen. (Das ist aber nicht der einzige Faktor, der den Schlaf kontrolliert. Die Körperkerntemperatur spielt ebenfalls eine Rolle, um nur ein Beispiel zu nennen. Und der SCN mischt auch noch bei anderen Funktionen mit. So ist zum Beispiel das Stresshormon Cortisol fest in circadianer Hand, ebenso die Verdauung. Mehrere auf den Körper verteilte, untergeordnete „Uhren" wirken an der Synchronisation mit. Sie alle kommunizieren mit dem SCN wie Mobiltelefone, die auf eine Cäsiumuhr reagieren.)

Wie schafft es der SCN, unseren Schlaf zu kontrollieren? Dieser talentierte Nervenknoten interagiert mit zahlreichen Gehirnregionen, etwa mit dem Hirnstamm, der einen wesentlichen Beitrag zum Schlafzyklus leistet. Der SCN setzt seinen Rhythmus mithilfe von Hormonen durch, zum Beispiel mit dem Schlafhormon Melatonin, das nur wenige Zentimeter hinter dem SCN, in der Zirbeldrüse, produziert wird. Abends schaltet der SCN die Zirbeldrüse ein, und das Melatonin wird ins Blut ausgeschüttet, wo es die ganze Nacht über zirkuliert. Erst gegen 9 Uhr morgens sinken die Melatoninkonzentrationen wieder.

Aus dem Takt

Warum wird der Schlaf mit zunehmendem Alter schlechter? Wissenschaftler haben mehrere interessante Veränderungen im alternden Gehirn festgestellt, die allesamt mit dem circadianen Rhythmus und meist auch mit dem SCN zu tun haben.

Die Anzahl der Nervenzellen im SCN nimmt im Alter ebenso wenig ab wie die Gesamtgröße des Kerngebiets. Würde man den SCN der Großmutter mit dem ihres Enkels vergleichen und dabei lediglich die äußere Struktur in Augenschein nehmen, würde man überhaupt keinen Unterschied feststellen.

Anders sieht es mit der inneren Funktion aus. Die meisten rhythmischen Systeme, die mit dem SCN zusammenhängen, verändern sich im Alter. Der elektrische Output, die Ausschüttung taktgebender Hormone, die Expression rhythmus-induzierender Gene: Sie alle haben messbare Auswirkungen auf Schlaf und Aktivierung, vor allem auf die Konzentrationen von Melatonin und Cortisol. Wissenschaftler sind der Auffassung, dass sich diese Veränderungen im ganzen Körper bemerkbar machen, hauptsächlich aber beim Nachtschlaf. Aus diesem Grund kann Großmutter nachts nicht durchschlafen, während ihr Enkel Noah wie geschmiert durch die Nacht kommt.

Wirkt sich die Fragmentierung des Schlafs negativ auf Großmutters Kognition aus? Lange Zeit ging man davon aus, dass das so ist. Die Schlaf-Kognition-Hypothese behauptete sogar, die meisten altersbedingten kognitiven Defizite seien auf den Schlafverlust zurückzuführen. Doch nicht umsonst wurde dieser Zusammenhang als Hypothese bezeichnet. Genauere Forschungen ergaben nämlich, dass die Schlaf-Kognition-Hypothese viel zu simpel gestrickt und teilweise fehlerhaft war. Ursprünglich waren Forscher davon ausgegangen, dass man Daten, die auf die jüngere Population zutreffen, einfach so auf die ältere Population übertragen kann. Zwei Beispiele genügen, um den Irrtum hinter dieser versteckten Form von Altersdiskriminierung aufzudecken.

Gedächtnis

Wir alle kennen das: Man hat ein bestimmtes Lied im Kopf und wird diesen Ohrwurm einfach nicht mehr los. Genauso spult das Gehirn während wir schlafen immer wieder aufs Neue die Ereignisse des Tages ab. Wie wir gesehen haben, dient dieser Vorgang der Konsolidierung des Langzeitgedächtnisses im menschlichen Gehirn. Forschungen haben gezeigt, dass diese Festigung von Gedächtnisinhalten nur bei Personen auftritt, die jünger als sechzig sind. Man nimmt an, dass das mit den altersbedingten Veränderungen im sogenannten corticostriatalen Netzwerk zusammenhängt. Dieses Netzwerk besteht aus Schleifen, die sich über beide Gehirnhälften erstrecken und normalerweise am zielgerichteten Verhalten beteiligt sind. Bei älteren Menschen sind diese Schleifen nicht mehr ganz so aktiv. In einer Studie wurden die Offline-Verarbeitungsfähigkeiten von Senioren untersucht, und zwar anhand von Tests, die zuvor mit jüngeren Probanden durchgeführt worden waren. Erwartungsgemäß konnten die Senioren mit der jüngeren Vergleichsgruppe nicht mithalten.

Exekutivfunktionen

Schlafverlust wird mit dem Verlust einer ganzen Reihe von alltagsrelevanten Fähigkeiten in Verbindung gebracht, darunter auch den Exekutivfunktionen. Das geht aus Studien hervor, die mit Schlafentzug arbeiten. Die meisten dieser Studien werden jedoch mit jungen Erwachsenen durchgeführt, und in der Vergangenheit sind viele Wissenschaftler davon ausgegangen, dass ältere Menschen, die schlecht schlafen, dieselben Defizite aufweisen wie jüngere Probanden. Tun sie aber nicht. Schlafentzugsstudien mit älteren Teilnehmern haben nämlich gezeigt, dass die Exekutivfunktionen – einschließlich Impulskontrolle, Arbeitsgedächtnis und fokussierte Aufmerksamkeit – keine Defizite oberhalb der Baseline aufwiesen.

Wie kommt es, dass der Schlafmangel älteren Menschen nichts anhaben kann? Wissenschaftler vermuten, dass kognitive Defizite infolge des natürlichen Alterns nicht schlechter werden, weil sie gar nicht schlechter werden *können*. Der Schaden ist ja bereits eingetreten. Aus demselben deprimierenden Grund können sie auch nicht besser werden. Dieses Konzept wird Bodeneffekt genannt. Kognitive Defizite erreichen demnach eine Untergrenze, die nicht mehr unterschritten werden kann.

Die Situation ist aber nicht aussichtslos, selbst wenn sich die Idee mit dem Bodeneffekt als falsch herausstellen sollte. Eine Geschichte aus dem Alten Testament weist auf jeden Fall in die richtige Richtung.

Vorsorge treffen

Vielleicht erinnern Sie sich noch an Josef, den zweitjüngsten Sohn des Stammvaters Jakob, der von seinen Brüdern als Sklave verkauft wurde und es in Ägypten zu Ruhm und Ansehen brachte. Seine Position als zweitmächtigster Mann im Staat verdankte Josef einem ungewöhnlichen Vorstellungsgespräch, bei dem seine Fähigkeit, die beunruhigenden Träume des Pharaos zu deuten, den Ausschlag gab. Im ersten Traum sah der Pharao sieben fette, prächtige Kühe aus dem Wasser des Nils steigen und am Ufer Gras weiden. Bald darauf stiegen sieben weitere Kühe aus dem Wasser, die waren mager und hässlich (in der Bibel heißt es, der Pharao habe „in ganz Ägyptenland noch nicht so hässliche gesehen") und offenbar alles andere als friedliebend. Hier nimmt der Traum eine Wendung à la Stephen King, denn die sieben mageren Kühe erweisen sich als fleischfressende Raubtiere, die ihre fetten Artgenossen angreifen und verschlingen.

Der zweite Traum folgte dem gleichen Horrorskript, nur dass dieses Mal sieben dürre Ähren sieben dicken Ähren den Garaus machten. Josef deutete die Träume des Pharao als Warnung: Ägypten standen sieben Jahre mit überreichen Ernten bevor, gefolgt von sieben Jahren des Hungers. Um das Überleben des Volkes zu sichern, mussten in den sieben fetten Jahren Vorräte angelegt werden, von denen die Menschen in den sieben mageren Jahren zehren konnten.

Damit hatte Josef den Job.

Und was lehrt uns diese Geschichte über unser Schlafverhalten? Wir können der altersbedingten Fragmentierung des Schlafs vorbeugen, indem wir „Rücklagen" für schlechte Zeiten schaffen. Um dem kognitiven Abbau im hohen Alter entgegenzuwirken, sollte man sich schon im mittleren Lebensalter gute Schlafgewohnheiten zulegen.

Davon ist der Schlafforscher Michael Scullin überzeugt. Er und sein Kollege Donald Bliwise haben Forschungsbeiträge aus fast fünfzig Jahren ausgewertet, um nach Mustern zu suchen, und sind zu dem Schluss gekommen, dass sich „eine gute Schlafqualität im jungen und mittleren Erwachsenenalter positiv auf die kognitiven Funktionen auswirkt und vor altersbedingtem kognitivem Abbau schützt".

In den fetten Jahren Vorkehrungen zu treffen und sich gute Schlafgewohnheiten anzueignen, zahlt sich also spätestens dann aus, wenn die mageren kognitiven Jahre kommen.

Zweite Erkenntnis:
Wir schlafen, um unser Gehirn zu entmüllen

Erst vor Kurzem haben Wissenschaftler eine weitere, weniger glamouröse Funktion des Schlafens entdeckt: die Müllentsorgung.

Im Zuge meiner Beratungs- und Vortragstätigkeit übernachte ich des Öfteren in Hotels, und wenn ich nicht schlafen kann, beobachte ich von meinem Fenster aus das nächtliche Treiben in der fremden Stadt: Müllwagen, die lautstark durch die menschenleeren Straßen rumpeln und die Mülltonnen leeren; Straßenkehrmaschinen, die noch geräuschvoller den Dreck an den Randstein fegen. Auch das Gehirn braucht solche Aufräumarbeiten und Saubermachaktionen. Angesichts der vielen Energie, die das Organ tagsüber verbraucht, sammelt sich viel toxischer Müll in seinen Geweben an. Der muss entsorgt werden, genau wie in den Städten die Abfälle weggeräumt und die Straßen gesäubert werden müssen.

Glücklicherweise verfügt unser Gehirn über eine solche Müllabfuhr. Es hat sogar eine ganze Reihe von Drainagesystemen, und wie die Aufräumgeschwader in den Städten werden sie hauptsächlich nachts aktiv. Eines von ihnen ist das glymphatische System, das folgendermaßen funktioniert:

Unsere Nervenzellen sind in eine Salzwasserlösung eingebettet, ähnlich der Meeresumgebung, aus der sie ursprünglich stammen. Abfallstoffe, die sich im Gehirn ansammeln, werden in diese Flüssigkeiten geleitet – ähnlich wie Giftmüll, den unverantwortliche Unternehmen kurzerhand im Meer entsorgen. Zum Glück funktioniert das glymphatische System mit seinen Zellen, Molekülen und Kanälen wie eine kapitalkräftige Umweltschutzorganisation. Es kann Zellabfälle isolieren, aus dem Zellzwischenraum schwemmen und zur finalen Entsorgung in den Blutkreislauf abgeben. Auf diese Weise wird der toxische Müll aus dem Gehirn entfernt und am Morgen mit dem Urin ausgeschieden. Dieser Strömungstransport findet hauptsächlich während des Tiefschlafs statt, wenn auch das Lernen in vollem Gange ist.

Und ausgerechnet dieses Schlafstadium stellt sich mit zunehmendem Alter seltener ein.

Wenn die Müllabfuhr streikt

New York City ist für hartnäckige Arbeitskämpfe im Stadtreinigungssektor bekannt, doch der Streik der Müllabfuhr von 1911 war selbst für dortige Verhältnisse außergewöhnlich.

Sowohl die Müllmänner als auch die Straßenkehrer forderten bessere Arbeitsbedingungen, doch die städtischen Funktionäre wollten sich nicht darauf einlassen, mit dem Ergebnis, dass es zum Streik kam. Anfangs wurden Müll und Straßendreck noch sporadisch entfernt. Doch als die Müllberge immer höher und die Straßen immer schmutziger wurden, geriet New York allmählich aus den Fugen. Die Stadtführung organisierte daraufhin einige Streikbrecher, die von den Streikenden jedoch körperlich angegriffen und an der Arbeit gehindert wurden. Inzwischen war der Verkehr durch den Müll auf den Straßen praktisch zum Erliegen gekommen, und ein unerträglicher Gestank lag über der Stadt. Die Abfälle stellten auch eine ernste Bedrohung für die Gesundheit der Menschen dar. Zu allem Übel setzte inmitten des Streiks auch noch heftiger Schneefall ein, der die zugemüllten Straßen unter einer dichten Schneedecke begrub. Die Streikenden gerieten zunehmend unter Druck, denn es war im öffentlichen Interesse, dass sie sich wieder an die Arbeit machten und die Stadt gründlich säuberten. Das geschah

einen Monat später, nachdem gewaltvolle Auseinandersetzungen zwei Todes-
opfer gefordert hatten.

Auch die „Müllentsorgung", die während des Tiefschlafs in unserem Kopf
stattfindet, wird im Alter zum Problem, da wir von diesem langsamwelligen
Schlaf zu wenig abbekommen. Die Fragmentierung des Schlafs wird durch den
Verschleiß des suprachiasmatischen Nucleus (SCN) verursacht, von dem hier bereits die Rede war. Wissenschaftler sind der Auffassung, dass mit dem Tiefschlaf
auch die „Putzkolonne" des Gehirns schwindet und der Zellabfall nur noch sporadisch entsorgt wird.

Wie bei dem Streik der Müllabfuhr von 1911 sammelt sich auch im Gehirn toxischer Müll an. Man geht davon aus, dass dieses Material ab einer bestimmten
Menge das Hirngewebe schädigt. Dadurch wird der Schlafzyklus weiter beeinträchtigt, was noch weniger Tiefschlafphasen und noch mehr Schlaffragmentierung und Schädigungen zur Folge hat. Manche Schlafforscher glauben, dass
diese Schäden mit der Zeit zu Verhaltensveränderungen wie kognitivem Abbau
und Demenz führen. Um das Ganze zusammenzufassen: Ein dysfunktionaler
SCN verringert den Tiefschlaf. Das führt dazu, dass Abfallstoffe nur noch sporadisch entsorgt werden. Die Folge sind neuronale Schädigungen.

Es ist nur eine Hypothese, noch dazu eine, bei der sich die Henne-Ei-Frage
stellt. Nehmen wir an, der Teufelskreis beginnt mit einem dysfunktionalen SCN
und endet mit einer Demenz. Was aber, wenn die Anhäufung von Müll gar nicht
durch Schlafverlust ausgelöst wird, sondern durch etwas anderes? (Denkbar wäre
auch eine genetische Ursache.) Das würde bedeuten, dass der SCN erst geschädigt wird, nachdem die Müllmenge im Gehirn eine gewisse Schwelle überschritten hat. Der Weg in die Demenz würde also anders verlaufen. Zum jetzigen Zeitpunkt wissen wir nicht genau, ob der SCN den Anstoß gibt oder erst später ins
Spiel kommt.

Doch wie ist man überhaupt auf diese Hypothese gekommen? Wissenschaftler
haben bereits vor Jahren erkannt, dass chronischer Schlafmangel ein Risikofaktor
für zahlreiche neurodegenerative Erkrankungen ist, darunter die Huntington-
Krankheit, Parkinson und Alzheimer. In Übereinstimmung mit dieser epidemio-
logischen Beobachtung wurde vor einiger Zeit festgestellt, dass Flugbegleiter –
vor allem solche, die auf Langstreckenflügen eingesetzt werden und häufig unter
Jetlag leiden – überdurchschnittlich oft eine Atrophie des Hippocampus aufweisen, was zu den frühen Anzeichen von Alzheimer gehört. Forscher haben außerdem gezeigt, dass Unterbrechungen des circadianen Rhythmus (egal, in welchem
Beruf) systemische Entzündungen und die Ansammlung toxischer Abfallstoffe
begünstigen.

Diejenigen, die in der Amyloid-Hypothese die Erklärung für Alzheimer sehen, ziehen gern die Schlafverlusthypothese heran, um ihre Annahmen zu untermauern. Wie wir inzwischen wissen, sammelt sich bei der Alzheimer-Demenz das toxische Beta-Amyloid-Proteinfragment im Gehirn an. Bei zunehmendem Schlafverlust scheint das Fragment länger vorhanden zu sein, als es sollte. Daher wird Schlafmangel als Risikofaktor für Alzheimer betrachtet. Hinzu kommt die Tatsache, dass das glymphatische System durch häufiges Aufwachen entschieden langsamer arbeitet. Das würde bedeuten: Beta-Amyloid wird nur noch sporadisch entsorgt, und die Demenz ist die Folge.

Grund genug, um in jedem Alter für einen guten Nachtschlaf zu sorgen. Doch es gibt noch andere Gründe. Wie lange wir leben und dabei geistig fit bleiben, hängt ebenfalls mit dem Schlaf zusammen. Diesen Themen wenden wir uns als Nächstes zu.

Die richtige Gutenachtgeschichte

Viele Wissenschaftler schätzen das Märchen *Goldlöckchen und die drei Bären* aus beruflichen Gründen. Es veranschaulicht nämlich ein interessantes Prinzip, das für viele biologische und Verhaltensprozesse grundlegend ist.

Wie so viele bekannte Kindergeschichten wurde auch diese mehrfach umgeschrieben. Meine Lieblingsversion stammt aus der *Rocky and Bullwinkle Show*, in der Edward Everett Horton Anfang der 1960er-Jahre als Märchenerzähler fungierte. Das blondgelockte Mädchen Tussenelda Woofenpickle, Spitzname „Goldlöckchen", verirrt sich im Wald und stößt auf eine gemütliche Hütte: Dort wohnen Mama Bär, Papa Bär und Baby Bär. Da die Familie gerade unterwegs ist, kostet Goldlöckchen den Brei, der auf dem Tisch steht, und probiert aus, ob die Stühle und Betten der Bären bequem sind. Was Mama und Papa Bär gehört, gefällt Goldlöckchen überhaupt nicht. Aber alles vom Bärenjungen findet sie „genau richtig", von der Temperatur des Breis bis hin zur Matratze des Bettchens. Hortons stimmgewaltiges Voice-over und sein britisch anmutender Brooklyn-Akzent verliehen der Episode eine satirische *Gewichtigkeit*. Auch nach so vielen Jahren macht es immer noch Spaß, sie anzuschauen.

Und sie ist immer noch lehrreich. Worum es mir hier geht, ist die optimale Menge an Schlaf, die Sie benötigen, um möglichst gut zu leben und um diese hohe Lebensqualität möglichst lange genießen zu können. Die Daten hierzu ergeben ein umgekehrtes U – zwei Extreme, die „zu viel" oder „zu wenig" sind, und ein süßer Punkt in der Mitte, der „genau richtig" ist.

Studien zeigen, dass Schlafunterbrechungen nicht nur lästig sind. Sie sind sogar tödlich. Chronischer Schlafmangel verkürzt die Lebenszeit. Aus Studien mit Tausenden von Probanden (genauer: mit 21 000 finnischen Zwillingen) wissen wir, wie viel Schlaf der Mensch benötigt.

Es sind sechs bis acht Stunden pro Nacht – nicht mehr und nicht weniger. Wenn wir weniger als sechs Stunden schlafen, steigt das Sterberisiko um 21 Prozent bei Frauen und um 26 Prozent bei Männern. Schlafen wir mehr als acht Stunden, steigt das Sterberisiko um 17 Prozent bei Frauen und um 24 Prozent bei Männern. Es muss schon „genau die richtige" Menge Schlaf sein, um sowohl die Lebensqualität als auch die -quantität zu optimieren. Hier kommt der „Goldlöckchen-Effekt" zum Tragen.

Das Sterberisiko bezieht sich auf alle Todesursachen. Aber erwartungsgemäß sind die üblichen Verdächtigen diejenigen, die mit hohem Alter assoziiert sind: Schlaganfälle, Herzerkrankungen, Bluthochdruck, Typ-II-Diabetes, Übergewicht. Das Erstaunliche an den Mortalitätszahlen im Zusammenhang mit Schlafverlust ist, dass sie bei älteren Menschen niedriger sind als bei jungen Menschen. So ist zum Beispiel das Sterberisiko bei jungen Männern, die von Schlafverlust betroffen sind, um 129 Prozent größer. Weshalb der Unterschied zwischen den Generationen so groß ist, muss noch genauer erforscht werden.

Grundsätzlich sollte man diese Zahlen aber mit Vorsicht genießen. Ja, die Daten sind solide. Aber wie Sie vielleicht noch aus dem Mathematikunterricht wissen, gelten statistische Werte nicht für Individuen. Wie viel Schlaf ein Mensch tatsächlich benötigt, hängt doch sehr stark vom Einzelnen ab.

Zu Beginn dieses Kapitels habe ich erwähnt, dass Senioren aus unterschiedlichen Ländern von Schlafproblemen berichten. Das ist in mehrfacher Hinsicht wichtig. Eine schlaflose Nacht kann uns mürrisch machen, aber mehrere schlaflose Nächte hintereinander können uns kognitiv beeinträchtigen. Alles ist davon betroffen, von den Gedächtnisfunktionen bis hin zu den Problemlösungsfähigkeiten.

Und was noch schlimmer ist: Es gibt einen zutiefst beunruhigenden Zusammenhang zwischen chronischem Schlafmangel und psychischen Störungen. Senioren, die länger als dreißig Minuten brauchen, um einzuschlafen, haben ein erhöhtes Risiko für Angststörungen – was durchaus einleuchtet, denn wer nicht schlafen kann, fängt an, über all das nachzudenken, was ihn bedrückt. Wie in einer Endlosschleife spulen die Gedanken den Sorgenfilm ab. Natürlich können auch jüngere Menschen ins Grübeln geraten, aber Senioren haben oftmals allen Grund, sich Sorgen zu machen. Möglicherweise spüren sie, wie sie die Kontrolle über Körper und Geist verlieren, vor allem wenn Erkrankungen im Spiel sind. Bei vielen kommen finanzielle Sorgen oder Einsamkeit hinzu. Dreißig Minuten sind da rasch vergrübelt, und anstatt in einen erholsamen Schlaf zu fallen, schwitzen die Betroffenen die Bettlaken durch.

Die zunehmende Fragmentierung des Schlafes wird auch mit depressiven Störungen in Verbindung gebracht. Senioren, die an einer Depression leiden, schlafen für gewöhnlich rasch ein – und wachen genauso schnell wieder auf. Tatsächlich schlafen depressive Senioren mit Abstand am schlechtesten.

Dass affektive Störungen etwas mit Schlaf zu tun haben, ist sicher; doch wie sie im Einzelnen miteinander zusammenhängen, wissen wir nicht. All das hat Wissenschaftler zum Glück nicht davon abgehalten, nach Mitteln und Wegen zu suchen, die uns zu einem besseren Schlaf verhelfen. Einer, der sich auf diesem Gebiet entschlossen die Ärmel hochgekrempelt hat, war der Schlafforscher Peter Hauri.

Wie man besser schläft

Dr. Hauris deutscher Akzent war so fett wie eine Bratwurst. Der gebürtige Schweizer war mit einem Humor von der Größe des Matterhorns und der intellektuellen Präzision eines Rolex-Uhrwerks gesegnet. Zur Schlafforschung kam er, nachdem er in die USA ausgewandert war, und bald schon machte er sich auf dem Forschungsgebiet einen Namen. Viele Jahre leitete er das Mayo Sleep Disorders Center in Rochester (Minnesota), eines der renommiertesten Zentren für Schlafstörungen.

Einige seiner Forschungen haben Schlagzeilen gemacht. Er empfahl zum Beispiel, den Wecker aus dem Schlafzimmer zu verbannen. Patienten mit Schlafstörungen riet er, auf keinen Fall krampfhaft zu versuchen, einzuschlafen, da sie das nur noch wacher mache. Und er erfand das Schlaftagebuch, in dem Betroffene ihr Schlafverhalten protokollieren sollten, so wie manche Menschen ihre Ernährungsgewohnheiten notieren. *Das große Buch vom gesunden Schlaf* (1990), in dem Hauri seine Ideen zusammenfasste, war jahrelang der maßgebliche Ratgeber für Menschen mit Schlafproblemen.

Einige seiner Erkenntnisse, zusammen mit Forschungsergebnissen aus jüngerer Zeit, habe ich unten angeführt. Natürlich müssen Sie sie Ihrer individuellen Situation anpassen. Hauri hätte nie behauptet, dass alle Menschen dieselben Schlafgewohnheiten haben – sie gleichen einander mitnichten „wie Schneeflocken", wie der Wissenschaftler einmal augenzwinkernd bemerkte.

1. *Achten Sie darauf, was Sie am Nachmittag tun.* Ein guter Nachtschlaf hängt davon ab, wie Sie die vier bis sechs Stunden vor dem Zubettgehen verbringen. Sechs Stunden vor dem Schlafengehen kein Koffein mehr. Auch kein Nikotin.

Und keinen Alkohol. Der „Schlummertrunk" hat zwar den legendären Ruf, müde zu machen, doch das zweiphasige Alkoholmolekül besitzt sowohl sedierende als auch aufputschende Eigenschaften. Am Anfang macht Alkohol schläfrig; die anregende Wirkung setzt erst viel später ein. Unter Alkoholeinfluss verbringen wir weniger Zeit im REM- und Tiefschlaf, vor allem während der letzten Nachtstunden. Sport hat eine ungemein positive Wirkung auf den Schlaf, sollte aber nicht vor dem Zubettgehen betrieben werden, da er anregend auf den Organismus wirkt. In den letzten Jahren hat sich gezeigt, dass eine gute Nachtruhe nicht mit dem Einschlafen beginnt, sondern bereits Stunden vorher.

2. *Schaffen Sie einen reinen Schlafbereich.* Richten Sie bei sich zu Hause einen Rückzugsort ein, an dem ausschließlich geschlafen wird. Bei den meisten Menschen ist dieser Ort das Schlafzimmer. Ein Schreibtisch hat dort ebenso wenig verloren wie ein Fernseher oder der Esstisch. Der Bereich dient nur dem Schlafen. (Natürlich können Sie dort auch noch anderen angenehmen Aktivitäten nachgehen, aber denken Sie daran, dass Sport unmittelbar vor dem Schlafen anregend wirkt.)

3. *Sorgen Sie für die richtige Temperatur.* Die ideale Raumtemperatur, um einzuschlafen, beträgt siebzehn bis achtzehn Grad Celsius. Achten Sie darauf, dass der Raum, den Sie zur Schlafhöhle erkoren haben, kühl ist. Bringen Sie gegebenenfalls einen Ventilator an, der neben der Temperaturregulierung auch noch einen anderen positiven Zweck erfüllt: Er sorgt für ein monotones „weißes Rauschen". Vielen Menschen hilft das beim Einschlafen.

4. *Entwickeln Sie eine feste Schlafroutine.* Begeben Sie sich immer zur selben Zeit in Ihr kühles, allein dem Schlafen dienliches Zimmer. Ausnahmen sind nicht erlaubt. Sollte es Ihnen nicht gelingen, rechtzeitig einzuschlafen, um auf sechs bis sieben Stunden Schlaf zu kommen, stehen Sie trotzdem immer zur selben Zeit auf, bis sich die Schlafroutine einstellt.

5. *Achten Sie auf die Signale Ihres Körpers.* Gehen Sie nach Möglichkeit erst dann schlafen, wenn Sie wirklich müde sind. Und wenn Sie nachts aufwachen, versuchen Sie nicht, den Schlaf zu erzwingen. Wenn es Ihnen innerhalb von dreißig Minuten nicht gelingt, wieder einzuschlafen, stehen Sie auf und lesen Sie ein echtes (kein elektronisches) Buch – und zwar ein möglichst langweiliges.

6. *Setzen Sie sich zur richtigen Zeit dem richtigen Licht aus.* Tagsüber sollten Sie das helle Tageslicht nutzen, abends ist gedämpftes Licht angesagt. Auf diese Weise imitieren Sie die natürlichen Lichtverhältnisse der afrikanischen Savanne, die das menschliche Gehirn im Laufe der Evolution verinnerlicht hat.

7. *Halten Sie sich von blauem Licht fern.* Das bedeutet: Meiden Sie Fernseher, Computerbildschirm, Smartphone oder sonstige elektronische Geräte mit einer Wellenlänge von 470 Nanometern (der Frequenz von blauem Licht). Forschungen haben gezeigt, dass blaues Licht dem Gehirn vorgaukelt, es sei heller Tag. Und das Gehirn reagiert darauf mit Aktivierung, was evolutionsgeschichtlich Sinn ergibt: Blau ist die Farbe des Himmels und nur am Tag wahrnehmbar.

8. *Treffen Sie tagsüber viele Freunde.* Die Fragmentierung des Schlafes wird mit Depression in Verbindung gebracht, und soziale Kontakte sind ein überaus wirksames Antidepressivum. Außerdem beleben soziale Interaktionen die Kognition und trainieren das Gehirn. Dieses „Sportprogramm" sorgt dafür, dass das Gehirn nachts auf den langsamen Wellen des Tiefschlafs reitet.

9. *Führen Sie ein Schlaftagebuch.* Das ist besonders wichtig, wenn Sie ernsthafte Schlafprobleme haben und professionelle Hilfe in Betracht ziehen. Die einfachste Version des Schlafprotokolls sieht vor, dass Sie regelmäßig notieren, um wie viel Uhr Sie aufstehen, wann Sie zu Bett gehen und wie oft Sie nachts aufwachen. Im Internet finden Sie auch ausführlichere Versionen von Schlaftagebüchern. (Peter Hauris *Großes Buch vom gesunden Schlaf* bietet ebenfalls Vorlagen, die Sie verwenden können.)

Die meisten dieser Empfehlungen gehören bei der Behandlung von Schlafproblemen inzwischen zum Standard, und viele davon verdanken wir Hauris Forschungen am Mayo-Institut. Dennoch ist die Situation bei jedem Menschen anders. Bislang haben wir uns mit den grundlegenden Dingen befasst, aber es gibt auch noch andere Faktoren, die den Schlaf beeinträchtigen, zum Beispiel Schmerzen oder die genetische Veranlagung. Ich möchte an dieser Stelle eine ganz bestimmte Störung ansprechen: die Insomnie.

Forscher der Universität Pittsburgh haben eine Kurzintervention getestet, die gezielt für Senioren mit schweren Schlafstörungen entwickelt wurde: BBTI (engl. *Brief Behavioral Treatment of Insomnia*).

Die Verhaltensintervention war ganz simpel: Zunächst bestimmten die Forscher bei jedem Teilnehmer den „Schlaf-Ausgangswert". Dazu gehörten physiologische und Verhaltensmessungen wie die Aktigrafie (über ein Messgerät am Handgelenk werden die Bewegungen des Probanden aufgezeichnet) und die Polysomnografie (ein diagnostisches Verfahren zur Messung physiologischer Funktionen wie Gehirnwellen oder kardiovaskulärer Aktivität während des Schlafs). Anschließend lernten die Probanden, wie Schlaf (und die Opponent-Process-

Theorie) funktioniert. Und schließlich erklärte man ihnen, was sie tun sollten, nämlich:

1. Die Zeit, die sie im Bett verbrachten, auf sechs Stunden beschränken.
2. Sich strikt an einen bestimmten Tagesablauf halten und immer zur gleichen Zeit aufstehen, auch wenn sie schlecht geschlafen hatten.
3. Erst zu Bett gehen, wenn sie wirklich müde waren, egal, um welche Uhrzeit.
4. Nicht im Bett bleiben, wenn sie nicht (wieder) einschlafen konnten.

Die Anweisungen wurden den Teilnehmern in einem einstündigen Kurs erläutert, und zwei Wochen später gab es einen halbstündigen „Auffrischungskurs". Die Studienleiter riefen die Probanden außerdem mehrmals an, um sicherzustellen, dass sie sich an die Anweisungen hielten. Nach einem Monat wurden die Teilnehmer erneut untersucht und die Ausgangswerte mit den neuen Werten verglichen.

Ziel war es, den Schlafrhythmus der Senioren wie ein Uhrwerk zu regulieren, damit die Insomnie sie nicht mehr im Griff hatte.

Das hört sich nach keiner großen Sache an, aber der Schein trügt: Stolze 55 Prozent der Teilnehmer zeigten nach einem Monat überhaupt keine Schlaflosigkeit mehr. Wir sprechen hier von einer vollständigen Remission, und das bei Testpersonen, die zuvor unter sehr schweren Schlafstörungen gelitten hatten. Und die positive Wirkung der Intervention hielt auch sechs Monate später noch an: Rund 64 Prozent zeigten auch dann noch eine deutliche Verbesserung, und 40 Prozent hatten auch nach einem halben Jahr keine Probleme mehr mit dem Schlafen. Das Interessante an diesen Ergebnissen ist, dass die Intervention weder eine psychiatrische Beratung noch eine medikamentöse Behandlung vorsah. (Besonders Letzteres ist ermutigend, denn die Nebenwirkungen der Schlafmittel, die Insomniepatienten gemeinhin verschrieben werden, sind gerade bei älteren Menschen verheerend. Und ihr Schlaf wird dadurch nur geringfügig besser.)

Diese Intervention ist ein gutes Beispiel dafür, wie wichtig Veränderungen des Lebensstils sind, um den negativen Effekten des Alterns entgegenzuwirken. „Den Lebensstil verändern" bedeutet, lebenslange Gewohnheiten abzulegen. Wenn Sie die praktischen Ratschläge auf diesen Seiten beherzigen, werden Sie langfristig davon profitieren.

Bis hierhin haben wir uns damit befasst, wie Sie Ihre Lebensqualität verbessern, ja vielleicht sogar länger leben können. Wenn der Tod nur noch ein oder zwei Jahrzehnte entfernt ist, stellt sich einem irgendwann zwangsläufig die Frage, ob sich der Prozess des Alterns nicht anhalten lässt. Können wir ihm ein Schnippchen schlagen, ihn verlangsamen oder sogar ganz anhalten? Im Folgenden wenden wir uns den Bemühungen zu, die Lebensdauer zu verlängern, wobei wir gut beraten sind, Wissenschaft und Science-Fiction auseinanderzuhalten.

Wichtiges in Kürze

Bewahren Sie einen klaren Kopf, indem Sie ausreichend (aber nicht zu viel) schlafen

- Wissenschaftler können nicht genau sagen, wie viel Schlaf wir pro Nacht benötigen. Sie wissen auch nicht mit letzter Sicherheit, warum wir überhaupt schlafen müssen.
- Der Schlaf-wach-Rhythmus entsteht aus einer permanenten Spannung zwischen Hormonen und Gehirnregionen, die Sie wach halten, und solchen, die Sie schläfrig machen wollen. In der Fachsprache werden diese antagonistisch wirkenden Prozesse Opponent-Process-Theorie (Gegensatz-Prozess-Theorie) genannt.
- Forschungen haben ergeben, dass Schlaf weniger der Erholung dient als der Verarbeitung von Gedächtnisinhalten und der „Gehirnwäsche", sprich: der Entsorgung toxischer Abfallstoffe.
- Im Alter wird der Schlafzyklus zunehmend fragmentiert. Besonders betroffen sind jene Schlafphasen, in denen das Gehirn normalerweise gereinigt wird.
- Wer sich schon im mittleren Lebensalter gute Schlafgewohnheiten aneignet (zum Beispiel eine feste Schlafroutine, Verzicht auf Koffein, Nikotin und Alkohol sechs Stunden vor dem Zubettgehen), kann Schlafverlust und dem dadurch bedingten kognitiven Abbau im höheren Alter entgegenwirken.

Das Gehirn der Zukunft

Ihre Langlebigkeit

Brain Rule

Sie können nicht ewig leben – zumindest noch nicht

Millionen Menschen sehnen sich nach Unsterblichkeit.
Dabei wissen sie nicht einmal, was sie an einem regnerischen
Sonntagnachmittag mit sich anfangen sollen.
Die englische Schriftstellerin Susan Ertz

Ich will Unsterblichkeit nicht durch mein Werk erreichen.
Ich will sie erreichen, indem ich nicht sterbe.
Woody Allen

Wir alle kennen sie, diese vitalen Nachbarn, die superfitten Achtzigjährigen, die in Einfamilienhäusern leben und ihren Rasen trimmen und immer so gut gelaunt und energiegeladen sind, dass man sich in ihrer Gegenwart wie ein Greis fühlt, obwohl man zwanzig Jahre jünger ist als sie. Diese Senioren, die ihr Alter weder geistig noch körperlich demonstrieren, werden auch als Superager bezeichnet. Bei Gedächtnistests erreichen sie Werte wie Fünfzigjährige. Und sie leben auch länger als der Durchschnitt.

Was können wir von Superagern über Langlebigkeit lernen? Oder noch spannender: Wie lang kann Langlebigkeit sein? Seit Jahrhunderten treiben diese Fragen Wissenschaftler und Spinner gleichermaßen um.

Es gibt zum Beispiel Menschen, die sich nach ihrem Tod einfrieren lassen, in dem Glauben, die Wissenschaft werde irgendwann so weit fortgeschritten sein, dass man kryogenisch konservierte Körper auftauen und zu neuem Leben erwecken kann. Im US-Präsidentschaftswahlkampf von 2016 gab es einen unabhängigen Kandidaten, der mit einem ungewöhnlichen Wahlversprechen das Weiße Haus erobern wollte: Unsterblichkeit. Mit einem Bus, der aussah wie ein rollender Sarg und die Aufschrift *Immortality Bus* (Bus der Unsterblichkeit) trug, tourte er durchs Land. „Ich bin fest davon überzeugt", erklärte der Kandidat, „dass die nächste große Bürgerrechtsdebatte den Transhumanismus betreffen wird: Sollen wir Wissenschaft und Technik nutzen, um den Tod zu überwinden und eine weitaus stärkere Spezies zu werden?" Als Wissenschaftler fühle ich mich geschmeichelt, wie viel Vertrauen unserer Arbeit entgegengebracht wird – so unangemessen es in diesem Fall sein dürfte.

Wir haben große Anstrengungen unternommen, um die komplizierten biologischen Mechanismen zu begreifen, die es Grönlandhaien gestatten, fünf

Jahrhunderte zu überdauern, während uns Menschen bestenfalls ein Jahrhundert vergönnt ist. Seriöse Wissenschaftler haben am Altern und an der Langlebigkeit von Labortieren herumgetüftelt und dabei erstaunliche Erfolge erzielt. Es gibt aber auch eine Menge Scharlatane, die sich unausgereifter Forschungen bedienen, um dumme Behauptungen über ewiges Leben zu verbreiten. Sie tüfteln an nichts herum, außer an der Wahrheit. In diesem Kapitel wollen wir uns mit den seriösen wissenschaftlichen Fortschritten auf diesem Gebiet befassen.

Als Erstes möchte ich eines klarstellen: Altern ist ebenso wenig eine Krankheit wie die Pubertät. Es ist ein natürlicher Prozess, der jedoch mit einem kolossalen Missverständnis behaftet ist: Der Mensch *stirbt* nicht an seinem hohen Alter; er stirbt, weil bestimmte biologische Prozesse zusammenbrechen, nachdem sie geraume Zeit funktioniert haben (wobei der Schwachpunkt der meisten Menschen das kardiovaskuläre System ist). Daher überrascht es nicht, dass Wissenschaftler im Alterungsprozess keine Pathologie sehen. Aus diesem Grund versuchen sie in der Regel auch nicht, ein „Heilmittel" dagegen zu finden. Es geht ihnen nicht darum, herauszufinden, was schief läuft; vielmehr wollen sie verstehen, warum die Dinge „nach Plan" laufen.

Das ist eine völlig andere Fragestellung, die viel spannendere Antworten verspricht.

Aus unerfindlichen Gründen kommen die besten Studien zu dieser Frage aus Großbritannien. Es handelt sich um teure, aufwendige Längsschnittstudien, die den Teilnehmern von der Geburt bis ins Alter folgen und alles zur Kenntnis nehmen, was ihre körperliche Verfassung und ihren geistigen Zustand beeinflussen könnte. Eine Studie, der *National Survey of Health and Development*, wurde 1946 begonnen. Sie folgt den Lebensgeschichten von 5000 Menschen und läuft noch immer mit der Energie eines trommelnden Duracell-Hasen. Eine weitere Studie ist die *National Child Development Study*, bei der 17000 Briten des Jahrgangs 1958 mitwirken. Eine der größten Studien überhaupt ist die *Millenium Cohort Study*: Sie hält 19000 Teilnehmer der Jahrgänge 2000 bis 2002 in ihrem Forschungsnetz gefangen. Damit ist die Studie eines der „Babys" in dieser denkwürdigen britischen Familie.

Aus diesen Studien lassen sich bereits deutliche Muster herauslesen. Ein Ergebnis betrifft jene vitalen Nachbarn, von denen bereits die Rede war.

Forscher haben mithilfe von nicht invasiven, bildgebenden Verfahren in die Köpfe dieser Superager geschaut, und was sie dort entdeckt haben, ist ebenso erstaunlich wie konsistent. Ihr Gehirn sieht überhaupt nicht aus wie das eines gewöhnlichen Achtzigjährigen. Ihre Großhirnrinde ist immer noch dick und lebendig, insbesondere der vordere Teil des cingulären Cortex, der mit kognitiver Kontrolle, Emotionsregulation und bewusstem Erleben assoziiert ist. Veränderungen in diesem Bereich schlagen sich in messbaren Verhaltensweisen nieder. Wissenschaftler nennen die superfitten Achtzigjährigen auch „Wellderlies", eine Wortschöpfung aus den englischen Begriffen *well* (wohlauf) und *elderly* (betagt).

Ihre kognitive Leistung scheint genetisch bedingt zu sein. So wurden zum Beispiel in einer schottischen Verlaufsstudie zweimal die IQ-Werte der Probanden gemessen. Beim ersten Messzeitpunkt (1932) waren sie elf Jahre alt, beim letzten Messzeitpunkt (1998) siebenundsiebzig. Wie sich herausstellte, gab es nur einen einzigen Faktor, der die kognitive Leistung der Senioren vorhersagte, nämlich, wie intelligent sie 1932 gewesen waren. Um einen Genetiker zu zitieren, „kann der im Alter von elf Jahren gemessene Punktwert der Probanden etwa 50 Prozent der Varianz ihres im Alter von siebenundsiebzig Jahren gemessenen IQ-Werts vorhersagen". Das heißt, dass die im Pubertätsalter gemessene Leistung mit erstaunlicher Genauigkeit die Leistung vorhersagen konnte, die die Probanden sechs Jahrzehnte später an den Tag legten. Kein anderer Faktor kam auch nur annähernd an diese Vorhersagestärke heran, weder das Bildungsniveau noch die körperliche Aktivität, *nichts*.

Wenn Intelligenz in unsere DNA eingeschrieben ist, trifft das auch auf die Langlebigkeit zu? Wissenschaftler beantworten diese Frage mit einem zurückhaltenden Ja. Verschiedene Studien haben gefunden, dass (a) Langlebigkeit „polygenetisch" ist, also durch das Zusammenspiel mehrerer Gene beeinflusst wird; und (b) es eine Hierarchie geben könnte, bei der bestimmte Gene eine größere Rolle spielen als andere. Alles in allem lassen sich 25 bis 33 Prozent der Varianz der Lebenserwartung durch genetische Einflüsse erklären. Man sollte sich seine Eltern also sorgfältig aussuchen. Bei den „Wellderlies" ist die genetische Komponente besonders stark. Wenn Sie also in der Verwandtschaft mit vielen Hundertjährigen aufwarten können, ist die Wahrscheinlichkeit, dass Sie ebenfalls ein hohes Alter erreichen, deutlich größer.

Und was ist mit denen, die keine Methusalems in der Familie haben? Die Tatsache, dass manche Menschen so alt werden und dass bestimmte Merkmale ein Leben lang stabil bleiben, hat Wissenschaftler auf die Idee gebracht, dass es tatsächlich so etwas wie einen Jungbrunnen geben könnte. Wenn man das Geheimnis der Langlebigkeit entschlüsseln kann, könnte man dann nicht auch herausfinden, wie man das Leben all jener verlängert, die nicht mit Langlebigkeitsgenen gesegnet sind? Bei Versuchstieren haben Wissenschaftler dieses Kunststück bereits vollbracht. Und es war gar nicht so schwierig.

Der Heilige Gral der INDY-Gene

Ich bin mir nicht sicher, ob die Komiker von Monty Python das wissen, aber es gibt ein Gen, das nach der Truppe benannt ist. Die Ehre wurde ihnen für eine Szene aus dem Film *Die Ritter der Kokosnuss* (1975) zuteil, in der ein Pestkranker zusammen mit mehreren Pestopfern verscharrt werden soll. Bevor er in die Grube geworfen wird, röchelt er: „Ich bin doch noch gar nicht tot!", woraufhin ein Streit darüber entbrennt, ob er nun tot ist oder nicht. (Ein Hieb mit der Schaufel ... „Aber jetzt!") Besagtes Gen wurde erstmals bei einer Fruchtfliege nachgewiesen, und es verlängert tatsächlich das Leben des Insekts.

Der Erste, dem es gelang, das Gen zu isolieren, war der Molekularbiologe Stephen Helfand, der auf die bahnbrechende Vorarbeit von Michael Rose in den 1970er-Jahren zurückgriff. Im Grunde genommen ging es bei den Forschungen um Sex. Rose stützte sich auf die Erkenntnis, dass die natürliche Auslese das Interesse an uns verliert, sobald wir das fortpflanzungsfähige Alter hinter uns lassen. Er fragte sich: Was geschieht, wenn man Fruchtfliegen an der Fortpflanzung hindert, bis sie ein fortgeschrittenes Alter erreicht haben? Fruchtfliegen bieten sich für solche Experimente an, weil ihre Lebenserwartung unter normalen Umständen nur etwa fünfzig Tage beträgt. Nur jene Fruchtfliegen, die lange genug überlebten, würden in der Lage sein, ihre Gene an die nächste Generation weiterzugeben, so die Überlegung des Forschers. Diejenigen, die es nicht bis zur Befruchtung schafften, würden auch keine Eier hervorbringen. Wenn man also eine solche „Altersselektion" über mehrere Generationen hinweg betrieb, konnte man dann voll reproduktionsfähige ältere Tiere hervorbringen, die länger leben? Rose musste nur zwölf Generationen abwarten, um die Antwort zu bekommen. Die von ihm selektierten Fliegen lebten tatsächlich länger. Am Ende züchtete er in seinem Labor Populationen heran, die sogar 120 Tage überdauerten. Diese Exemplare gingen unter der passenden Bezeichnung „Methusalem-Fliegen" in die Geschichte ein.

Roses Ergebnisse waren gewissermaßen das Streichholz an der Forschungslunte. Der Fortschritt explodierte regelrecht, und die Forschungen zur Lebensverlängerung wurden immer detaillierter und genauer – und hier kommt Monty Python ins Spiel. Denn schließlich entdeckten Wissenschaftler in den Insekten das Gen, das in mutierter Form ein langes Leben ermöglichte, ohne dass man zwölf Generationen darauf warten musste. Es wurde auf den humorvollen Namen INDY-Gen getauft, das Akronym von „**I**'m **n**ot **d**ead **y**et" (Ich bin noch nicht tot).

Fruchtfliegen sind aber nicht die einzigen Geschöpfe, denen Wissenschaftler zu einem biblischen Alter verholfen haben. Ähnliche Resultate wurden auch bei anderen Laborspezies erzielt, von Hefepilzen bis hin zu Mäusen. Die Mäuse sind besonders bedeutsam, denn sie sind nicht nur Wirbel-, sondern auch Säugetiere. Wie wir.

Die Arbeit mit Mäusen begann mit dem Abendessen. Genauer gesagt: mit dem Weglassen des Abendessens. Forscher haben beobachtet, dass die Nager bei eingeschränkter Kalorienzufuhr länger leben als Artgenossen, die die übliche Futtermenge bekommen. Dieses Ergebnis haben wir bereits in Kapitel 7 im Zusammenhang mit Ernährung erörtert. Daraus haben Wissenschaftler die Hypothese abgeleitet, dass Langlebigkeit auch durch Wachstums- und Stoffwechselgene beeinflusst werden könnte. Die übliche Lebenserwartung einer Maus beträgt zwei Jahre. Die Forscher wollten herausfinden, ob sie die Lebensspanne verlängern konnten, indem sie bestimmte Gene manipulierten.

Mithilfe von „Knockout"-Gentechnik züchteten sie eine Labormaus, die sich durch nichts von anderen Mäusen unterschied, außer durch ein einzelnes Gen, das im wörtlichen Sinn außer Gefecht gesetzt worden war. Im Fokus stand der Wachstumshormon-Rezeptor einer Zwergmaus, die auf den nüchternen Namen GHR-KO 11C getauft wurde. Das Tier erreichte seinen zweiten Geburtstag – und lebte weiter. Als die Forscher den vierten Geburtstag der Maus feierten, wussten sie, dass sie auf etwas Außergewöhnliches gestoßen waren. Die „Knockout-Maus" lebte noch fast zwölf Monate und starb kurz vor ihrem fünften Geburtstag. Wäre GHR-KO 11C ein Mensch gewesen, hätte er fast 180 Jahre lang gelebt.

Inzwischen können Forscher das Leben zahlreicher Laborbewohner verlängern. Bei einem von ihnen, einem Fadenwurm mit dem zungenbrecherischen Namen *Caenorhabditis elegans*, waren sie besonders erfolgreich: Durch die Mutation eines Gens namens age-1 wurde das Leben dieses Wurms auf stolze 270 Tage verlängert, was in Anbetracht der üblichen Lebenserwartung von gerade einmal 21 Tagen erstaunlich ist. Auf den Menschen übertragen würde das eine Lebensspanne von 800 Jahren bedeuten.

So verrückt es klingen mag, aber das ist ein Klacks im Vergleich zu dem, was Krebszellen können.

Die Zellen der Henrietta Lacks

Hätte mir jemand erzählt, dass die Krebszellen, mit denen ich als Postdoktorand experimentierte, eines Tages einen langwierigen Rechtsstreit nach sich ziehen würden und dass Oprah Winfrey ihnen ein Denkmal setzen würde, hätte ich das nie und nimmer geglaubt. Und wenn ich Ihnen jetzt erzähle, dass diese Krebszellen von einer Frau stammten, die mehrere Jahre vor meiner Geburt gestorben war, dass sie sich aber immer noch teilten, und zwar mit einer derart robusten Rate, dass wir sie von anderen Zellen im Labor fernhalten mussten, um eine Ansteckung zu vermeiden, glauben Sie mir vielleicht auch nicht. Doch genau das ist passiert. Die Zellen hießen HeLa-Zellen und stammten aus einer der berühmtesten menschlichen Gewebeproben der Welt.

Die Frau, der wir diese Zellen verdanken, kam aus ähnlich bescheidenen Verhältnissen wie Oprah Winfrey, die später einen Film über die unfreiwillige Spenderin produzierte.[11] Ihr Name war Henrietta Lacks, und sie arbeitete als Tabakpflückerin auf einer Plantage in Virginia, bevor sie nach Maryland zog, wo man ihr in jungen Jahren Gebärmutterhalskrebs diagnostizierte. Im Zuge der Behandlung entnahmen die Ärzte Gewebeproben des Tumors und leiteten sie – ohne Einwilligung der Patientin, was später zu rechtlichen Auseinandersetzungen führte – an den Krebsforscher George Gey weiter. Der gab Henriettas Zellen in eine Nährlösung, mit dem Ziel, anhand der Gewebekultur herauszufinden, wie Krebs funktioniert.

Henrietta Lacks starb 1951 im Alter von 31 Jahren. Nicht aber ihre Zellen. Im Gegensatz zu anderen Zellkulturen in Geys Labor, denen bislang immer nur eine äußerst begrenzte Lebensdauer beschieden gewesen war, teilten sich diese Zellen immer weiter – und sie tun das bis heute. Daher konnte ich als junger Wissenschaftler noch Jahrzehnte später damit arbeiten. Solange sie genügend Nährstoffe bekommen, sind sie unverwüstlich.

Eine wissenschaftliche Sensation. Forscher froren die HeLa-Zellen ein, schickten Proben an Labore in aller Welt und schufen so die erste permanente menschliche Zelllinie. Das hört sich nach Science-Fiction an, aber inzwischen wissen wir, dass menschliche Zelltypen – solange man makaber genug ist, sie kanzerös zu machen – in der Tat unsterblich sein können. Jawohl, *unsterblich*. Und natürlich haben sich Wissenschaftler geradezu überschlagen, um herauszufinden, warum das so ist.

---

11 Anm. d. Übers.: Der Film *The Immortal Life of Henrietta Lacks* (2017) basiert auf dem gleichnamigen Sachbuch (*Die Unsterblichkeit der Henrietta Lacks*, 2010) der Wissenschaftsjournalistin Rebecca Skloot, die den Fall publik machte und die fragwürdige Medizinethik der damaligen Zeit beleuchtete. Dass die Gewebeproben ohne Wissen der rechtlosen afroamerikanischen Patientin entnommen worden waren und seither weltweit wissenschaftlich genutzt und kommerziell vertrieben werden (HeLa-Zellen wurden unter anderem bei der Entwicklung eines Impfstoffs gegen Kinderlähmung sowie in der Aids- und der Krebsforschung eingesetzt und bilden die Grundlage für 11000 Patente und mehr als 60000 wissenschaftliche Publikationen), führte zu einem langen Rechtsstreit zwischen Lacks' Nachkommen und den National Institutes of Health, der 2013 beigelegt wurde.

Countdown

Die Antwort auf diese Frage stammt zumindest teilweise von dem legendären Altersforscher Leonard Hayflick, der als Erster gezeigt hat, dass normale Zellen (im Gegensatz zu Krebszellen) in einer Kultur absterben, weil sie einen molekularen Zählmechanismus besitzen, der darüber Buch führt, wie oft sie sich geteilt haben. Sobald sie ein bestimmtes Limit überschritten haben, signalisiert der Buchhalter den Zellen, sich nicht mehr zu teilen, was zur Zellalterung und schließlich zum Zelltod führt. Die Schwelle, ab der keine Zellteilung mehr erfolgen soll, wird „Hayflick-Limit" genannt.

Der molekulare Buchhalter ist so wachsam wie ein Finanzbeamter. Selbst wenn man Zellen eine Zeit lang kultiviert, sie dann einfriert und wieder auftaut, sodass sie erneut anfangen, sich zu teilen, stellen sie die Uhr nicht auf null zurück. Vielmehr fangen sie wieder dort an zu zählen, wo sie vor dem Einfrieren aufgehört hatten. Hayflick schlug vor, diesen Zählmechanismus Replikometer zu nennen.

Seine Arbeit warf wegweisende Forschungsfragen auf: Werden Zellen dadurch unsterblich, dass sie den Replikometer außer Gefecht setzen? Und wenn wir den Replikometer finden würden, hätten wir dann den Schlüssel zur molekularen Grundlage von Langlebigkeit?

Es dauerte eine Weile, aber ein solcher Replikometer wurde tatsächlich entdeckt. Und er brachte der Wissenschaftlerin, die ihn fand – Hayflicks Kollegin Elizabeth Blackburn –, den Nobelpreis ein. Im Folgenden werden wir ein paar biologische Konzepte wiederholen, mit denen Sie sich wahrscheinlich seit Ihrer Schulzeit nicht mehr beschäftigt haben.

Wie Sie wissen, beherbergt der Kern einer normalen Zelle eine im Dialekt der DNA geschriebene „Enzyklopädie", in der alles über uns steht. Sie besteht aus 46 Bänden, den Chromosomen, die in einem bestimmten Stadium aussehen wie lauter kleine Xe. Der Kern erinnert somit an einen Teller mit Buchstabensuppe, in der außer dem X kein anderer Buchstabe enthalten ist.

Die Enden der Chromosomen sind für unsere Geschichte vom zellulären Überleben von großer Bedeutung. Die sogenannten Telomere sind besondere Strukturen aus repetitiver DNA und Proteinklumpen, die, wie wir gleich sehen werden, eine wichtige Funktion erfüllen.

Wie alle Lebewesen wollen sich auch Zellen vermehren, wobei Sex und Erotik bei dieser Art von Vermehrung keine Rolle spielen. Der Prozess wird Mitose genannt, und er beginnt damit, dass eine Zelle ihre DNA, also ihre Chromosomen, kopiert. Winzige Kopiermaschinen fertigen von jedem Chromosom eine originalgetreue Kopie an. Am Ende teilt sich die Zelle in zwei Tochterzellen, von der jede eine Kopie aller Chromosomen mitbekommt.

Der Kopiervorgang bringt allerdings ein Problem mit sich: Wenn die Kopiermaschine an die Enden der Chromosomen gelangt, stößt sie auf das klumpige Telomer. Die Maschine bleibt hängen und kann jenes winzige letzte Stück DNA nicht reproduzieren. Irgendwann gibt sie auf, mit dem Ergebnis, dass die Enden der DNA nicht repliziert werden. Dieser Vorgang wiederholt sich bei allen Chromosomen und jedes Mal, wenn eine Zelle sich teilt. Da sich manche Zellen alle zweiundsiebzig Stunden reproduzieren, werden die Enden im Laufe einer Woche immer kürzer. Forscher wissen nun, dass diese Serienamputation eine Art Countdown darstellt: Wenn die Enden zu kurz werden, gibt die Zelle auf und stirbt.

Dieser Countdown bildet die Grundlage für das Hayflick-Limit und ist Teil des Replikometers. Und möglicherweise ist er die Erklärung dafür, warum uns auf diesem Planeten nur eine begrenzte Zeit beschieden ist.

Wenn unterlassene Hilfeleistung ein Segen ist

Die Zellen wissen um das Ticken ihrer Uhr wie Häftlinge im Todestrakt. Daher sollte man meinen, dass sie (wie im politischen System der *Checks and Balances*) irgendeine Form von Gewaltenteilung besitzen, um der tödlichen Verkürzung ihrer Telomere entgegenzuwirken. Tatsächlich verfügen viele Zellen über ein Enzym namens Telomerase, dessen Aufgabe allein darin besteht, die molekularen Stümpfe der Chromosomen zu finden und das Endstück mithilfe einer „Prothese" wiederherzustellen. Doch die Telomerase hat etwas mit der Regierung gemein: Sie arbeitet nicht besonders gut. Das heißt, die meisten Zellen werden ihre tickende Uhr nicht los. Was in diesem Fall ein Segen ist. Denn wenn die Telomerase bei jedem Stumpf aktiv würde, gäbe es kein „Die Zeit ist um"-Signal mehr. Die Zellen würden sich immer weiter teilen und – solange sie genügend Nährstoffe bekommen – niemals sterben. Sie wären *unsterblich*. Solche Zellen, die sich unkontrolliert replizieren, haben einen Namen: Wir nennen sie Krebs. Deswegen konnte ich auch noch ein halbes Jahrhundert nach Lacks' Tod mit ihren Zellen arbeiten. Der Krebs hatte den Zelltod zu einer Option gemacht.

Wie gesagt, wir können froh sein, dass die Telomerase bei den meisten Zellen nicht uneingeschränkt agieren kann (in manchen Zellen ist das Enzym nicht einmal vorhanden). Die Folge ist allerdings, dass Zellen und Gewebe sterben – und wir mit ihnen. In der verqueren Logik des biochemischen Überlebens bewahrt uns die Natur durch den Tod davor, an Krebs zu erkranken.

Eine Zeitlang dachte man, die Telomerase sei der Schlüssel zur Langlebigkeit. Als ihre Funktion entdeckt wurde, glaubte man, das Leben verlängern zu können, wenn man nur lange genug an ihr herumfriemelte. Doch alle Versuche, diese Hypothese zu bestätigen, schlugen fehl. Was dabei herauskam, war kein längeres Leben, sondern mehr Krebs.

Es ist wichtig, die Funktionsweisen von Telomeren und Telomerase zu verstehen. Elizabeth Blackburn und ihre Kollegen haben entdeckt, wie sie funktionieren, und dafür den Nobelpreis gewonnen. Vermutlich gibt es einen Zusammenhang zwischen Langlebigkeit und Telomerase, und wir haben ihn nur noch nicht erkannt. Wir sind weit davon entfernt, mithilfe von Gentechnik unseren fünfhundersten Geburtstag feiern zu können. Derzeit arbeiten wir noch daran, dass die meisten von uns ihren einhundertsten erleben.

Verfall und Untergang von Langlebigkeitsgenen

Der britische Historiker Edward Gibbon verstand etwas vom „Verfall und Untergang" komplexer Systeme. Als Kind war er kränklich, als Erwachsener blieb ihm die Ehe mit der Liebe seines Lebens versagt, weil sein Vater die Verbindung missbilligte. Daraufhin kehrte er der Gegenwart den Rücken und wandte sich ganz der Vergangenheit zu, genauer gesagt: der Antike. Gibbon wurde zum Experten für Römische Geschichte und veröffentlichte zur Zeit der Amerikanischen Revolution zahlreiche Bücher. Sein wohl bekanntestes Werk war *Verfall und Untergang des Römischen Imperiums*, das zwischen 1776 und 1788 in sechs Bänden erschien. Gibbons Kernthese war, dass das Römische Reich nicht von jetzt auf nachher durch eine massive imperiale Herzattacke dahingerafft wurde, sondern an den kumulativen Folgen unzähliger kleiner soziopolitischer Nadelstiche verblutete. Diese Stiche reichten von kollektiver Selbstbezogenheit (die Bürger verloren etwas, das Gibbon „Bürgertugend" nannte) über die militärische Schwächung (die Verteidigungsaufgaben wurden an unmotivierte Söldner übertragen) bis hin zum Christentum (die Aussicht auf ein besseres Leben im Jenseits führte zu einem Desinteresse am Diesseits). Die kulturellen Schnittwunden, so Gibbon, ließen das größte Imperium der damaligen Zeit langsam, aber sicher ausbluten und schließlich an Entkräftung sterben.

Die Einflüsse, die letztlich für Altern und Langlebigkeit verantwortlich sind, ähneln im übertragenen Sinne denen, die Gibbon für den Niedergang des Römischen Reiches verantwortlich macht. Unser Verfall und Untergang rührt von den kumulativen Effekten zahlreicher im Abbau befindlicher Prozesse her. Ihnen wirken die vergeblichen Beiträge von Langlebigkeitsgenen entgegen, darunter möglicherweise die der Telomerase.

Ich möchte hier noch ein paar weitere Gene anführen, die wichtige Beiträge zur Geschichte der Langlebigkeit leisten: Sirtuine, der insulinähnliche Wachstumsfaktor 1 (engl. *insuline-like growth factor* 1, kurz IGF-1) und der mTOR-Pfad (engl. *mammalian target of rapamycin*).

Sirtuine

Diese Proteinfamilie mit dem aristokratisch klingenden Namen verfügt über Mitglieder, die, wenn man sie zur Überproduktion anregt, das Leben der üblichen Verdächtigen verlängern: Hefepilze, Fadenwürmer, Fruchtfliegen und Mäuse. So zeigen zum Beispiel Mäuse, die vermehrt Sirtuine produzieren, eine höhere Widerstandskraft gegen Infektionskrankheiten, eine größere körperliche Ausdauer und eine bessere allgemeine Organfunktion.

Sie müssen keine Maus sein, um von Sirtuinen profitieren zu können. Und Sie brauchen auch keine Gentechnik, um Sirtuine zur Überproduktion zu bringen. Es genügt, exotisch klingende bioaktive Wirkstoffe wie Chalkone, Flavone, Anthozyane und Resveratrol zu sich zu nehmen. Die ersten drei sind in Obst und Gemüse enthalten, Resveratrol in Wein. Wissenschaftler vermuten, dass Ernährungsweisen wie die Mittelmeerdiät und die MIND-Diät – zusammen mit etwas gegorenem Traubensaft – deshalb funktionieren, weil so viel Gemüse auf dem Speiseplan steht.

IGF-1

Der insulinähnliche Wachstumsfaktor 1 ist ein Gen, dem lebensverlängernde Eigenschaften zugeschrieben werden, wenn es *unter*produziert wird. Im Gegensatz zu Sirtuin gilt beim IGF-1: Je weniger man davon hat, desto länger lebt man. Die Betonung liegt auf „man", denn dieses Ergebnis bezieht sich auf menschliche Populationen. In dem Forschungsbericht, der diese Erkenntnis erstmals vorstellte, hieß es: „Niedrige IGF-1-Werte sagen das Überleben von Menschen mit außergewöhnlicher Langlebigkeit vorher."

Weitere Forschungen ergaben allerdings, dass diese lebensverlängernden Effekte ausgesprochen selektiv sind. Eine Unterproduktion von IGF-1 kann Langlebigkeit bei Frauen vorhersagen, aber nicht bei Männern, es sei denn, sie haben eine Vorgeschichte mit Krebs. Nur dann erweist sich die IGF-1-Reduktion auch für das männliche Geschlecht als Segen. Dass eine Überproduktion von IGF-1 zu Krebs führen kann, ist keine Überraschung – schließlich handelt es sich um einen Wachstumsfaktor.

mTOR-Pfad

Als „Pfad" besitzt dieses Gen nicht nur eine spannende Struktur, sondern auch ein interessantes Aufgabenprofil. Es handelt sich um eine Gruppe von Molekülen mit Proteinen, die halb als Vitamin, halb als Psychiater fungieren. Sie fördern das Wachstum (daher das Vitamin), reagieren aber auch auf Stress, sobald die Zelle einer Belastung ausgesetzt ist (daher der Psychiater). In den letzten Jahren hat die Forschung ihre Aufmerksamkeit verstärkt auf die Hemmung des Signalwegs und ihre nützlichen Auswirkungen auf die Langlebigkeit von Versuchstieren gerichtet. In diesem Fall wird zum Beispiel die Immunfunktion gestärkt und dem altersbedingten Nachlassen der Herzfunktion entgegengewirkt.

Erst kürzlich haben Forscher eine Möglichkeit entdeckt, um die Aktivität dieses Signalwegs zu hemmen, ohne dabei auf Gentechnik zurückzugreifen. Man muss lediglich eine Pille schlucken. Ja, Sie haben richtig gelesen. Es gibt eine Pille, die bei Versuchstieren lebensverlängernd wirkt. Der Wirkstoff ist Rapamycin, ein immunsuppressives Antibiotikum, das auch noch einer Nebenbeschäftigung als Anti-Krebs-Mittel nachgeht. (Hier ist sie wieder, die hartnäckige Beziehung zwischen Krebs auf der einen und Langlebigkeit auf der anderen Seite.) Rapamycin ist ein ausgesprochener mTOR-Hemmer und verlängert die Lebensspanne von weiblichen Mäusen um 30 Prozent.

Eine Pille gegen das Altern?

Rapamycin ist keineswegs das einzige Mittel im Visier der Forschung. Und die Menschen haben auch nicht erst im 21. Jahrhundert damit begonnen, mit Wirkstoffen herumzuexperimentieren, um den Jungbrunnen zu finden. Die Journalistin Merrill Fabry hat im *Time Magazine* einen köstlichen Artikel über die Geschichte dieses Wettstreits geschrieben. So behauptete zum Beispiel ein antiker Sanskrittext, das Leben könne durch ein leckeres Gemisch aus Butter, Honig, Gold und irgendeinem Wurzelpulver verlängert werden, vorausgesetzt, man nahm es im Anschluss an das morgendliche Bad zu sich. Der berühmte Sir Francis Bacon schwor ebenfalls auf die lebensverlängernde Wirkung von Bädern – zusammen mit einer ordentlichen Dosis Opium. Der Arzt Charles Gilbert-Davis berichtete 1921 von atemberaubenden Erfolgen, nachdem er seinen Patienten intravenös kleine Dosen Radium verabreicht hatte – jenes krebserregende Element, das seine Entdeckerin, Marie Curie, das Leben kostete: Sie starb an einer aplastischen Anämie, weil sie das Radium in den Taschen ihrer Kleidung bei sich trug. So viel zur lebensverlängernden Wirkung.

In der Antike wurde behauptet, wichtig sei nicht, *was* man zu sich nehme, sondern *wie* man es zu sich nehme: Ein chinesischer Alchemist empfahl den Kaisern der Han-Dynastie, beim Essen ausschließlich Goldbesteck zu verwenden. Und: Das Gold musste aus Zinnober extrahiert werden – was den Kaisern nicht so gut bekommen sein dürfte, denn das Mineral enthält auch eine toxische Quecksilberverbindung.

Heute mögen solche Empfehlungen verrückt klingen, aber wir sollten unsere Vorfahren nicht belächeln. Manche ihrer Ideen haben sich später als wertvoll erwiesen. Viele Forscher des 21. Jahrhundert sind immer noch im pharmakologischen Rennen um das lange Leben. Im Folgenden stelle ich Ihnen ein paar bekannte Arzneimittel vor, die derzeit von namhaften Laboren untersucht oder von namhaften Unternehmen vermarktet werden. Sie alle wollen den Langlebigkeitswettbewerb gewinnen. Sollten sie erfolgreich sein, wäre dieser erste Platz Billionen wert.

Metformin

Dieses Medikament ist ein Beispiel dafür, was ein Glücksfall in der Wissenschaft bewirken kann. Ursprünglich wurde Metformin von der Food and Drug Administration (FDA) zur Behandlung von Typ-2-Diabetes zugelassen. Vor ein paar Jahren führte dann eine Gruppe von Wissenschaftlern epidemiologische Studien über die potenziellen Langzeitnebenwirkungen des Arzneimittels durch und stieß dabei auf eine merkwürdige Sache: Patienten, die Metformin einnahmen, lebten länger als Kontrollpersonen, die keinen Diabetes hatten. Sie hatten seltener Schlaganfälle und Herzinfarkte, was wohl mit dem Langlebigkeitsergebnis zusammenhing. Ihr kognitiver Abbau verlangsamte sich ebenfalls beträchtlich. Weitere Forschungen zeigten, dass Metformin auf die Mitochondrien von Zellen wirkt, kleine Strukturen, die die Zelle mit Energie versorgen, ähnlich wie der Akku eines Smartphones. An den potenziell lebensverlängernden Effekten von Metformin beim Menschen wird derzeit intensiv geforscht.

Montelukast

Wie sich gezeigt hat, ist dieses Medikament ein wahres Langlebigkeitsmittel – allerdings weniger für den Körper allgemein als für das Gehirn. Eigentlich wird Montekulast bei Atemwegserkrankungen wie Asthma eingesetzt, aber es hat auch beträchtliche Auswirkungen auf den altersbedingten kognitiven Abbau bei Ratten. Diese Tiere können nämlich genau wie Menschen an Demenz erkranken, und Montelukast hat bei ihnen nachweislich eine fast vollständige Wiederherstellung der kognitiven Funktion bewirkt. Es handelt sich also um eine Anti-Aging-Strategie, die besonders für das Gehirn geeignet ist. Dieser Umstand ist den Heerscharen von Wissenschaftlern, die nach Mitteln gegen neurodegenerative Krankheiten suchen, natürlich nicht entgangen. Montekulast hemmt die Wirkung der Leukotriene, die normalerweise Entzündungsreaktionen in der Lunge erzeugen. Wie das allerdings mit einer Verbesserung der Kognition zusammenhängt, ist Wissenschaftlern ein Rätsel.

Basis

Ein Unternehmen mit dem vielversprechenden Namen Elysium Health vertreibt ein Produkt, das in den Medien viel Aufmerksamkeit gefunden hat. Das liegt auch daran, dass im Beratungsausschuss der Firma nicht weniger als sechs Nobelpreisträger sitzen. Das Produkt ist eine kleine blaue Pille namens Basis, die unter anderem aus Blaubeerextrakt besteht.

Der aktive Wirkstoff dieser Pille ist Nicotinamid-Adenin-Dinukleotid (NAD), eine natürlich vorkommende biologische Substanz, die das Leben von Mäusen verlängert. Oben war von den Sirtuinen die Rede, und NAD ist das Molekül, auf das die von den Sirtuin-Genen enkodierten Proteine einwirken und dadurch gewährleisten, dass bestimmte Stoffwechselprozesse effektiv funktionieren. Bedauerlicherweise nehmen die NAD-Konzentrationen im Alter ab. Kann man das Leben der Menschen verlängern, indem man diese Konzentrationen erhöht? Derzeit tappen wir da noch im Dunkeln. Basis wird nicht als Medikament, sondern als Nahrungsergänzungsmittel geführt, wodurch es sich der Überprüfung durch die Arzneimittelbehörde FDA entzieht – für Wissenschaftler ein Grund, über das Mittel und seine angebliche Anti-Aging-Wirkung die Nase zu rümpfen. Fairerweise muss man dazusagen, dass Elysium das Produkt als ein Mittel vermarktet, das der „Zellgesundheit" dient. Altern ist schließlich keine Krankheit und muss daher auch nicht medikamentös behandelt werden.

Seufz. Was die „Pille gegen das Altern" anbelangt, muss offenbar noch sehr viel geforscht werden.

Blutsbrüder

In vielen antiken Kulturen herrschte der Glaube, man könne die Vitalität der Jugend auf alte Menschen übertragen und ihnen so ihre Lebenskraft zurückgeben – also eine Art umgekehrter Erbanspruch. Wie Fabry in dem *Times-Magazine*-Artikel berichtet, tranken Epileptiker im alten Rom das Blut von Gladiatoren – nicht nur, um Krampfanfällen vorzubeugen, sondern auch, um den Körper zu stärken und Energie zu gewinnen. Tausend Jahre später behauptete auch der Renaissancehumanist Marsilio Ficino, ältere Menschen würden durch das Blut jüngerer Männer (von Gladiatoren war jetzt nicht mehr die Rede) verjüngt. Wieder ein paar Jahrhunderte später verlor die direkte Übertragung von Körpersäften an Bedeutung: Jetzt genügte es, wenn alte Menschen zwischen jungen Leuten schliefen – nicht um mit ihnen Sex zu haben, sondern weil sich die Lebensfülle der jugendlichen Körper angeblich auf den alten Körper übertrug.

Nichts von all dem hat funktioniert. Niemand, der heute lebt, hat schon vor Hunderten von Jahren gelebt. Das hat zeitgenössische Wissenschaftler allerdings nicht davon abgehalten, einen grundlegenden Gedanken zu verfolgen, nämlich dass jugendliche Körper etwas haben, was älteren Körpern fehlt. Wenn man dieses *Etwas* isolieren und älteren Menschen wieder zuführen würde, so die Überlegung, könnte man vielleicht auch ihre Jugendlichkeit wiederherstellen.

Aus wissenschaftlicher Sicht ist dieser Ansatz – zumindest theoretisch – nicht ganz unbegründet. Hinweise darauf liefert ein chirurgisches Verfahren namens Parabiose, bei dem die Blutgefäße zweier Organismen miteinander verbunden werden: Man trägt bei zwei Mäusen ein wenig Gewebe ab, vernäht die offenen Stellen miteinander, und im Zuge des Wundheilungsprozesses wachsen die Kapillaren der Versuchstiere zusammen. Dadurch entsteht ein gemeinsamer Blutkreislauf. Bei der alternswissenschaftlichen Version von Parabiose werden die Blutgefäße eines alten Tiers mit denen eines jungen verbunden, um zu sehen, wie sich das auf das alte Tier auswirkt. Konzeptuell ist dieser Ansatz nicht allzu weit von Ficinos Vorstellungen entfernt.

Solche Experimente gibt es,[12] und ihre Ergebnisse geben dem Renaissance-Denker in gewisser Weise recht, denn die Muskeln der älteren Mäuse werden tatsächlich stärker, ihr Herz gesünder. Fast alle Organe, auch das Gehirn, zeigen positive Veränderungen.

Das berühmteste Parabiose-Experiment (berühmt, weil es funktionierte) wurde im Labor von Tony Wyss-Coray an der Stanford University durchgeführt. Das

---

12 Anm. d. Übers.: In Europa ist das Verfahren seit den 1980er-Jahren aus Tierschutzgründen verboten.

Team nähte alte und junge Mäuse paarweise zusammen und ließ sie eine Zeit lang mit gemeinsamem Blutkreislauf leben. Bei der Untersuchung des Gehirns der älteren Maus zeigten sich enorme strukturelle und funktionale Veränderungen. Im Hippocampus stellte Wyss-Coray eine vermehrte Dichte der Dendriten und eine gesteigerte Plastizität der Synapsen fest. In einem weiteren Experiment injizierten die Forscher älteren Mäusen das Blutplasma ihrer jüngeren Artgenossen, und siehe da: Lernfähigkeit, Gedächtnisfunktion, räumliche Fähigkeiten und Angstkonditionierungsreaktionen veränderten sich ebenfalls. Die Mäuse wirkten verjüngt. In einem Forschungsartikel in der Fachzeitschrift *Nature Medicine* schrieb Wyss-Coray, dass junges Blut bei einem alten Tier „den bereits vorhandenen Effekten der Gehirnalterung auf molekularer, struktureller, funktionaler und kognitiver Ebene entgegenwirken und sie rückgängig machen kann".

Das ist eine kühne Behauptung. Laut Wyss-Coray machen die Ergebnisse deutlich, dass man die „Uhr des Alterns" zurückdrehen kann, und er scheut sich auch nicht, das Wort „Verjüngung" zu gebrauchen, um den Erfolg seiner Versuche zu beschreiben. Auf die Tierversuche folgte eine klinische Studie mit Alzheimer-Patienten, denen junges Blutplasma injiziert wurde. Die Ergebnisse dieser Studie stehen noch aus.

Skepsis ist die Leitwährung in der Welt der Wissenschaft, und nicht jeder dort teilt Wyss-Corays Interpretationen. Amy Wagers, eine Harvard-Wissenschaftlerin, die ähnliche parabiotische Forschungen auf dem Gebiet des Alterns durchgeführt hat, findet es überzogen, von „Verjüngung" zu sprechen. In einem Interview im Fachblatt *Nature* erklärt sie: „Wir verjüngen die Tiere nicht, sondern stellen ihre Funktionen wieder her." Ihrer Auffassung nach trägt das junge Blut lediglich dazu bei, gealterte Reparatursysteme wieder in Schwung zu bringen. Wie wir in diesem Buch gesehen haben, sind diese Systeme ihren Aufgaben mit zunehmendem Alter nicht mehr gewachsen und tragen somit die Verantwortung für den schwierigsten Part des Alterns.

Wir können dem Tod nicht von der Schippe springen, aber unsere Reise durchs Alter angenehmer machen

Von Genen über Medikamente bis hin zum Austausch von Blut – was fangen wir mit all diesen Bemühungen an? Zweifellos sind diese wissenschaftlichen Fortschritte schlichtweg beeindruckend. Aber beeindruckende Laborergebnisse und ihre praktische Anwendung in der realen Welt sind zwei Paar Stiefel. Nach dem jetzigen Stand der Dinge wissen wir einfach nicht genug, um voller Zuversicht behaupten zu können, dass wir den ersehnten Jungbrunnen früher oder später finden werden. Die Daten sprechen nicht wirklich dafür, und angesichts der Komplexität des Alterns könnte noch viel Zeit vergehen, bis wir fündig werden. Aus wissenschaftlicher Sicht haben wir es hier mit zwei Dingen zu tun: mit der Langlebigkeit und mit dem Altern, und keines von beiden verspricht Unsterblichkeit.

Nehmen wir die genetischen Forschungen zur Langlebigkeit: Wissenschaftler sind ungemein erfolgreich darin, das Leben von Versuchstieren zu verlängern. Bei uns Menschen ist das anders, denn meist macht uns der Krebs einen Strich durch die Langlebigkeit.

Ein großer Teil der pharmazeutischen Forschung – und vermutlich auch der parabiologischen Experimente – ist auf einen anderen Prozess gemünzt: das Altern. Wenn es gelänge, den Schaden zu mindern, der durch das ein oder andere dysfunktionale Reparatursystem entstanden ist, würde uns das im Alter manches erleichtern. Vielleicht werden wir sogar Alzheimer heilen können. Ewig leben werden wir deswegen nicht. Der Highway in den Tod kennt noch immer keine klar gekennzeichnete Ausfahrt. So traurig es sein mag, aber schlussendlich ist auch der „Bus der Unsterblichkeit" auf dieser düsteren Schnellstraße unterwegs.

Das heißt aber nicht, dass wir keinen Grund zur Hoffnung und zum Optimismus haben. Ich kann nur wiederholen, was ich eingangs erwähnt habe: Nie gab es in der Geschichte der Menschheit eine bessere Zeit, um alt zu werden. Und wie Sie hier gelesen haben, können Sie viel tun, um Ihre Reise durchs Alter so angenehm wie möglich zu machen.

Dieser Hoffnung und diesem Optimismus wenden wir uns im letzten Kapitel dieses Buches zu. Darin befassen wir uns damit, wie ein idealer Tag im „Unruhestand" aussehen könnte und wie Sie Ihren Alltag in dieser Lebensphase optimal gestalten.

Wichtiges in Kürze

Sie können nicht ewig leben – zumindest noch nicht

- Altern ist keine Krankheit, sondern ein natürlicher Prozess. Der Mensch stirbt nicht an seinem hohen Alter, sondern daran, dass biologische Prozesse zusammenbrechen.
- 25 bis 33 Prozent der Varianz bei der Lebenserwartung sind genetisch bedingt.
- Das Hayflick-Limit ist die Schwelle, ab der sich eine Zelle nicht weiter teilen kann. Dies führt zum Verfall der Zelle und schließlich zu ihrem Tod.

Ihr Ruhestand

Brain Rule

*Setzen Sie sich bloß nicht zur Ruhe
und schwelgen Sie unbedingt in Erinnerungen*

Das Ziel des Lebens besteht darin, jung zu sterben –
und zwar so spät wie möglich.
Ashley Montagu

Früher war alles besser. Sogar die Zukunft.
Anonymus

Der Film *Cocoon* (1985) bietet eine interessante Sicht auf das Altern. Es ist eine Art „Außerirdischer trifft auf Seniorenheimbewohner"-Mischmasch von Plot, und ich kann mir gut vorstellen, wie Marketingleute, Produzenten und Drehbuchautoren zusammenkamen, um sich eine publikumswirksame Story auszudenken. Regie führte der ehemalige Kinderstar Ron Howard. Der Streifen war ein kommerzieller Erfolg und bekam gute Kritiken. Er gewann zwei Oscars, darunter einen für den besten Nebendarsteller.

Die Geschichte beginnt mit drei älteren Herren in Badehosen, die durch ihr Altenheim gehen. Unterwegs begegnen wir den üblichen Klischees: Bewohner, die im Rollstuhl sitzen oder sich mühsam mit Rollatoren fortbewegen; ein Gymnastikkurs für diejenigen, die noch einigermaßen mobil sind; Frauen und Männer, die ausdruckslos vor sich hin starren. Das Trio kommt an einem Bettlägerigen vorbei, der offenbar eine akute Krise hat: Ein Notfallteam macht sich an dem Patienten zu schaffen, hektische Anweisungen schallen durch das Wirrwarr von Schläuchen und Geräten. Nichts wie raus hier, scheinen sich die drei Männer zu denken.

Heimlich schleichen sie zum Swimmingpool einer verlassenen Nachbarvilla. Wie sich herausstellen wird, ist der Pool ein mysteriöser Jungbrunnen, der bewirkt, dass die Männer sich wieder jung und vital fühlen. Nachdem sie ein paar Bahnen geschwommen sind, verhalten sie sich mit einem Mal so, als habe man ihnen intravenös eine Dose Red Bull verabreicht. Es ist aber mehr als nur ein psychologischer Effekt. Bei einem der Schwimmer verbessert sich das Sehvermögen so sehr, dass er wieder Auto fahren kann. Ein anderer wird auf wundersame Weise von seinem Krebs geheilt.

Die Verwandlung der drei Senioren und ihre Dankbarkeit für die neu gewonnene Lebenskraft bilden den emotionalen Herzschlag des Films. Natürlich haben hier Außerirdische ihre Finger im Spiel (welcher Film wäre Mitte der 1980er-

Jahre ohne Außerirdische ausgekommen?), doch das eigentliche Thema – das Altern – ist für einen Hollywoodfilm eher untypisch.

Die Verwandlung der Männer erinnert mich an die Geschichte, mit der dieses Buch begann, jenes bemerkenswerte „Zeitreise"-Forschungsprojekt von Ellen Langer. In dieser Studie war der Jungbrunnen kein Schwimmbecken, sondern ein Kloster, doch die vitalisierende Wirkung auf die Probanden erinnert stark an die im Film. Im Zusammenhang mit Langers Studie hatte ich eingangs auch erwähnt, dass es in diesem Buch letztlich darum geht, was mit den Männern geschehen ist, und im Folgenden werde ich auf diesen Punkt zurückkommen.

Wie sollten Senioren ihren Tag verbringen? Inzwischen kennen wir die meisten Zutaten, um ein Rezept erstellen zu können, das mit den Erkenntnissen der Hirnforschung übereinstimmt. In diesem Kapitel befassen wir uns mit der Frage, worauf Sie achten sollten, wenn Sie sich zur Ruhe setzen. *Falls* Sie sich zur Ruhe setzen. Vermutlich werden die Effekte nicht dieselben sein wie bei den Senioren in *Cocoon*. Aber wir können viel mehr tun, als abgeschottet vom Rest der Welt herumzusitzen und vor uns hinzustarren.

Das Schlimmste, was Sie sich antun können

Welches Alter ist ideal, um in den Ruhestand zu gehen? Wenn es nach Charles Eugster gegangen wäre, hätte die Antwort wahrscheinlich „Keines!" gelautet. Der 1919 geborene Leistungssportler dampfte noch mit siebenundneunzig wie eine ausgebüxte Lokomotive durchs Leben. „Sich zur Ruhe zu setzen, gehört zu den schlimmsten Dingen, die man sich antun kann!", erklärte er einmal.

Eugster sah aus, wie man sich einen britischen General vorstellt: königliches Gebaren, eine ungeheure Eloquenz und schlechte Zähne. Letzteres ist erstaunlich, denn der gebürtige Brite mit Schweizer Pass hatte bis zu seinem fünfundsiebzigsten Lebensjahr eine Zahnarztpraxis in Zürich betrieben.

Nachdem er den Zahnarztkittel an den Nagel gehängt hatte, wurde aus Dr. Eugster eine Sportlegende. Er hielt den Rekord seiner Altersklasse im 60-, im 100- und im 200-Meter-Lauf. Bei der World Rowing Masters Regatta gewann er insgesamt vierzig Goldmedaillen im Rudern. Und er nahm viermal an der World Fitness Championship teil. Wenn Sie sich im Internet Fotos von ihm anschauen, zeigen sie ihn stets beim Laufen, Boxen oder Gewichtheben – und immer mit einem Lachen im Gesicht, das wie ein Leuchtturm den Weg ins Morgen wies.

Seine Fitness führte Eugster darauf zurück, dass er mit dem Ruhestand auf Kriegsfuß stand. „Denken Sie nur daran, wie die Königin von England ihren Tag verbringt", meinte er einmal. „Selbstverständlich joggt sie nicht durch den Park des Buckingham Palace, aber sie hat ein enormes Programm, bei dem sie viel auf den Beinen ist. Sie sitzt nicht herum, und Sitzen ist überhaupt nicht gesund. Das Wichtigste aber ist, dass sie eine Aufgabe hat."

Die Neurowissenschaftler im Raum würden jetzt spontan applaudieren. Die meisten Menschen stellen sich den Ruhestand als einen sorglosen Lebensabschnitt vor, der einem die Möglichkeit gibt, viel zu reisen und endlich das zu tun, was man immer schon tun wollte. In Wirklichkeit hält sich die vermeintliche Sorglosigkeit von Ruheständlern in Grenzen. Gewiss, eine Zeit lang fühlt man sich, als wäre man aus dem Gefängnis in die Freiheit entlassen worden, aber schon bald schleicht sich die negative Seite dieser Freiheit ein. Der sonnige Ruf, den der Ruhestand genießt, ist in Wahrheit ein Mythos.

Wie wir wissen, stellt die Zeit nach dem Ausscheiden aus dem Berufsleben für die meisten Menschen eine extreme Belastung dar. Auf der Holmes-Rahe-Skala der dreiundvierzig stressreichsten Lebensereignisse steht der Ruhestand auf Platz zehn, noch vor der Erkrankung eines Familienmitglieds. Der Beweis? Machen Sie sich auf eine Salve von Statistiken gefasst, denn das Konzept des Ruhestands steht unter massivem Beschuss, nicht nur, was die körperliche Gesundheit betrifft, sondern auch die psychische. Diese Daten sind zwangsläufig assoziativ, aber zusammengenommen bringen sie den Mythos mit einem eindeutigen Ergebnis zur Strecke: Der Ruhestand erhöht die Wahrscheinlichkeit zu sterben.

Sollten Sie beschließen, sich nicht zur Ruhe zu setzen, senken Sie Ihr Sterberisiko um 11 Prozent – und erhöhen die Wahrscheinlichkeit, dass Sie weiterleben.

Der Ruhestand in Zahlen

Forschern ist seit Langem bekannt, dass die körperliche Verfassung von Rentnern schlechter ist als die ihrer arbeitenden Altersgenossen. Die Wahrscheinlichkeit eines Herz-Kreislauf-Ereignisses wie Herzinfarkt und Schlaganfall ist bei Ruheständlern um 40 Prozent höher. Blutdruck, Cholesterin und Body-Mass-Index steigen allesamt auf ein ungesundes Niveau an.

Und das ist nicht die einzige Bedrohung. Ruheständler erkranken auch mit höherer Wahrscheinlichkeit an Krebs. Und an Diabetes. Außerdem haben sie ein größeres Arthritisrisiko, weswegen ihre Mobilität auch häufiger eingeschränkt ist als bei älteren Menschen, die noch im Beruf sind. Das Risiko einer chronischen

Erkrankung beträgt bei Ruheständlern 21 Prozent, während es bei Senioren, die weiter arbeiten, nur halb so hoch ist.

Wer sich zur Ruhe setzt, muss auch damit rechnen, dass die geistigen Fähigkeiten nachlassen. Wenn man die Messwerte der fluiden Intelligenz von Ruheständlern mit denen von arbeitenden Altersgenossen vergleicht, ist ein rapides Absinken zu beobachten. Wie wir in Kapitel 5 gesehen haben, ist die fluide Intelligenz die Fähigkeit, „flexibel neue Informationen hervorzubringen und zu manipulieren". Das Nachlassen dieser Fähigkeit ist keineswegs geringfügig. Bei entsprechenden Tests schneiden Ruheständler nur noch halb so gut ab wie ihre berufstätigen Kollegen. Bei den Gedächtniswerten sieht es nicht viel besser aus: Sie sind um circa 25 Prozent niedriger. Der Ruhestand, so scheint es, ist ein Nachruf auf jemanden, der noch nicht tot ist.

Psychische Störungen sind in dieser deprimierenden statistischen Parade ebenfalls mit von der Partie. Der Ruhestand lässt die Wahrscheinlichkeit, eine schwere Depression zu entwickeln, um 40 Prozent in die Höhe schnellen. Das Demenzrisiko nimmt ebenfalls zu. Wenn Sie mit fünfundsechzig anstatt mit sechzig in Rente gehen, sinkt Ihr Demenzrisiko um 15 Prozent. Wir kennen sogar die genaue Rate: Mit jedem Jahr, das Sie nach Ihrem sechzigsten Geburtstag nicht im Ruhestand verbringen, sinkt Ihr Demenzrisiko um 3,2 Prozent.

Fazit? Auf die Frage, wann man sich am besten zur Ruhe setzt, hat die Wissenschaft eine einfache Antwort, die kurz und knapp lautet: Nie.

Ein starkes Statement. Aber natürlich kein Patentrezept für das wirkliche Leben. Die persönlichen Umstände – von der finanziellen bis hin zur familiären Situation – sind nicht bei allen gleich, und nicht jeder ist körperlich in der Lage, bis an sein Lebensende zu arbeiten. Ganz abgesehen davon, dass nicht jeder dazu bereit ist. Die Forschungsdaten sind so überzeugend, dass man daraus allgemeine Empfehlungen ableiten kann, aber diese Empfehlungen sind keine Dogmen. Wenn Sie sich danach richten, sorgen sie vielmehr dafür, dass Sie den statistischen Wind im Rücken haben und nicht im Gesicht.

Die gute alte Zeit

Bevor wir einen detaillierten Tagesplan für „Unruheständler" in Angriff nehmen, möchte ich etwas über Kentucky Fried Chicken erzählen. Wann immer ich einen jener alten, sich drehenden rotweißen „Eimer" sehe – das Wahrzeichen der Geflügel-Fast-Food-Kette, das heute noch über den Schildern der KFC-Restaurants hängt –, überkommt mich Nostalgie. Als ich klein war, gingen meine Mutter und ich oft zu KFC. Damals lebte der Firmengründer, Colonel Harland Sanders, noch. Und nachdem er das Unternehmen verkauft hatte, schimpfte er bei jeder Gelegenheit, wie schlecht das Essen in den KFC-Filialen geworden sei. Das „Extraknusprig"-Gericht bezeichnete er als einen „ungenießbaren frittierten Teigklumpen, den man über ein Hähnchen gestülpt hat". Sanders blickte gelinde gesagt auf eine bewegte Vergangenheit zurück. Bevor er zum Fast-Food-Mogul aufstieg, hatte er Reifen verkauft, ein Hotel geleitet, ein Fährunternehmen gegründet, Scheunen angestrichen, mehrere Ehen geführt, und er war in eine Schießerei verwickelt gewesen, bei der ein Mensch ums Leben kam.

Den größten Erfolg hatte er in einem Alter, in dem andere in Rente gehen – noch so ein Beispiel dafür, wie belebend es sein kann, sich nicht zur Ruhe zu setzen. Als er 1952 seinen ersten Franchisenehmer anwarb, war er zweiundsechzig. In den darauffolgenden zehn Jahren wurde aus Sanders Geschäftsidee ein Unternehmen mit Hunderten von Filialen. 1964 verkaufte der Selfmademan die Restaurantkette für zig Millionen Dollar an einen künftigen Gouverneur von Kentucky und verbrachte den Rest seines Lebens als Markenbotschafter von KFC. Er starb 1980 im Alter von neunzig Jahren.

Ein beachtlicher „Unruhestand". Sanders' Geschichte kommt mir jedes Mal in den Sinn, wenn ich an einem rotweißen KFC-Plastikeimer vorbeifahre, der sich hoch oben an einem Werbegalgen dreht.

Das Lebensrezept des Colonels enthält mindestens zwei Zutaten, die – im Gegensatz zur Gewürzmischung seines Originalhähnchenrezepts – kein Geheimnis sind und jeden interessieren dürften, der ein langes Leben führen möchte (von Schießereien sollte man sich allerdings fernhalten, wenn man dieses Ziel vor Augen hat). Die erste Zutat ist Arbeit. Sie gibt dem Leben Sinn, strukturiert den Tag und bietet ein soziales Netzwerk, das um 25 Prozent größer ist als bei Ruheständlern. Die zweite Zutat ist die vitalisierende Wirkung von Nostalgie.

Werbefachleute, Popkulturgurus und Historiker wissen um die unwiderstehliche Anziehungskraft der „guten alten Zeit". Was sie vielleicht nicht wissen, ist, dass sie uns mit ihrer Arbeit einen Gefallen tun, denn die Hirnforschung hat längst erkannt, wie nützlich nostalgische Erfahrungen für unsere kognitiven Funktionen sind. Darüber hinaus haben Sozialpsychologen wie Constantine Sedikides und Tim Wildschut gezeigt, wie rosarote Erinnerungen an die Vergangenheit die weniger rosarote Erfahrung der Gegenwart beeinflussen.

Sedikides und Wildschut definieren Nostalgie gemäß dem *New Oxford Dictionary of English* (1998): „eine sentimentale Sehnsucht nach – bzw. die Rückwendung zu – einer vergangenen, in der Vorstellung verklärten Zeit." Um festzustellen, wie viel Nostalgie eine Person zu einem gegebenen Zeitpunkt empfindet, haben sie einen Test namens *Southampton Nostalgia Scale* entwickelt, ebenso ein Forschungsinstrument (die *Event Reflection Task*), mit dem man nostalgische Gefühle experimentell herbeiführen kann.

Nostalgie wird oft als eine Art kognitiver Treibsand betrachtet. Wenn man zu viel in nostalgischen Erinnerungen schwelgt, heißt es, kann es passieren, dass man irgendwann nur noch in der Vergangenheit lebt. (Der Begriff *Nostalgie* bedeutet „Heimweh" und bezeichnet die schmerzhafte Sehnsucht nach der Heimat, welche sich in psychosomatischen Symptomen äußern kann.)

Die Forscher machten aber eine überraschende Entdeckung: Nostalgie tut uns gut! Menschen, die sich regelmäßig nostalgischen Reizen aussetzen, sind psychisch gesünder als solche, die nie in Erinnerungen schwelgen. Inzwischen wissen wir sogar, warum das so ist, und zwar sowohl auf der Verhaltensebene als auch – noch eine Überraschung – auf zellulärer und molekularer Ebene.

Diesen Erkenntnissen wenden wir uns als Nächstes zu.

„Unser Lied"

Wie viele Paare haben auch meine Frau und ich ein Lied, das uns an unsere erste gemeinsame Zeit erinnert. Passenderweise heißt es *Reminiscing* („In Erinnerungen schwelgen") und stammt von der Little River Band. In dem Lied geht es um ein Paar, das durch einen gemeinsamen Song an vergangene Zeiten erinnert wird:

Now as the years roll on	*Und während die Jahre vergehen, kommen*
Each time we hear our favorite song	*jedes Mal, wenn wir unser Lieblingslied*
The memories come along	*hören, die Erinnerungen an vergangene*
Older times we're missing	*Zeiten zurück, die wir vermissen. Und so*
Spending the hours reminiscing	*verbringen wir die Zeit damit, in Erinnerungen zu schwelgen.*

Jedes Mal, wenn meine Frau und ich diesen Song hören (heutzutage gehört er zum Repertoire der Fahrstuhlmusik), halten wir inne und lächeln und geben uns einen Kuss, manchmal mit feuchten Augen. Nennen wir es das „Unser Lied"-Syndrom. Wir sind jetzt seit über fünfunddreißig Jahren verheiratet, und es waren die glücklichsten Jahre meines Lebens.

Warum ist Nostalgie so wirkmächtig, wie funktioniert sie im Gehirn, und was hat das alles mit der Planung des Ruhestands zu tun? Die Nostalgie rückt in letzter Zeit verstärkt ins Visier der Wissenschaftler, vielleicht weil wir alle älter werden. Sie erzeugt ein Gefühl von „Selbstkontinuität", das heißt, sie stellt eine Verbindung zwischen unserer Vergangenheit und unserem jetzigen Dasein her. In der Fachsprache bezeichnen wir das als eine Form von „Selbststabilität", die autobiografische Gedächtnisspuren und gegenwärtige Erfahrungen integriert. Wissenschaftler haben folgende Ereignisabfolge entdeckt: 1) Wir werden nostalgisch; 2) unsere Selbstkontinuitätswerte steigen, und 3) unser Gehirn profitiert davon.

Welche positiven Auswirkungen hat Nostalgie auf das Gehirn?
1. *Nostalgie erzeugt ein Gefühl von sozialer Verbundenheit.* Soziale Verbundenheit ist das subjektive Gefühl, zu etwas oder zu einer Gruppe zu gehören (das kann ein Stamm, ein Verein oder eine Generation sein) und von den Mitgliedern dieser Gruppe akzeptiert zu werden.
2. *Nostalgie steigert das eudaimonische Wohlbefinden.* Der Begriff „Eudaimonie" stammt aus der griechischen Philosophie und bezeichnet die Erfüllung, die sich einstellt, wenn man als Mensch sein volles Potenzial erreicht. Das mag sich schwammig anhören (was genau soll das sein – das „volle Potenzial"?), aber die Erfahrung hat Auswirkungen auf die Psyche: Je mehr Eudaimonie man empfindet, desto geringer ist die Wahrscheinlichkeit, dass man eine affektive Störung entwickelt. Das eudaimonische Wohlbefinden schützt uns wie Knoblauch vor den Vampiren der schweren Depression.
3. *Positive Erinnerungen gewinnen die Oberhand.* Obschon das Schwelgen in Erinnerungen oft als „bittersüß" bezeichnet wird, hat die Forschung gezeigt, dass das Süße überwiegt. Dieser Trend zum Positiven ist so robust, dass er sich sogar mit bildgebenden Verfahren nachweisen lässt.

Diese drei Wirkweisen machen sich auch im Alltag bemerkbar. Wer regelmäßig die positiven Auswirkungen von Nostalgie erlebt, hat weniger Angst vor dem Sterben. In Langzeitbeziehungen stellt sich eine größere emotionale Nähe ein, wenn die Partner in gemeinsamen Erinnerungen schwelgen (das „Unser Lied"-Syndrom). Menschen sind Fremden gegenüber großzügiger, wenn sie zuvor Qualitätszeit in ihren „Nostalgiezonen" verbracht haben. Außerdem zeigen sie mehr Toleranz gegenüber Außenseitern, vor allem gegenüber solchen, die als sozial anders wahrgenommen werden. Sogar Sinneswahrnehmungen werden durch Nostalgie beeinflusst. Wenn man sich in einem kalten Raum aufhält, kann Nostalgie tatsächlich ein Gefühl von Wärme erzeugen – obwohl niemand die Heizung aufgedreht hat.

Was Nostalgie mit unserem Gehirn anstellt

Wenn Forscher mithilfe von nicht invasiven, bildgebenden Verfahren in das Gehirn von Probanden schauen, können sie erkennen, was die Nostalgie dort bewirkt.

Wenn Menschen in Erinnerungen schwelgen, schalten bestimmte Gedächtnissysteme in den *Overdrive*, vor allem solche, an denen der Hippocampus beteiligt ist. Das ist ungefähr so überraschend wie die Feststellung, dass Kühe Milch geben – schließlich ist der Hippocampus an den meisten Gedächtnissystemen beteiligt.

Doch Nostalgie aktiviert nicht nur das Gedächtnis. Forscher haben herausgefunden, dass Regionen wie die Substantia nigra oder das ventrale tegmentale Areal in nostalgischen Momenten aufleuchten wie ein Feuerwerk am 4. Juli. Beide Areale sind am Belohnungssystem beteiligt, und beide verwenden den Neurotransmitter Dopamin, um Belohnungsgefühle herbeizuführen.

Dieses Aktivierungsmuster ist in zweierlei Hinsicht interessant. Zum einen belohnt uns das Gehirn offenbar dafür, dass wir in Erinnerungen schwelgen, was dazu führt, dass wir die Erfahrung wiederholen möchten. Zum anderen wird dadurch ein Neurotransmitter aktiviert, der nicht nur am Belohnungssystem beteiligt ist, sondern auch am Lernen und an der Motorik – und der im Alter leider schwindet.

Mit einem Mal ist klar, wie Langers Zeitreiseexperiment mit den Siebzigjährigen funktionierte. Die Nostalgie beeinflusste nicht nur die Einstellung der Probanden, sondern auch ihren Körper. So verbesserte sich zum Beispiel das Sehvermögen der Männer, und sie spielten Touch Football. Da Dopamin auch auf die motorische Funktion wirkt (wie wir gesehen haben, führt der Untergang der Nervenzellen in der Substantia nigra zur Parkinson-Demenz), scheint der Mechanismus, der hinter der positiven Verwandlung der Probanden steckt, die Dopamin-Aktivierung in bestimmten Hirnarealen zu sein. Nostalgie erfüllt diesen Zweck, und da in den meisten Seniorengehirnen eine ausgesprochene Dopamin-Dürre herrscht, sind das wunderbare Neuigkeiten. Wie Sie wissen, ist Dopamin ein äußerst nützlicher Neurotransmitter – sowohl für den Körper als auch für den Geist.

Fazit: Schwelgen Sie in Erinnerungen. Wie weit sollten Sie in der Zeit zurückreisen? Und welche Erinnerungen sollten Sie aktivieren, sobald Sie in der Vergangenheit angekommen sind? Fest steht: Je mehr Details aus Ihrer Vergangenheit Sie erinnern, desto mehr Daten stehen Ihnen zur Verfügung, um das unersättliche Nostalgietier zu füttern. Woran erinnern sich Senioren am deutlichsten? Damit befassen wir uns als Nächstes.

Unsere goldenen Zwanziger

In *Toy Story 3* (2010) gibt es eine Szene, bei der meine Frau und ich kaum hinschauen können. Es geht um Andy, den Jungen, dessen Spielsachen bereits in den ersten beiden Filmen ein Eigenleben entwickelten. Jetzt ist Andy erwachsen und im Begriff, aufs College zu gehen. Da er kein Spielzeug mehr braucht, packt er alles in Kartons. Gegen Ende des Films, kurz bevor er von zu Hause auszieht, betritt er zusammen mit seiner Mutter den kahlen Raum. Mom hält plötzlich inne. Sie sieht sich um, ihre Augen werden feucht, ihr Gehirn sorgt dafür, dass die Gegenwart verschwimmt und sie in den dicken Nebel der Erinnerungen eintaucht. Das Zimmer ist nicht länger das ihres Sohnes. Sie fasst sich an den Hals und kämpft gegen die Tränen an. Andy versucht sie zu trösten: „Mom, es ist gut." „Ich weiß", flüstert sie. „Es ist nur ... Ich wünschte, ich könnte immer mit dir zusammen sein." Daraufhin dreht sie sich um und umfängt ihren Sohn in einer herzzerreißenden Umarmung.

Diese Szene ist für uns deshalb so schwer zu ertragen, weil der fiktionale Sohn Andy ungefähr im selben Alter ist wie unser realer Sohn Joshua, der inzwischen ebenfalls aufs College geht und dessen Auszug von zu Hause ganz ähnlich ablief. Der Film bringt das gut rüber. Es gibt Momente im Leben, in denen man Scheibenwischer an den Augen gebrauchen könnte.

Die meisten Collegestudenten sind um die zwanzig. Für Alternswissenschaftler sind das wichtige Jahre. (Ganz recht: Diese Leute beschäftigen sich auch mit Zwanzigjährigen.) Ihre Forschungen haben einen wichtigen Aspekt – gewissermaßen das Bruttosozialprodukt des Gedächtnis-Outputs – zutage gefördert, den Sie bei Ihrer Ruhestandsplanung berücksichtigen sollten.

Wenn man Achtzigjährige fragt, an welche Erlebnisse oder Erfahrungen sie sich am meisten erinnern, wird rasch deutlich: 1) Beim Abruf von Erinnerungen werden bestimmte Lebensphasen bevorzugt, und 2) man erhält immer die gleiche Abruf-Reaktionskurve. Die Kurve erinnert an die unvollendete Zeichnung eines zweihöckrigen Kamels.

Diese Kamelkurve des Erinnerns beginnt bei null und verharrt dort eine Weile, denn an die Zeit vor unserem zweiten, dritten Lebensjahr erinnern wir uns praktisch gar nicht. Dann steigt der Abruf jedoch sprunghaft an und erreicht um das zwanzigste Lebensjahr einen ersten Höhepunkt, der den Scheitelpunkt des Kamelhöckers bildet. Nach dem fünfundzwanzigsten Lebensjahr fällt die Kurve langsam ab; um die dreißig sinkt sie rapide und erreicht bei circa fünfundfünfzig Jahren erneut die Talsohle, wo sie sich für einige Jahre einpendelt. Diese Nulllinie bildet den Sattel zwischen den beiden Erinnerungshöckern. Allmählich steigt der

Abruf wieder an und erreicht um die fünfundsiebzig einen zweiten Scheitelpunkt, der jedoch nur noch halb so hoch ist wie der erste. Das ist der zweite Höcker des unvollendeten Trampeltiers.

Die beiden Höcker sind so beständig, dass Wissenschaftler ihnen einen Namen gegeben haben. Der kleinere wird Rezenzeffekt genannt, weil er deutlich macht, dass wir Ereignisse der jüngeren Vergangenheit besser erinnern als solche, die schon länger zurückliegen. Der größere Höcker lässt einen deutlichen „Abrufbias" für die Zeit um das zwanzigste Lebensjahr erkennen, eine Verzerrung zugunsten von Ereignissen, die sich in unserer späten Jugend und im frühen Erwachsenenalter zugetragen haben. Wissenschaftler tun sich schwer damit, dieses Phänomen zu erklären. (Nur zur Erinnerung: Die Probanden, mit denen sie arbeiteten, waren achtzig Jahre alt.) Auch dieser Höcker hat einen Namen: Reminiszenzhöcker. Das Phänomen dahinter wird *Retrieval Bias* genannt.

Besonders leicht lässt sich ein solcher Bias mit einer einfachen Frage herbeiführen: Wann hatten Sie die bedeutsamsten Erlebnisse Ihres langen Lebens? Obwohl das eine ausgesprochen subjektive Frage ist (schließlich ist *bedeutsam* ein dehnbarer Begriff), sind die Ergebnisse klar. Fragt man zum Beispiel ältere Schriftsteller, in welchem Alter sie die Bücher gelesen haben, die ihr Leben veränderten, bekommt man fast immer die gleiche Antwort: 75 Prozent geben an, die wichtigsten Bücher etwa im Alter von dreiundzwanzig gelesen zu haben. Andere Senioren, die man nach der besten Popmusik ihres Lebens fragt (oder nach der Popmusik, die für „ihre Generation" steht), nennen fast immer die Musik, die sie im Alter zwischen fünfzehn und fünfundzwanzig gehört haben. Fragt man Senioren, welche Filme „ihre Zeit" definieren, geben sie fast immer Filme an, die sie – inzwischen dürfte die Antwort auf der Hand liegen – mit Anfang/Mitte zwanzig gesehen haben. Die wichtigsten politischen Ereignisse? Die, die sich Mitte zwanzig zugetragen haben. Die wichtigsten gesellschaftlichen Ereignisse? Die von Mitte zwanzig. Das gilt nicht nur für amerikanische Senioren. Ein solcher *Retrieval Bias* lässt sich vielmehr rund um den Globus feststellen.

Der Scheitelpunkt meines „Reminiszenzhöckers" ist 1976, das Jahr, in dem Mao Tse-tung starb und Reese Witherspoon geboren wurde. Ich erinnere dieses Jahr, als sei es gestern gewesen – offenbar ist mein Gehirn der Meinung, es sei immer noch aktuell. Ich hatte gerade meinen Führerschein gemacht, und das Benzin kostete weniger als einen Dollar pro Gallone (knapp 3,8 Liter), um genau zu sein: 59 Cent! Eine Kinokarte kostete zwei Dollar. Ein Haus mit vier Zimmern konnte man im Mittleren Westen schon für bescheidene 36 500 Dollar erwerben, und das durchschnittliche Jahreseinkommen in den Vereinigten Staaten lag ungefähr bei 9000 Dollar.

Das Jahr ist mir auch deshalb so lebhaft in Erinnerung geblieben, weil Amerika den zweihundertsten Geburtstag seiner Unabhängigkeit feierte. Zu diesem Anlass erschienen zahlreiche historische Romane, darunter der Bestseller *1876* von Gore Vidal. Der Kriminalroman *Vorhang: Hercule Poirots letzter Fall* von Agatha Christie und Leon Uris' *Trinity* wurden 1976 ebenfalls zu Bestsellern.

Die Popmusik des Jahres 1976 war lebendig, stoned und rockig. Und geprägt von Casey Kasems legendärer Radiosendung *American Top 40*. Der schmierige Discosound eroberte die Charts. Die meistverkaufte Single des Jahres 1976 war jedoch ein Hit namens *Silly Love Songs* von Paul McCartney und den Wings.

1976 kam der erste Teil der *Rocky*-Reihe ins Kino. Bei der Oscarverleihung gewann *Einer flog über das Kuckucksnest* alle fünf Hauptpreise. Außerdem war es das Jahr, in dem Jimmy Carter zum 39. Präsidenten der Vereinigten Staaten gewählt wurde. Das war aber nicht das einzige historische Ereignis des Jahres. Im Juli wurden Nord- und Südvietnam nach dem Krieg offiziell wiedervereint. Und im April wurde in einer Garage in Los Altos, Kalifornien, ein kleines Unternehmen namens Apple aus der Taufe gehoben.

Ein ereignisreiches Jahr also. In den Erinnerungen daran zu schwelgen, ist für mich eine willkommene Ablenkung, denn so denke ich an etwas anderes als daran, dass unsere Söhne das Nest verlassen.

Wie wir in unseren Sechzigern auftauen

Abgesehen von Reminiszenzhöckern und der Erinnerung an die Lieblingsmusik aus Highschoolzeiten ist dem Seniorengehirn noch etwas anderes beschieden, und dieses Phänomen gibt uns wirklich Rätsel auf.

Aus unerfindlichen Gründen blubbern Anfang sechzig allmählich bestimmte Erinnerungen an die Oberfläche. Das kann das Gesicht eines Lehrers sein oder eine Tanzveranstaltung in der Unterstufe oder die Melodie einer Fernsehwerbung oder der Geruch eines Ladens.

Solche Erinnerungen sind nicht einfach nur Bruchstücke unserer glanzvollen Vergangenheit, sondern richtige Gedächtnisspuren mit spezifischen Erkennungsmarken. Jahrzehntelang waren sie einem überhaupt nicht bewusst – und dann tauchen sie plötzlich wieder auf, noch dazu in einer erstaunlichen Klarheit und Unmittelbarkeit. In der Regel sind sie Teil des Reminiszenzhöckers. Wissenschaftler nennen diese Erinnerungen Permastore, ein Begriff, der sich aus dem lateinischen Wortteil *perma-* (dauerhaft) und *store* (Speicher) zusammensetzt. Das Konzept ist das des „Permafrosts", wobei „Permaschmelze" vielleicht passender wäre, denn offenbar taut das Gehirn die Gedächtnisschichten auf, die noch aus der Zeit stammen, als wir uns fragten, wie wir unser Studium finanzieren sollen.

Verschiedene Forschungsrichtungen deuten unabhängig voneinander wie riesige blinkende Neonfinger auf einen kurzen Zeitraum unseres Lebens. Ob Höcker, prägende Bücher oder Permastore – anscheinend bevorzugt unser Gehirn tatsächlich Erfahrungen aus unseren späten Teens und frühen Twens.

Es gibt aber auch Vorbehalte gegen diesen Zeitraum. Einige Forschungsteams gehen inzwischen davon aus, dass der Reminiszenzhöcker näher beim achtzehnten Lebensjahr liegt. Bei Menschen, die auf einschneidende Veränderungen zurückblicken (zum Beispiel die Migration in ein fremdes Land), gibt es einen Abrufbias zugunsten der Zeit, in der sich dieser Einschnitt ereignete, nicht zugunsten eines bestimmten Alters. Möglicherweise gibt es auch geschlechtsabhängige Unterschiede: Bei Frauen könnte der Reminiszenzhöcker seinen Scheitelpunkt früher und in einem enger gefassten Zeitrahmen erreichen. Das ändert jedoch nichts an den ursprünglichen Ergebnissen und an den blinkenden Neonfingern. Wir neigen nun mal dazu, denkwürdige Ereignisse zu erinnern, und ein nicht traumatisiertes Gehirn hält offenbar die Dinge für erinnerungswürdig, die wir am Ende unserer Schulzeit und zu Beginn der Collegezeit erlebt haben.

Die Uhr zurückgedreht

Ellen Langers „Counterclockwise"-Studie war das Vorbild für eine erfolgreiche britische Fernsehproduktion mit dem Titel *The Young Ones*, die ein bisschen auf das Fisch-und-Chips-Format zurechtgeschnitten war und 2011 einen BAFTA-Award, das britische Pendant zum Emmy, gewann.

Die Produzenten überredeten sechs britische Prominente mit Kultstatus (Durchschnittsalter einundachtzig Jahre) dazu, eine Woche in Langers Zeitmaschine zu verbringen und sich dabei von der Kamera begleiten zu lassen. Die Zeitreise führte sie zurück ins Jahr 1975, in ein Landhaus, das ganz im Siebzigerjahrestil ausgestattet war und selbst die Politik und die Popkultur der Zeit wieder aufleben ließ: Margaret Thatcher war gerade zur Oppositionsführerin ernannt worden, die Bay City Rollers eroberten die Charts, und der Tennisspieler Arthur Ashe gewann als erster Afroamerikaner das Finale von Wimbledon. Es gab keine Handys, kein Internet, keinen Brexit. Die Teilnehmer waren vollkommen abgeschirmt von der lauten Welt des einundzwanzigsten Jahrhunderts.

Funktionierte das Experiment? Einer der Teilnehmer fühlte sich schon bald so beweglich, dass er – unter dem Applaus seiner Mitbewohner – wieder ohne fremde Hilfe seine Socken anziehen konnte. „Es ist, als würde ich wieder unter den Lebenden weilen", sagte er. Die mehrfach ausgezeichnete Schauspielerin Sylvia Syms berichtete: „Als ich hierher kam, hatte ich große Schmerzen. Mein Rücken tat ständig weh, und ich konnte kaum laufen. Und jetzt? Aus irgendeinem Grund, den ich nicht kenne, ist das viel besser geworden. Und meine Hosen sitzen jetzt lockerer!" An eine ihrer Mitbewohnerinnen gewandt, sagte sie: „Zu sehen, wie du die Angst vor dem Gehen ohne Stock verlierst, ist großartig. Ich glaube, es macht uns allen große Freude." Ein anderer Promi meinte, er fühle sich „wie ein neuer Mensch".

Natürlich war das eine Fernsehshow, kein Videobeweis, der eine fundierte Studie stützte. Abgesehen von den Befragungen der Teilnehmer gab es keine ernsthaften Bemühungen, die Verbesserungen zu messen. Langers Arbeit war viel seriöser. Sie führte Vorher-nachher-Tests der motorischen Fertigkeiten, der sensorischen Unterscheidung und der Kognition durch. Außerdem gab es eine gematchte Kontrollgruppe („gematcht" bedeutet, dass Kontroll- und Experimentalgruppe in Bezug auf bestimmte Kriterien übereinstimmen), die nicht auf Zeitreise geschickt wurde.

Als entscheidend erwies sich die multisensorische Immersion: Es war, als hätten die Forscher den teilnehmenden Senioren eine Hand auf den Rücken gelegt und sie sanft in die Vergangenheit geschupst. Langers Probanden wurden bereits im Vorfeld des Experiments dazu aufgefordert, sich mit Themen zu befassen, die zum Zieljahr 1959 passten. Schon auf der Fahrt zum Kloster spielte das „Radio" des Kleinbusses Schlager aus den späten 1950er-Jahren und – um das Ganze noch echter wirken zu lassen – Werbespots aus jener Zeit. Bei der Ankunft mussten die Probanden ihr Gepäck selbst auf ihr Zimmer tragen – Hilfe war nicht erlaubt. Die Räumlichkeiten waren mit Zeitschriften aus dem Jahr 1959 und entsprechenden Requisiten ausgestattet. Bei den täglichen Gruppeninteraktionen wurde über zeitgenössische Ereignisse gesprochen. Abends wurden Filme von 1959 (zum Beispiel Otto Premingers *Anatomie eines Mordes*) oder die Fernsehspielshow *The Price Is Right* gezeigt.

Langers Studienergebnisse waren deutlich fundierter als die der *Young Ones*, hörten sich aber ganz ähnlich an wie die Kommentare der britischen Promis. In der Experimentalgruppe verbesserte sich das Hörvermögen der Probanden mit Schwellenempfindlichkeiten (größte Hörschärfe) von 1000 bis 6000 Hz. Auch die Nahsicht verbesserte sich bei den Zeitreisenden, vor allem im rechten Auge. Die Handfertigkeit nahm bei der Experimentalgruppe um mehr als ein Drittel (37 Prozent) zu; in der Kontrollgruppe trat dagegen nur bei einem Teilnehmer eine

Verbesserung ein, bei einem Drittel der Kontrollprobanden verschlechterte sich die Handfertigkeit sogar. Globale körperliche Maße, von der Körperhaltung bis hin zum Körpergewicht, verbesserten sich ebenfalls, ebenso die Testergebnisse der Ganzkörperbeweglichkeit. Einer der Teilnehmer warf sogar seinen Stock weg.

Die Tests drehten sich aber nicht nur um Sinneswahrnehmung und Körperkraft. Auch kognitive Tests trugen zum Vorher-nachher-Bild bei. Dazu gehörte der *Digit Symbol Substitution Test* (DSST), mit dem Verarbeitungsgeschwindigkeit und Gedächtnisfunktion gemessen werden. Die Experimentalgruppe schnitt hier nach ihrer Zeitreise um 23 Prozent besser ab als die Kontrollgruppe. 56 Prozent der Kontrollprobanden zeigten beim DSST eine Verschlechterung, bei der Experimentalgruppe waren es nur 25 Prozent. Nicht von der Hand zu weisen waren die Verbesserungen gegenüber den Baseline-Werten und ein Rückgang der Beschwerden. Wie bei jedem Forschungsprojekt gab es auch bei Langers „Counterclockwise"-Studie das eine oder andere auszusetzen: Die Stichprobe war klein, der Zeitraum kurz, und nicht alle Tests ergaben deutliche Verbesserungen. Das machte die Resultate nicht hinfällig, zeigte aber, dass weitere Forschungen durchgeführt werden mussten. Was auch geschah, woraufhin Langer einige Jahre später resümierte: „Führt man die Ergebnisse dieser [früheren] Studie mit den zahlreichen weiteren Forschungsresultaten zusammen, die hier angeführt wurden, sind das unserer Auffassung nach genügend Belege, um behaupten zu können, dass der vermeintlich ‚unvermeidbare' Verfall des alternden menschlichen Körpers tatsächlich durch psychologische Interventionen umgekehrt werden könnte."

Das ist ein gewichtiges Statement, noch dazu aus der Feder einer altgedienten Lehrstuhlinhaberin der Universität Harvard. Insgesamt ist die Hinwendung zur Vergangenheit eine wirkmächtige, einzigartige Ingredienz, die wir unserem Ruhestandsportfolio hinzufügen können. Nur – wie sollen wir das anstellen? Schließlich müssen wir hauptsächlich in der Gegenwart leben, auch wenn wir nicht pausenlos dort verweilen sollten. Wie könnte das praktisch aussehen? Ein Song von den Beatles leuchtet den Weg.

„A Day in the Life" (Vergangenheit)

Als jüngerer Babyboomer habe ich einen großen Appetit auf Beatles-Songs. Allerdings waren sie in meiner Jugend nicht die Hauptquelle musikalischer Nahrung. (Ich gehöre einer früheren Generation zottelmähniger Musiker an.) Doch als ich zum ersten Mal „A Day in the Life" (Ein Tag im Leben) hörte, wurde mir klar, dass langhaarige Musikgenies keine Relikte des neunzehnten Jahrhunderts waren.

Wie Sie vielleicht wissen, besteht „A Day in the Life" eigentlich aus zwei miteinander verknüpften Songs. Der Hauptteil stammt von John Lennon, der sich unter anderem von Zeitungsartikeln inspirieren ließ („I read the news today, oh boy"). Der tödliche Autounfall, von dem in dem Lied die Rede ist, bezieht sich auf den jungen Guinness-Erben Tara Browne. Die „viertausend Löcher" spielen auf die maroden Straßen in Blackburn an, über die am 17. Januar 1967 in der *Daily Mail* berichtet wurde: In der Stadt im Nordwesten Englands, hieß es, habe man die Zahl der Schlaglöcher systematisch ermittelt.

Auch wenn kein legendärer Hit dabei herauskommt: Machen Sie sich auf die Suche nach Zeitungen und Zeitschriften aus Ihrer Jugend. Daraus könnte eine Sammlung von Memorabilien aus jener Zeit entstehen, mit denen Sie ein ganzes Zimmer füllen können.

Nennen Sie es das „Zimmer der Erinnerungen".

Zu der Sammlung mit nostalgischen Objekten, der Sie einen Platz in Ihrem aktuellen Lebensumfeld einräumen, sollten Dinge gehören, die starke dopaminerge Reaktionen hervorrufen. Das können Familienfotos oder Erinnerungen an alte Freunde oder Postkarten oder Programmhefte sein, die Sie an bedeutsame Erlebnisse erinnern. Und um das Ganze musikalisch zu untermalen, können Sie Ihre alten Beatles- oder Beethoven-Platten hören oder welche Musik auch immer Erinnerungen an die Vergangenheit bei Ihnen hervorruft. Wenn Sie noch einen alten Fernsehapparat besitzen, der sich an die neue Technik anschließen lässt – wunderbar. Damit können Sie alte Fernsehsendungen oder Filme anschauen. Auch Bücher, die Sie früher gerne gelesen haben (oder immer schon lesen wollten), gehören in Ihre Sammlung. Anstatt die Vergangenheit auszublenden, machen Sie sie zum festen Bestandteil Ihres Tages. Das „Zimmer der Erinnerungen" ist Ihr persönlicher Jungbrunnen.

Welche Zeit Ihres Lebens Sie hervorheben sollten? Wenn wir den oben erwähnten Reminiszenzhöcker mit den Daten aus Langers Studie abgleichen, stoßen wir auf Inspiration, Widersprüche und die große Unbekannte. Eigentlich sollte man sich von seinem Reminiszenzhöcker leiten lassen, der, wie wir gesehen haben, bei den allermeisten Menschen Mitte zwanzig seinen Scheitelpunkt erreicht. Doch Langer stützte sich in ihrer Studie auf Ereignisse, die ihre Probanden in ihren späten Vierzigern und frühen Fünfzigern erlebt hatten.

Warum ließ sie die Probanden nicht zurück in ihre goldenen Zwanziger reisen? Zum einen, weil sie keine echte Zeitmaschine besaß, zum anderen, weil die Erkenntnisse über den Reminiszenzhöcker aus den 1990er-Jahren stammen, die „Counterclockwise"-Studie aber bereits Anfang der 1980er-Jahre durchgeführt wurde. Könnte es sein, dass die Nostalgie einen viel weiteren Bogen spannt und der Jungbrunnen der Reminiszenz auch dann seine Wirkung erzielt, wenn wir nicht in unsere Zwanziger eintauchen, sondern in einen anderen Zeitraum unserer Vergangenheit? Oder hätte Langer noch viel stärkere Ergebnisse erzielt, wenn sie die Uhr um ein paar Jahrzehnte weiter zurückgedreht hätte? In Anbetracht der Tatsache, dass der Reminiszenzhöcker sehr viel mehr Stimulationspunkte bietet, wäre das ein spannendes Experiment. Solange es noch nicht durchgeführt wurde, betrachten Sie meine Empfehlungen als sachkundige Vorschläge, nicht als expertengeprüfte Verordnungen.

Ein Tag im Leben (Gegenwart)

Der Beatles-Song dient mir noch aus einem anderen Grund als Inspiration: Die Gestaltung eines Tages im gegenwärtigen Leben. Wie könnte ein typischer Tagesablauf aussehen, wenn Sie sich ein langes Leben und größtmögliche kognitive Gesundheit zum Ziel gesetzt haben? Was könnten Sie essen? Wen könnten Sie treffen? Was könnten Sie unternehmen?

Im Folgenden stelle ich mir einen Tag im Leben einer Seniorin vor. Ihr Name ist Helen. Sie ist siebzig Jahre alt, pensionierte Lehrerin und seit einem Jahr Witwe. Körperlich ist sie fit, nur die Arthritis macht ihr gelegentlich zu schaffen. Ansonsten ist sie bei guter Gesundheit und kann noch Auto fahren. Sie lebt allein in einer Zweizimmerwohnung, ihre erwachsenen Kinder wohnen in der Nähe.

So könnte ein typischer Tag in Helens Leben aussehen, wenn sie die Empfehlungen in diesem Buch umsetzt. Ich möchte aber nochmals darauf hinweisen, dass es Vorschläge, keine Verordnungen sind. Forschungen zeigen, dass Millionen von über Siebzigjährigen genau wie Helen ein relativ gesundes Leben führen. Doch jeder Mensch hat eine andere Lebenssituation. Betrachten Sie Helens Tagesplan als ein „Buffet", von dem Sie nach Belieben wählen können – je nachdem, was zu Ihrem Stil, Ihrem Energieniveau und Ihrer Arbeits- und Familiensituation passt – und aus dem Sie auch dann großen Nutzen ziehen, wenn andere Aktivitäten Ihnen besser schmecken. Schließlich ist Ihr Tagesplan ebenso individuell wie Ihre Reise durchs Alter.

7 Uhr

Helen erwacht, liest einen Zettel, der auf ihrem Nachttisch liegt, und lächelt. Ihr Frühstück besteht aus Vollkornmüsli mit Beeren und Nüssen, gefolgt von einer erfrischenden fünfzehnminütigen Achtsamkeitsmeditation. Der kurze „Body

Scan", bei dem der Körper von Kopf bis Fuß bewusst wahrgenommen wird, ist fester Bestandteil von Helens Morgenroutine, bevor sie ihren Tag plant.

Die Meditation dient dazu, aktuellem und zukünftigem Stress entgegenzuwirken. Das Frühstück ist Teil der hochwertigen MIND-Diät, einer Ernährungsweise, welche die Inzidenz von Alzheimer nachweislich senkt. Helen hält sich nun schon eine Weile an die MIND-Diät, und jeder Bissen trägt dazu bei, ihre Besorgnis über eine spätere Demenzerkrankung zu zerstreuen. Die Achtsamkeit hilft ihr, Ängste und Stress zu reduzieren. Ihre Blutdruckwerte haben sich bereits deutlich verbessert. Außerdem schläft sie jetzt besser, und merkwürdigerweise hat sich sogar ihr Sehvermögen gebessert. Das alles erhöht die Wahrscheinlichkeit, dass Helen noch viel Zeit mit ihren Enkelkindern verbringen wird. Wie ein gut geschmiertes, hochwertiges Getriebe ist sie nun bereit, einen Gang hochzuschalten.

8 Uhr

Der sportliche Teil des Vormittags beginnt mit einem Klopfen an der Tür: Es ist Helens Laufgruppe, ein wunderbares Sortiment guter Freundinnen. Sie nennen sich die „Galoppierenden Großmütter". Mehrmals die Woche laufen sie zusammen etwa dreißig Minuten lang zügig um den Block. Eine der Frauen hat vor Kurzem ihren Mann verloren, und Helen ist ein Geschenk des Himmels für sie, denn die gemeinsamen Spaziergänge und Gespräche helfen ihr bei der Trauerarbeit.

Helen legt großen Wert auf den Morgenlauf, und das aus vielerlei Gründen. Zum einen verbessert die sportliche Betätigung ihre Exekutivfunktionen, was sich zum Beispiel immer dann bemerkbar macht, wenn sie sich um ihre Finanzen kümmert. Außerdem hält sie Kontakt zu alten Freunden, von denen einige inzwischen altersbedingte Probleme haben, die sie im Alltag zunehmend einschränken. Das Zusammensein mit den Freunden wirkt wie Medizin, und der Morgenlauf ist die erste von mehreren sozialen Interaktionen, die Helen im Laufe des Tages haben wird. Jede einzelne ist gut für Körper und Seele. Wie praktisch, sinniert sie, ein Gehirnvitamin zu haben, das man sich durch Freundschaften verabreicht.

9 Uhr

Nachdem sich die Freundinnen verabschiedet haben, beginnt für Helen das, was sie „Bildungszeit" nennt. Sie besucht an abwechselnden Tagen zwei Kurse an der Volkshochschule. Heute ist der Musikkurs an der Reihe, der aus Klavierstunden und Musiktheorie besteht, morgen der Französischkurs. Helen wollte immer schon Französisch lernen, weil sie seit Langem davon träumt, nach Paris zu reisen. Nächsten Sommer will sie hinfliegen. Da sie weiß, dass die Dinge mit zunehmendem Alter nicht leichter werden, möchte sie ihren Traum in die Tat umsetzen, solange sie noch fit genug ist, um zu reisen. Der zweite Teil ihrer „Bildungszeit" ist eine ehrenamtliche Unterrichtstätigkeit an der Volkshochschule, wo sie Englisch als Fremdsprache lehrt. Ihre Schüler sind Migranten aller Altersklassen, darunter auch einige, die so alt sind wie sie selbst. Helen spürt, wie sehr ihre Schüler sie brauchen. Die englische Sprache und die amerikanische Kultur sind für sie verwirrend, und die meisten haben keine Freunde, mit denen sie sich austauschen können. Daher ist Helen oft eine Art Rettungsanker für sie.

Bei der Strukturierung ihrer „Bildungszeit" geht Helen so strategisch vor wie Napoleon. Der Französischkurs zwingt ihr Gehirn dazu, sich auf ganz neue Lerninhalte einzulassen. Solche Herausforderungen verlangsamen den kognitiven Abbau und stärken das episodische Gedächtnis (Ereignisgedächtnis) und das Arbeitsgedächtnis (Kurzzeitgedächtnis). Dass sie darüber hinaus selbst noch unterrichtet, tut ihrem Gehirn ebenfalls gut. Zum einen muss sie sich in andere hineinversetzen, zum anderen bringt sie anderen etwas bei, und beides schützt sie vor den negativen Auswirkungen des Alterns. In ihrem Kurs sitzen sowohl Teenager als auch junge Eltern und Großeltern, und um diese bunt gemischte Gruppe effektiv unterrichten zu können, muss sie sich auf unterschiedliche Sichtweisen einlassen. Damit wirkt sie Depressionen entgegen, reduziert Stress und erhöht die Aussicht auf ein langes Leben. Helen hat sich bewusst für eine ehrenamtliche Tätigkeit entschieden, denn dadurch fühlt sie sich als Teil von etwas „Größerem". Ehrenamtliches Engagement trägt erwiesenermaßen zu einer positiven Weltanschauung bei. Und Helen weiß, dass ihre Unterrichtstätigkeit, neben den Kursen, die sie selbst besucht und in denen sie jeder kennt, zusätzliche soziale Interaktionen und somit weitere Gehirnvitamine bedeutet.

12 Uhr

Helen kommt müde und hungrig nach Hause. Das Mittagessen besteht aus Salat mit Olivenöl, Obst und Gemüse und etwas Huhn. Nach dem Essen ruht sie sich ein bisschen aus, wobei der Mittagschlaf nie länger als eine halbe Stunde dauert. Dann beginnen die Nachmittagsaktivitäten. Helen ist Mitglied in einem Buchclub, und heute trifft sich die Gruppe bei ihr zu Hause. Sie bereitet ein paar leichte Snacks vor und liest noch einmal in den beiden Büchern, die für heute auf dem Programm stehen.

Den Buchclub hat sie ins Leben gerufen. Bei den Treffen wird immer lebhaft, manchmal auch hitzig diskutiert, denn die Clubmitglieder – Helen eingeschlossen – sind in ihren Ansichten mitunter so rechthaberisch wie Politiker im Wahlkampf.

Solche freundschaftlichen Streitgespräche sind letztlich ein Segen, denn solange sich die Meinungsverschiedenheiten in zivilen Grenzen halten, fördern sie die fluide Intelligenz. Helens Gehirn – und das der anderen Clubmitglieder – wird dadurch effizienter, und ihre kognitive Reserve wird aufgefüllt. Nach den Treffen fühlt sich ihr Gehirn an, als habe es Gewichte gehoben. Aber schon das Lesen an sich ist eine wichtige Aktivität und ein wahrer Jungbrunnen. Die regelmäßige Lektüre von Büchern verlängert das Leben.

Nachdem die Bücherfreunde gegangen sind, setzt Helen ihre soziale Aktivität fort. Sie schaltet ihren Computer an und taucht in die virtuelle Welt der sozialen Medien ein. Sie hat zahlreiche Facebook-Kontakte und besucht die Seiten ihrer Freunde und Angehörigen. Ihre Kinder haben ihr vor ein paar Jahren ein Smartphone geschenkt, das zu ihrem ständigen Begleiter geworden ist. Ihre Tochter schickt ihr regelmäßig Textnachrichten und die neuesten Fotos von den Enkelkindern. Eine Zeit lang ist Helen ganz in den Chat versunken und tippt mit dem Eifer eines Teenagers Nachrichten.

Anschließend widmet sie sich einem Videospiel (ebenfalls ein Geschenk ihrer Kinder). Es geht um virtuelle Autorennen, eine Übung, die das Gehirn trainiert. Anfangs war sie skeptisch, weil sie so viele negative Dinge über Videospiele gehört hatte. Aber das Autorennenspiel, das ihr die Kinder geschenkt haben, wurde wissenschaftlich geprüft und für wirksam befunden. Helens Begeisterung hält sich immer noch in Grenzen, aber inzwischen beherrscht sie das Spiel überraschend gut. Wenn sie es weiterhin regelmäßig spielt, wird sich ihr Aufmerksamkeitsstatus – insbesondere ihre Fähigkeit, Ablenkungen zu ignorieren – rasch verbessern. Und ihr Kurzzeitgedächtnis wird von dem Training im kognitiven Fitnessstudio ebenfalls profitieren.

15 Uhr

Nach Facebook und zahlreichen Runden auf der virtuellen Rennstrecke ist Helen wieder bereit für echte Bewegung. Jeden Nachmittag besucht sie einen Kurs in Gesellschaftstanz. Anfangs gefiel es ihr überhaupt nicht. Der Körperkontakt erinnerte sie an ihren verstorbenen Mann, und die körperliche Koordination mit einem fremden Tanzpartner verlangte ihr einiges ab. Doch allmählich veränderte sich ihre Einstellung. Inzwischen empfindet sie den synchronisierten menschlichen Kontakt als wohltuend, und er fällt ihr überraschend leicht. Ohne sich dessen bewusst zu sein, haben sich ihr Gleichgewicht und ihre Körperhaltung verbessert, und auch ihr Sturzrisiko ist gesunken. Ihre Tanzpartner – ein paar von ihnen sind ebenfalls alleinstehend – findet sie nicht anziehend, aber das Tanzen an sich lindert die Trauer um ihren Mann. Es ist die letzte soziale Interaktion des Tages.

Als sie vom Tanzkurs nach Hause kommt, ist es 16.30 Uhr, etwa eine halbe Stunde später, als ihr lieb ist, denn Helen denkt bereits ans Schlafengehen. Nicht dass sie um diese Uhrzeit zu Bett ginge, aber sie fängt an, sich auf den Schlaf am späteren Abend vorzubereiten. Ab dem Spätnachmittag trinkt sie keinen Kaffee und keinen Alkohol mehr; Sport treiben oder vor dem Computer sitzen ist ebenfalls tabu. Auf diese Weise ist sie um 23 Uhr, wenn sie im Bett liegt, müde genug, um auf den sanften Delta-Wellen in den Tiefschlaf zu gleiten.

Um 17 Uhr fängt sie mit den Vorbereitungen für das Abendessen an. Heute gibt es Fisch, Pasta und reichlich Obst und Gemüse. Entgegen ihrer Gewohnheit (kein Alkohol nach 17 Uhr) trinkt sie ein Glas Rotwein dazu. Sie nimmt sich vor, den Wein beim nächsten Mal zum Mittagessen zu trinken.

19 Uhr

Jetzt beginnt der Teil des Abends, den Helen besonders schätzt: Sie nennt ihn den „H. G. Wells-Abend", in Anlehnung an den Roman *Die Zeitmaschine*. Helen begibt sich in ihre persönliche „Zeitmaschine", eine Ecke im Wohnzimmer, die so ausgestattet ist, dass man sich dort in die mittleren bis späten 1960er-Jahre zurückversetzt fühlt. An der Wand hängen Poster aus jener Zeit, auf dem Tisch stehen ein alter Plattenspieler, ein Fernsehgerät und ein DVD-Player. Als Erstes greift Helen zu einem Flakon mit dem Parfüm „Joy by Patou", das sie trug, als sie ihren Mann kennenlernte und die ersten Male mit ihm ausging. Sie sprüht ein wenig davon auf ihr Handgelenk. Dann legt sie Schallplatten auf – von den Beatles bis zu Aretha Franklin.

Zum Nachtisch verzehrt Helen genüsslich einen Eisriegel namens „Eskimo Pie", den sie schon als Jugendliche gerne gegessen hat. Sie ignoriert den „Hirnfrost", der durch den Kältereiz entsteht, und zieht ein altes Buch aus dem Regal, das sie an ihre Collegezeit erinnert: *Christy*, ein Roman von Catherine Marshall aus dem Jahr 1967.

Nachdem sie eine Stunde gelesen hat, steigt ihr wieder der Duft des Parfums in die Nase. Erinnerungen werden geweckt, und bald laufen Tränen über ihre Wangen. Da hilft nur eine DVD mit einer alten Fernsehsendung namens *Laugh-*

In, eine Sketch-Comedy-Serie, die Ende der 1960er-Jahre sehr beliebt war. Wieder weint Helen Tränen, diesmal jedoch vor Lachen.

Ihre Zeitreisen sind wohldurchdacht. Die Erinnerungsecke steckt voller Ereignisse, die Helen zur Zeit ihres Reminiszenzhöckers erlebt hat, und sie ruft sie sich mit allen Sinnen ins Gedächtnis: Sie sieht, hört, schmeckt und riecht die Vergangenheit. Das alles dient dazu, den Dopamin-Spiegel in ihrem Gehirn zu erhöhen. Einen Teil der Erinnerungszeit hat sie in ein Buch vertieft verbracht, wodurch sie insgesamt auf eine tägliche Lesezeit von lebensverlängernden drei Stunden und mehr kommt.

23 Uhr

Nach einem so vollen Tag geht Helen der Sprit aus. Bevor sie einschläft (in der Regel geschieht das gegen Mitternacht), möchte sie aber noch etwas erledigen, und dazu braucht sie einen Zettel und einen Stift.

Helen zieht in der Mitte des Blatts einen Strich, sodass zwei Spalten entstehen. In der linken Spalte notiert sie drei Dinge, die sie an diesem Tag zum Lächeln gebracht oder mit Dankbarkeit erfüllt haben. In der rechten Spalte beschreibt sie kurz, warum die drei Begebenheiten diese Gefühle bei ihr ausgelöst haben. Häufig stehen Interaktionen mit ihren Enkeln auf der Liste, denn sie geben ihr ein Gefühl von Verbundenheit und Kontinuität. Dankbar ist sie beispielsweise dafür, dass sie noch Auto fahren kann und unabhängig ist. Helen hat festgestellt, dass sie selbst an miesen Tagen immer etwas Positives findet, das sie notieren kann. Den Zettel legt sie auf ihren Nachttisch. Sie macht das Licht aus und schläft schon bald tief und fest.

Am nächsten Morgen, gleich nach dem Aufwachen, liest sie als Erstes den Zettel, und wie immer huscht dabei ein Lächeln über ihr Gesicht. Dann ist sie bereit für einen neuen Tag.

Helen hat beschlossen, ihr Leben gemäß den Erkenntnissen der Hirnforschung zu gestalten – und mit diesen *Brain Rules* ist sie auf dem besten Weg, lange und gut zu leben.

Aus vielen kleinen Quellen entsteht ein mächtiger Strom

Die Idee hinter dieser Geschichte ist, dass eine mehrgleisige Strategie der beste Ansatz für den Erhalt der kognitiven Funktionen ist. Gibt es empirische Belege dafür, dass diese Strategie funktioniert? Können wir unsere kognitive Ausstattung wirklich dahingehend beeinflussen, dass wir uns das Leben im Alter erleichtern? Wie es aussieht, können wir diese Frage mit Ja beantworten, und das Beweisstück Nr. 1 ist eine dicke, fette, randomisierte Studie von einer Gruppe skandinavischer Wissenschaftler.

Die Forscher wollten wissen, was passiert, wenn Senioren im Alter zwischen sechzig und siebenundsiebzig ein Programm mit körperlichem Fitnesstraining, Gehirntraining und einer gesunden Ernährung absolvieren. Die Studie haben sie *Finnish Geriatric Intervention Study to Prevent Cognitive Impairment and Disability* (Finnische geriatrische Interventionsstudie zur Prävention von kognitiver Beeinträchtigung und Behinderung), kurz FINGER-Studie, getauft. (Ich nehme an, das Akronym funktioniert nur im Finnischen.) Die 1260 Frauen und Männer, die an der Studie teilnahmen, wurden auf der Grundlage eines erhöhten Demenzrisikos ausgewählt und nach dem Zufallsprinzip der Experimental- beziehungsweise der Kontrollgruppe zugeteilt. Diese „randomisierte" Zuteilung der Probanden ist das Fünfsternedesign jeder Verhaltensstudie.

Zwei Jahre lang ernährten sich die Probanden der Interventionsgruppe nach der Mittelmeerdiät. Gleichzeitig absolvierten sie ein flottes Fitnessprogramm mit Ausdauer- und Krafttraining sowie Übungen für ein besseres Gleichgewicht. Das Programm wurde langsam gesteigert und umfasste schließlich zwei bis drei 60-Minuten-Einheiten pro Woche. Zusätzlich nahmen die Senioren an einem kognitiven Training teil, das ein regelmäßiges Gehirntraining am Computer vorsah und gezielt auf die Exekutivfunktionen, die Verarbeitungsgeschwindigkeit und das Gedächtnis gemünzt war. Um ihren Gesundheitszustand zu überwachen, wurden die Mitglieder der Interventionsgruppe engmaschig von Ärzten, Physiotherapeuten und Ernährungswissenschaftlern betreut. Jede Untersuchung beinhaltete ausgiebige Herz-Kreislauf- sowie verschiedene Stoffwechseltests. Den Kontrollprobanden wurde diese Vorzugsbehandlung nicht zuteil. Abgesehen von den üblichen Untersuchungen erhielten sie lediglich Standardempfehlungen zur Gesundheitsförderung.

Die Ergebnisse der FINGER-Studie waren beeindruckend. Bei den Gedächtnistests verbesserten sich die Werte der Interventionsgruppe um 40 Prozent gegenüber der Kontrollgruppe. Die Exekutivfunktion verbesserte sich um 83 Prozent, die Verarbeitungsgeschwindigkeit um sage und schreibe 150 Prozent. Bei den Kontrollprobanden blieben die Werte dagegen auf dem gleichen Niveau, manche verschlechterten sich sogar. Insgesamt nahm die kognitive Leistung der unbehandelten Kohorte um 30 Prozent ab.

Ist es sinnvoll, mehrere gesundheitsfördernde Veränderungen des Lebensstils auf einmal vorzunehmen? Ja, und zwar so ziemlich auf jede messbare Weise. Das

Altern bringt uns Horizonten näher, die nicht länger in der Ferne verschwimmen; vielmehr können wir jenem Fluchtpunkt mit einem gesunden Gehirn und voller Vitalität und Lebensfreude entgegenreisen.

Damit sind wir beinahe am Ziel. Wir haben dieses Buch mit einem aufgeweckten David Attenborough begonnen, der uns mit auf seine Reise entlang des Amazonas genommen hat. Er hat uns darauf aufmerksam gemacht, dass dieser Strom nicht deshalb so gewaltig geworden ist, weil er irgendeinem gigantischen Wasserfall entspringt, der sich über ein enormes Bergmassiv ergießt. Sein Ursprung ist vielmehr bescheiden, er wird aus vielen kleinen Quellen und Wasserläufen gespeist, die sich sammeln, an Kraft gewinnen und gemeinsam – *e pluribus unum* – den mächtigsten Strom der Welt bilden.

Genauso gestalten Sie Ihr Leben. Indem Sie auf Ihre einzelnen Quellen und Wasserläufe achten – von den Freundschaften über die Stressreduktion und körperliche Aktivität bis hin zur Achtsamkeit –, können Sie sanft durchs Alter gleiten.

Lassen Sie sich dabei von einem kunterbunten Haufen außergewöhnlicher Menschen inspirieren, die das längste Dasein auf diesem Planeten fristen.

Blue Zones: Wo die fitten Hochbetagten leben

Was haben ein Fischer im japanischen Okinawa, ein Pastor in Südkalifornien, ein Hotelbesitzer in Griechenland und ein Bauer auf Sardinien gemein? Was wie ein Witz klingt, ist eine ernst gemeinte Frage, über die Sie sich, würde man sie Ihnen außerhalb dieses Kontexts stellen, vermutlich den Kopf zerbrechen würden. Tatsächlich haben alle diese Personen etwas gemein, wie Dan Buettner herausgefunden hat. Der Entdecker, Hochleistungssportler und Bestsellerautor ist so gutaussehend wie ein Filmstar aus den Fünfzigerjahren. Ausgestattet mit großzügigen Forschungsgeldern von der National Geographic Society und dem National Institute of Aging, hat Buettner zusammen mit einem Team italienischer Demografen die Welt bereist, um Hotspots der Langlebigkeit ausfindig zu machen. Fünf hat er gefunden, über den ganzen Globus verteilt, von Südokinawa bis Südkalifornien. An diesen Orten leben Menschen, die nicht nur außergewöhnlich alt werden, sondern auch außergewöhnlich *gesund* alt werden.

Die Resultate sind beeindruckend. Satte 80 Prozent der Achtzigjährigen auf der griechischen Insel Ikaria arbeiten noch und bauen ihr eigenes Obst und Gemüse an. Die Demenzrate unter den Inselbewohnern ist im Vergleich zu der in den USA verschwindend gering. Und die Ikarianer leben im Schnitt sieben Jahre länger als ihre US-amerikanischen Artgenossen.

Auf der Halbinsel Nicoya in Costa Rica ist die Wahrscheinlichkeit, neunzig zu werden, mehr als doppelt so hoch wie in den USA. Die Chancen, dass ein sechzigjähriger Mann aus Nicoya seinen hundertsten Geburtstag erleben wird, sind siebenmal höher als bei einem gleichaltrigen Japaner.

Die Liste lässt sich fortsetzen. Weibliche Siebenten-Tags-Adventisten aus Loma Linda, Kalifornien, haben eine Lebenserwartung von achtundneunzig – ein Jahrzehnt mehr als ihre unmittelbaren Nachbarn, die im Haus nebenan leben, aber keine Adventisten sind. Ein Bergdorf auf Sardinien beheimatet die weltweit höchste Konzentration von Männern, die einhundert Jahre und älter sind. Auf dem japanischen Archipel Okinawa ist die Prävalenz hundertjähriger Frauen *dreißigmal* so hoch wie in den USA. Diese Hochbetagten führen das gesündeste Leben der Welt. Buettner hat die Hotspots der Hochbetagten Blue Zones (Blaue Zonen) getauft, wegen des blauen Markers, mit dem er auf der Weltkarte konzentrische Kreise um die betreffenden Gebiete zog.

Wie in aller Welt schaffen es die „Blue Zoner", so lange und so gut zu leben? Das interessiert die Menschen außerhalb dieser Zonen natürlich brennend. Ein Fünftel aller Amerikaner über fünfundsechzig hat bereits eine leichte kognitive Störung, die Vorbotin einer leidvollen Demenz. Ein Drittel aller Amerikaner leidet an Bluthochdruck, dem Vorboten lebensverkürzender Herz-Kreislauf-Erkrankungen. Das Frustrierende an diesen Zahlen ist, dass wir unser Altern größtenteils selbst in der Hand haben. Unsere Zeit auf Erden wird nur zu läppischen 20 Prozent davon bestimmt, wie sorgfältig wir uns unsere Eltern ausgesucht haben. Das bedeutet, dass unsere Lebensdauer zu 80 Prozent von uns selbst oder zumindest von unserer Umgebung abhängt. Und das auch nur laut einer Studie, die großzügig zu Genen ist. Knausrigere Forschungen kommen nämlich zu dem Schluss, dass wir lediglich 6 Prozent der Varianz auf unsere Genetik schieben können, während stattliche 94 Prozent auf unseren Lebensstil zurückgehen.

2005 enthüllte Buettner in einem *National-Geographic*-Artikel die Geheimnisse der „Blue Zoner". Zwei Dinge fallen mir dort auf: Die rüstigen Hochbetagten haben alle ähnliche Lebensgewohnheiten, und diese Gewohnheiten decken sich fast vollständig mit den *Brain Rules*, die wir in diesem Buch erörtert haben. Die „Blue Zoner" leben in weit verstreuten Gebieten, gehören völlig unterschiedlichen Kulturen an und kommunizieren so gut wie gar nicht mit der Welt außerhalb ihres unmittelbaren Lebensumfelds. Kein Wissenschaftler hat ihnen gesagt, was sie tun sollen. Und doch scheint ihr Lebensstil geradewegs der experten-geprüften Literatur entsprungen zu sein, und jeder von ihnen erfreut sich eines außergewöhnlich langen und gesunden Lebens.

Buettner und die Neurowissenschaft stimmen darin überein, wie sie das ge-schafft haben – und wie wir das ebenfalls schaffen können.

Freundschaften

Alle „Blue Zoner" führen ein aktives Sozialleben, weswegen Dan Buettner den Lesern von *National Geographic* ausdrücklich empfiehlt, „soziale Kontakte zu pflegen". Die rüstigen Hochbetagten stellen Familie und Freunde an die erste Stelle. Das kommt uns bekannt vor. Wie wir in dem Kapitel über Freundschaften gesehen haben, ist die Rate des kognitiven Abbaus bei Senioren mit einem akti-ven und in hohem Maße interaktiven Sozialleben um 70 Prozent geringer. Solan-ge diese Interaktionen positiv und erfüllend sind, profitieren wir davon. Ange-hörige und Freunde stehen ganz oben auf der Nutzenliste, wobei stabile Ehen besonders wirkmächtig sind. Dasselbe gilt für regelmäßige Interaktionen mit Personen unterschiedlicher Altersgruppen. Ehe und Enkelkinder – nichts könnte lebhafter (und belebender) sein.

Stress

Die Hirnforschung bestätigt eindeutig den gesundheitlichen Nutzen der Stress-reduktion. Achtsamkeitstraining ist eine wirksame Methode gegen Stress. Senio-ren, die Achtsamkeit praktizieren, leiden seltener an Infektionskrankheiten, und die Marker für kardiovaskuläre Gesundheit verbessern sich um 86 Prozent. Au-ßerdem zeigen sie eine Verbesserung der Aufmerksamkeitszustände um 30 Pro-zent. Diese Erkenntnisse spiegeln sich auch in zwei bemerkenswerten Empfeh-lungen von Dan Buettner wider. Die erste lautet: „Heilige den Sabbat." Buettner beschreibt, wie Siebenten-Tags-Adventisten in ihrem geschäftigen Alltag im kali-fornischen Loma Linda regelmäßig die Pausetaste drücken. Dazu gehören der Kirchgang und Gebete – eine Unterbrechung der Alltagsroutine, die ähnlich wie die Achtsamkeit eine beruhigende Wirkung hat.

Ein weiterer Puffer gegen Stress sind Freunde. Daher lautet Buettners zwei-te Empfehlung: „Lebenslange Freundschaften pflegen." Wie heißt es doch in dem Song von Harry Nilsson aus dem Jahr 1968? Eins ist die einsamste Zahl („One is the lonliest number"). Lebenslange Freunde sind *das* Mittel gegen Einsamkeit.

Zufriedenheit

Optimistische Menschen leben fast acht Jahre länger als ihre pessimistischen Artgenossen. Und sie erreichen mit größerer Wahrscheinlichkeit das, was Martin Seligman authentisches Glück nennt. Eine Möglichkeit, dorthin zu gelangen, ist, etwas zu finden und zu tun, was dem Leben Sinn gibt. Ob das nun der Glaube an eine höhere Macht ist oder soziales Engagement oder der Wille, die Welt ein bisschen zu verbessern – alles kommt dafür infrage. „An etwas glauben", schreibt Buettner und bezieht sich dabei auf die Adventisten. Und „Sinn finden" gemäß dem weisen Rat der Okinawaner.

Gedächtnis

Indem Sie Ihr Gehirn aktiv halten – sei es durch Lesen, das Erlernen einer Fremdsprache oder durch das, was Denise Parker produktives Lernen nennt –, verbessern Sie Ihre kognitiven Fähigkeiten. Wer mindestens 3,5 Stunden pro Tag liest, verlängert sein Leben um sage und schreibe 23 Prozent. Wer Gehirntraining in Form von Videospielen betreibt, die die Verarbeitungsgeschwindigkeit erhöhen, tut zugleich etwas für sein Arbeitsgedächtnis. (Wenn Sie kein Freund von solchen Spielen sind, machen Sie sich keine Sorgen: Die meisten „Blue Zoner" waren auch noch mit über hundert Jahren geistig fit, obwohl sie niemals *NeuroRacer* gespielt haben.)

Schlaf

Die Hirnforschung hat gezeigt, dass ein guter Schlaf Stressreduktion bedeutet. Um nachts gut zu schlafen, empfiehlt es sich, während des Tages viele soziale Interaktionen zu haben (damit halten Sie sich auch Depressionen vom Leibe), einen festen Tagesablauf einzuhalten und sich viel zu bewegen. Die „Blue Zoner" sind in allen drei Disziplinen Weltmeister. Viele von ihnen bauen ihre Nahrungsmittel selbst an und achten daher genau auf den Tagesrhythmus. Über ihre Schlafgewohnheiten wurde nicht berichtet, aber ihr Lebensstil ließ von vornherein vermuten, was die erhobenen Daten bestätigt haben.

Bewegung

Die Ergebnisse der Hirnforschung sind klar und unmissverständlich: Sport ist gut für Sie. Die positiven Effekte sportlicher Aktivität auf den Körper sind ebenso robust wie kanonisch, wobei Ihr Herz-Kreislauf-System den größten Nutzen daraus zieht. Doch auch Ihr Gehirn profitiert von Bewegung. Ausdauersport wirkt sich positiv auf das Gedächtnis und die Emotionsregulation aus, und die Exekutivfunktionen verbessern sich um 30 Prozent.

Die „Blue Zoner" sind das beste Beispiel dafür. Sie alle sind körperlich so aktiv, dass man nur staunen kann. Buettner beschreibt zum Beispiel einen Vormittag im Leben des fünfundsiebzigjährigen Bauern Tonino. Der Sarde hackte Holz, melkte die Kühe, schlachtete ein Kalb und führte seine Schafherde sechs Kilometer weit zum Weiden – und das alles vor 11 Uhr! Buettners Empfehlung lautet daher schlicht: „Seien Sie jeden Tag aktiv." Dieser Satz liest sich wie marinierte Hirnforschung.

Ernährung

Jede der „Blue Zone"-Gruppen gibt Ernährungsempfehlungen, die stark an die Mittelmeerdiät und an die MIND-Diät erinnern. Diese Ernährungsweisen verbessern nachweislich die Gedächtnisfunktion, senken das Schlaganfallrisiko und sind – robusten Forschungsergebnissen zufolge – mit einem langen Leben assoziiert. Buettners Empfehlungen decken sich mit den Ergebnissen expertengeprüfter Studien. „Essen Sie Obst, Gemüse und Vollkornprodukte", rät er den *National-Geographic*-Lesern und bezieht sich dabei auf die Ernährungsweise, die er bei den fitten Hochbetagten beobachtet hat. „Essen Sie Nüsse und Bohnen", fügen die Adventisten hinzu. Die beste Empfehlung stammt von den Sarden: „Trinken Sie Rotwein" und „Essen Sie *Pecorino*", also Hartkäse aus Schafsmilch. Am schwierigsten zu befolgen ist der Rat der Okinawaner: „Essen Sie kleine Portionen." Die Hirnforschung stützt alle diese Empfehlungen.

Ruhestand

Die Alltagsaktivitäten der „Blue Zoner" lassen klar erkennen, dass sich die meisten von ihnen nie zur Ruhe gesetzt haben. Viele der hochbetagten Okinawaner gehen nach wie vor zum Fischen (das heißt, sie tauchen mit Netzen!); bei den Adventisten sind die Senioren weiterhin in ihrer Gemeinde aktiv, und viele Sarden betreiben auch im hohen Alter noch Landwirtschaft. Und natürlich hackt Tonino immer noch Holz und führt die Schafe auf die Weide. „Ich mache die Arbeit", sagt er, „und mein *Mädel* ist für die Sorgen zuständig."

Wie sehr sich die Lebensstile in den „Blue Zones" mit wissenschaftlichen Ergebnissen decken, ist bemerkenswert, aber keinesfalls verwunderlich. Die Menschen mit dem längsten Leben auf Erden führen uns etwas vor, das äußerst hoffnungsvoll stimmt. Obgleich das Blatt des Todes am Ende immer gewinnt, können wir lange Zeit mit ausgesprochen guten Karten spielen.

Wichtiges in Kürze

Setzen Sie sich bloß nicht zur Ruhe und schwelgen Sie unbedingt in Erinnerungen

- Ruheständler sind anfälliger für körperliche und psychische Störungen wie Herz-Kreislauf-Erkrankungen, Depressionen und Demenz.
- Nostalgie tut gut. Menschen, die regelmäßig in Erinnerungen schwelgen, sind psychisch gesünder als Altersgenossen, die sich keinen nostalgischen Reizen aussetzen.
- Die meisten Senioren erinnern sich am besten an ihre späten Teens und frühen Twens, also an die Zeit um das zwanzigste Lebensjahr. Daneben ist die vorangehende Dekade ihres Lebens in ihren Erinnerungen besonders präsent.
- Menschen, die in den sogenannten „Blue Zones" leben – also in den Gebieten mit der höchsten Lebenserwartung weltweit –, weisen alle einen ähnlichen Lebensstil auf: Sie sind körperlich aktiv, ernähren sich gesund, vermeiden Stress, bleiben optimistisch und haben ein gutes Sozialleben.

Wohlan denn, Reisender

Ungeachtet dessen, wie viel Zeit jedem von uns beschieden ist, ist es spannend, darüber nachzudenken, wie unsere Menschheitsgeschichte weitergehen wird. Wir alle haben in unserem Leben bereits so viele bemerkenswerte Dinge erlebt. Für mich als Wissenschaftsfreak ist das noch laufende *Voyager*-Programm der NASA eines der faszinierendsten Projekte.

Zum ersten Mal hörte ich davon in einem Interview mit dem legendären Astrophysiker Carl Sagan. Im Jahr 1977 wurden die Zwillingssonden Voyager 1 und 2 auf ihre Mission geschickt: Die Erkundung des äußeren Sonnensystems – inklusive Stippvisite bei den Gas- und Eisriesen Saturn, Jupiter und Neptun – und des interstellaren Raums. Der inzwischen verstorbene Dr. Sagan berichtete, dass die Raumsonden vergoldete Aluminiumplatten im Gepäck haben, die wichtige Informationen über die Erde enthalten, von ihrer astronomischen Position über die Merkmale eines Wasserstoffatoms bis hin zu Aufzeichnungen von Klängen wie das Rauschen des Windes oder das Weinen eines Kindes. Außerdem beinhalten die „Voyager Golden Records" künstlerische Erzeugnisse, darunter die Musik von Mozart und einen Song von Chuck Berry („Johnny B. Goode"). Diese Zeugnisse menschlicher Aktivität dienen gewissermaßen als interplanetare Flaschenpost, für den Fall, dass die Sonden je auf intelligentes Leben treffen und die Außerirdischen herausfinden wollen, von wem die geheimnisvolle Botschaft stammt.

Ich weiß noch, wie aufgeregt ich als junger Bursche war, als ich das hörte. Planeten! Wissenschaftler! *Außerirdische!* Und das war nicht Hollywood, sondern die Realität. Ich war wie elektrisiert. Als Student in den ersten Semestern, noch grün hinter den Ohren, überlegte ich mit leisem Bangen, ob ich eine wissenschaftliche Laufbahn einschlagen sollte. Es war eine andere Welt damals. Eine Gallone Milch kostete 1,68 Dollar, ein Honda Accord 4000 Dollar. Die Lebenserwartung (gemessen ab der Geburt) betrug dreiundsiebzig Jahre.

Drei Jahre später erreichte Voyager 1 den Saturn. Der Planet mit den Ringen hielt auch aus der Nähe betrachtet, was er versprach. Was für atemberaubende Bilder die Raumsonde, dieses kleine, zähe Gefährt, zur Erde sandte! Wie ein himmlischer Star zierte der Saturn die Titelseiten des *Time Magazine*, des *National Geographic* und unzähliger wissenschaftlicher Blätter. Indessen war Voyager 2 unterwegs zum Neptun und passierte den Planeten im August 1989. Noch mehr spektakuläre Bilder, noch mehr Zeitschriftencover mit einem gigantischen Himmelskörper, strahlend wie eine Weihnachtskerze und blau wie ein Saphir.

Die Aufnahmen von Neptun hauten mich ebenso um wie die von Saturn neun Jahre zuvor, obwohl sich mein Leben und die Welt um mich herum stark verändert hatten. Die Idee mit der wissenschaftlichen Laufbahn hatte sich durchgesetzt, und ich war jetzt ein frisch promovierter Forschungsassistent. Eine Gallone Milch kostete 2,34 Dollar, ein Honda Accord (mit Grundausstattung) 12 000 Dollar, und die Lebenserwartung betrug etwa fünfundsiebzig Jahre. Die Zukunft, so schien es, war so grenzenlos wie das Universum.

Auch im neuen Jahrtausend waren die beiden „Reisenden" noch unterwegs. Die Planeten unseres Sonnensystems hatten sie längst hinter sich gelassen, doch ihre Verdienste schmälerte das nicht, im Gegenteil: Im August 2012 erreichte Voyager 1 als erstes von Menschen gefertigtes Objekt den interstellaren Raum. Dieses winzige Raumfahrzeug, das durch nichts als den zarten Faden elektromagnetischer Strahlung mit seinem Heimatplaneten verbunden blieb, sauste unbeirrt weiter in die heliosphärische Leere. Die meisten Instrumente an Bord waren inzwischen ausgefallen, doch die verbliebenen sandten tapfer weiter Daten zur Erde.

Und ich fühlte mich *noch immer* wie ein Junge. Die Faszination war die gleiche geblieben, obwohl nichts mehr so war wie 1977. Nun, da mein Bart ergraut und mein Haus voller Teenager war und ich Publikationen und Bücher und ein Leben im Zeichen von Wissenschaft und Lehre im Gepäck hatte, erschienen mir jene ersten Studienjahre so weit entfernt wie die Voyager von der Erde. Die Milch kostete jetzt vier Dollar, der Honda 24 000 Dollar. Die Lebenserwartung kratzte an der 80-Jahre-Marke. Und doch, als ich die Pressemitteilung über diesen unerschrockenen interstellaren Freund dort oben las, war mein Gehirn so begeistert wie Jahrzehnte zuvor. Es war immer noch fähig, das Leben zu lieben, Informationen zu verdauen und sich große Wahrnehmungshappen aus diesem wundersamen Universum einzuverleiben.

Und daran hat sich bis heute nichts geändert.

Dasselbe gilt für Ihr Gehirn. Es ist in der Lage, das Staunen und die Neugierde zu bewahren. Sie können immer noch beides haben, und diese gute Nachricht möchte ich Ihnen mit auf den Weg geben, nun, da wir am Ende dieses Buches angelangt sind. Mit Liebe und Umsicht (und, zugegeben, etwas Glück im genetischen Würfelspiel) bleibt unser Gehirn rege und flexibel genug, um unsere Vorstellungskraft aktiv zu halten, ganz gleich, wie alt wir sind. Es ist nie zu spät, unsere Freunde zu umarmen, niederzuschreiben, wofür wir dankbar sind, eine Sprache, einen irischen Tanz, *irgendetwas* zu lernen. Möglicherweise bleibt Ihnen dafür mehr Zeit, als Sie denken. Das Altern erhebt immer einen Anspruch auf den Körper, aber nicht unbedingt auf den Geist.

Auch Jahrhunderte nach unserem Hinscheiden werden die beiden Voyager-Sonden noch durch den Weltraum schweben. Und sie werden immer noch bereit sein, Chuck Berry zu spielen – wer oder was auch immer ihnen lauschen möchte.

Nach all den Jahren bekomme ich immer noch eine Gänsehaut, wenn ich daran denke.

Danksagungen

An diesem Buch haben so viele Menschen mitgewirkt, dass ich an dieser Stelle unmöglich allen danken kann. Die Liste ist daher zwangsläufig unvollständig.

Ich danke Nick Johnson für die Gestaltung des Covers, Judy Burke für das Copy Editing, Erik Evenson für den Faktencheck, Carrie Wicks und Nick Allison für die Korrektur der Druckfahnen und all jenen, die die frühen Textfassungen gelesen haben, vor allem Susan und Bob Simison, Carla Wall und Vicky Warnock. Außerdem danke ich meinem Verleger Mark Pearson und meiner Lektorin Tracy Cutchlow für ihre unermüdlichen Bemühungen rund um dieses Projekt.

Mein größter Dank gilt meiner Familie: meiner Frau Kari – sie ist der Sauerstoff, den ich atme! Und meinen beiden Söhnen Josh und Noah, die mir stets vor Augen führen, dass Neugier so alt ist wie das Pleistozän und so aktuell wie letzte Woche.

Literaturverzeichnis

Einführung

Zeitreise

The Langer Mindfulness Institute. „Counterclockwise research", http://langermindfulnessinsti tute.com/counterclockwise-research/

Ein mächtiger Strom

Attenborough-Zitat über den Amazonas
https://www.dailymotion.com/video/x1d4wkn_the-living-planet-08-of-12-sweet-fresh-water_tv

Eine gute Zeit, um alt zu werden

Steigende Lebenserwartung
Lindenberger, U. (2014). The aging brain. Human cognitive aging: „Corriger la fortune"? *Science* 346, S. 572–578.

Lebenserwartung in Zahlen
Miller, M. (2017). How to make your money last as long as you do. *New York Times*, 18. Februar 2017. Der Artikel stützt sich u.a. auf Zahlen der US-amerikanischen Aktuarvereinigung (Society of Actuaries) (https://www.soa.org/member/).

Evolutionsgeschichte der Lebenserwartung (früher war mit 30 alles vorbei)
Hayflick, L. (2000). The future of aging. *Nature* 408, S. 267–269.

Der 122. Geburtstag
Whitney, C.R. (1997). Jeanne Calment, world's elder, dies at 122. *New York Times*, 5. August 1997.

Wie das Gehirn verdrahtet ist

Grundlagen der Gehirnanatomie und Zellphysiologie
Fadem, B. und E.A. Monaco III. (2008). *High-Yield Brain and Behavior*. Philadelphia: Wolters Kluwer.

Unterschiedliche Theorien des Alterns
Tosato, M. et al. (2007). The aging process and potential interventions to extend life expectancy. *Clin Interv Aging* 2 (3), S. 401–412.

Ihre Freundschaften

Der 75. Hochzeitstag von Karl und Elizabeth

https://www.yahoo.com/gma/couple-celebrates-75-years-marriagetearful-vows-kiss-174021607
-abc-news-sex.html

Soziale Kontakte: Vitamine für das Gehirn

Brooke Astor
Hayt, E. (2000). 90 Candles, and a Second Wind. *New York Times*, 8. Oktober 2000.

Bei sozial aktiven Senioren ist der kognitive Abbau um 70 Prozent geringer
James, B.D. et al. (2011). Late-life social activity and cognitive decline in old age. *J Int Neuropsychol Soc* 17 (6), S. 998–1005.

Gedächtnisleistung von sozial isolierten und sozial aktiven Senioren
Ertel, K.A. et al. (2008). Effects of social integration on preserving memory function in a nationally representative US elderly population. *Am J Public Health* 98 (7), S. 1215–1220.

Verbesserung der Gehirnleistung durch zehnminütige soziale Intervention
Ybarra, O. et al. (2008). Mental exercising through simple socializing: Social interaction promotes general cognitive functioning. *Pers Soc Psychol Bull* 34 (2), S. 248–259.

Video-Chats
Dodge, H.H. et al. (2015). Web-enabled conversational interactions as a means to improve cognitive functions: Results of a 6-week randomized controlled trial. *Alzheimer's Dement* 1 (1), S. 1–12.

Mehr Partys, weniger Erkältungen

Allostatische Last: Definition
McEwen, B.S. und E. Stellar (1993). Stress and the individual. mechanisms leading to disease. *Arch Intern Med* 153 (18), S. 2093–2101.

Soziale Beziehungen reduzieren die allostatische Last
Seeman, T.F. et al. (2002). Social relationships, gender, and allostatic load across two age cohorts. *Psychosom Med* 64, S. 395–406.

Soziale Beziehungen und das Immunsystem
Segerstrom, S.C. und G.E. Miller (2004). Psychological stress and the human immune system: A meta-analytic study of 30 years of inquiry. *Psychological Bulletin* 130 (4), S. 601–630.

Ehe, Stress und Wundheilung
Kiecolt-Glaser, J.K. et al. (2005). Hostile marital interactions, proinflammatory cytokine production, and wound healing. *Arch Gen Psychiatry* 62, S. 1377–1384.

Zitat von Gary Skole
Skole, G. M. „How important is the socialization of the elderly?", http://www.visitingangels.com/
how-important-is-the-socialization-of-theelderly-weekly-message_16

Gymnastik für Ihr Gehirn

Soziale Interaktionen sind äußerst komplex
Hari, R. et al. (2015). Centrality of social interaction in human brain function. *Neuron* 88 (1),
S. 181–193.

Synaptische Plastizität
Bailey, C. H. et al. (2015). Structural components of synaptic plasticity and memory consolidation.
Cold Spring Harbor Pers Biol 7: a021758.

Zitat von Chelsea Wald
Wald, C. (2016). Better together. *Nature* 531: S14–S15.

Mentalisierung („Theory of Mind")
Hari, R. et al. (2015). Centrality of social interaction in human brain function. *Neuron* 88 (1),
S. 181–193.

Mentalisierung: Altersbedingte Defizite
Moran, J. M. et al. (2012). Social-cognitive deficits in normal aging. *J Neurosci* 32 (16), S. 55
53–5561.
Jacques, P. L. et al. (2009). Functional neuroimaging studies of aging and emotion: Fronto- amyg-
dalar differences during emotional perception and episodic memory. *J Int Neuropsychol Soc.* 15
(6), S. 819–825.

Soziale Interaktionen und das Volumen der grauen Substanz (präfrontaler Cortex)
Lewis, P. A. et al. (2011). Ventromedial prefrontal volume predicts understanding of others and social network size. *Neuroimage* 57 (4), S. 1624–1629.

Soziale Interaktionen und das Volumen der Amygdala
Bickart, K. C. et al. (2010). Amygdala volume and social Network size in humans. *Nat Neurosci*
doi:10.1038/nn.2724.

Soziale Interaktionen und das Volumen der grauen Substanz (Schläfenlappen)
Kanai, R. (2012). Online social network size is reflected in human brain structure. *Proc Biol Sci* 279
(1732), S. 1327–1334.

Der fiese Chef

Die Geschichte vom fiesen Chef
„Think you can top these horrible boss stories?" *The Patriot-News*, http://blog.pennlive.com/
life/2011/07/think_you_can_top_these_horrib.html

Nicht nur die Quantität der Interaktionen ist wichtig, sondern auch die Qualität (Zitat)
Yang, Y.C. et al. (2015). Social relationships and physiological determinants of longevity across the human life span. *PNAS* 113 (3): doi/10.1073/pmans.1511085112.

Legen Sie Ihr Ego ab

Entscheidend ist, welche Art von Interaktionen wir haben
Ybarra, O. et al. (2011). Friends (and sometimes enemies) with cognitive benefits. *Soc Psychol & Person Sci* 2 (3), S. 253–261.

Zitate von Rebecca Adams
Williams, A. (2012). Friends of a certain age: Why is it hard to make friends over 30? *New York Times*, 13. Juli 2012.

Generationsübergreifende Beziehungen sind wichtig
Davis, L. et al. (2002). Intergenerational play and learning. *International Journal of Early Childhood* 34 (2), S. 42–49.
Skropeta, C.M. et al. (2014). An evaluative study of the benefits of participating in intergenerational playgroups in aged care for older people. *BMC Geriatrics* 14, S. 109.

Vorteile für das ältere Gehirn
Ostir, G.V. et al. (2004). Onset of frailty in older adults and the protective role of positive affect. *Journal of Psychology and Aging* 19 (3), S. 402–408.

Das kindliche Gehirn profitiert vom Umgang mit älteren Menschen
Fromberg, D. und D. Bergen (1998). *Play from Birth to Twelve: Contexts, Perspectives, and Meanings.* New York: Garland Press, S. 241–288.

„All the lonely people …"

Einsamkeit betrifft 20 bis 40 Prozent der älteren Menschen
Newall, N.E. et al. (2009). Causal beliefs, social participation, and loneliness among older adults: A longitudinal study. *Journal of Soc and Personal Relat* 26 (2–3), S. 273–290.

U-förmige Kurve der Einsamkeit
Qualter, P. et al. (2015). Loneliness across the life span. *Perspect Psych Sci* 10 (2), S. 250–264.

Einsamkeit im Alter ist ein Risikofaktor für Depression
Cacioppo, J.T. et al. (2006). Loneliness as a specific risk factor for depressive symptoms: Cross-sectional and longitudinal analyses. *Psychol & Aging* 21 (1), S. 140–151.

Definition von Einsamkeit im Alter
Luhmann, M. und L. Hawkley (2016). Age differences in loneliness from late adolescence to oldest old age. *Dev Psychol* 52 (6), S. 943–959.
Schulz, R. (1976). Effects of control and predictability on the physical and psychological well-being of the institutionalized aged. *J Pers Soc Psychol* 33 (5), S. 563–573.

UCLA-Einsamkeitsskala
Hughes, M.E. et al. (2004). A short scale for measuring loneliness in large surveys: Results from two population-based studies. *Res Aging* 26 (6), S. 655–672.

Die Folgen sozialer Isolation

Soziale Isolation im Alter ist ein Prädiktor für Funktionsverlust
Perissinotto, C.M. et al. (2012). Loneliness in older persons: A predictor of functional decline and death. *Arch Intern Med* 172 (14), S. 1078–1083.

Die körperliche Gesundheit ist entscheidend
Roberts, R.E. (1997). Does growing old increase the risk for depression? *Am J Psychiatry* 154 (10), S. 1384–1390.

Einsamkeit, Virusinfektionen und Krebs
Gammon, K. (2012). Why loneliness can be deadly. *Live Science*, http://www.livescience.com/18800-loneliness-health-problems.html

Einsame Senioren haben eine schlechtere Immunfunktion
Hawkley, L.C. et al. (2007). Loneliness, dysphoria, stress and immunity: A role for cytokines. In: *Cytokines: Stress and Immunity*, hrsg. v. N.P. Plotnikoff. Boca Raton, FL: CRC/Taylor & Francis.

Einsamkeit wirkt sich negativ auf die kognitive Funktion aus
Cacioppo, J.T. und L.C. Hawkley (2009). Perceived social isolation and cognition. *Trends in Cognitive Sciences*, 13 (10), S. 447–454.

Einsamkeit, Stressniveau und kardiovaskuläre Gesundheit
Cacioppo, J.T. et al. (2015). The neuroendocrinology of social isolation. *Ann Rev Psych* 66: 9.1–9.5.

Einsamkeit erhöht die Sterblichkeitsrate
Perissinotto, C.M. et al. (2012). Loneliness in older persons: A predictor of functional decline and death. *Arch Intern Med* 172 (14), S. 1078–1083.
Kim, L. (2012). Loneliness linked to serious health problems and death among elderly, http://www.ucsf.edu/news/2012/06/12184/loneliness-linked-serioushealth-problems-and-death-among-elderly

Entzündungen des Gehirns

Zitat von Molly Holderness
Melville, B.E. (2015). *The Big Book of Senior Moments*. New York: Skyhorse Publishing, S. 69.

Die Studien von Laura Fratiglioni
Fratiglioni, L. et al. (2000). Influence of social network on occurrence of dementia: A community-based longitudinal study. *Lancet* 355 (9212), S. 1315–1319.

Entzündungsarten
Szalay, J. (2015). Inflammation: Causes, symptoms and anti-inflammatory diet. *Live Science*, http://www.livescience.com/52344-inflammation.html

Auswirkungen einer systemischen Entzündung auf das Gehirn
Perry, V. H. (2004). The influence of systemic inflammation on inflammation in the brain: Implications for chronic neurodegenerative disease. *Brain Behav Immun* 18 (5), S. 407–413.

Einsamkeit schädigt die weiße Substanz
Molesworth, T. et al. (2015). Social network diversity and white matter microstructural integrity in humans. *Soc Cogn Affect Neurosci* 10 (9), S. 1169–1176.

Zur Hypothese von Timothy Verstynen
Wald, C. (2016). Better together. *Nature* 531: S14–S15.

Gesellschaftliche Veränderungen

Mit 25 haben wir die meisten Freunde
Bhattacharya, K. et al. (2016). Sex differences in social focus across the life cycle in humans. *R Soc Open Sci* 3 (4): 160097.

Veränderungen im Laufe des Lebens: Einsamkeit, Geschlecht und Nationalität
Luhmann, M. und L. Hawkley (2016). Age differences in loneliness from late adolescence to oldest old age. *Dev Psychol* 52 (6), S. 943–959.

Allgemeine Gesundheit und Einsamkeit
Cohen-Mansfield, J. (2013). The old, old-old, and the oldest old: Continuation or distinct categories? An examination of the relationship between age and changes in health, function, and well-being. *Int J Aging Hum Dev* 77 (1), S. 37–57.

Von Angesicht zu Angesicht

Prosopagnosie
Lee, Y. et al. (2010). Three cases of developmental prosopagnosia from one family: Detailed neuropsychological and psychophysical investigation of face processing. *Cortex* 46 (8), S. 949–964.

Oliver Sacks und Gesichtsblindheit
Tsoulis-Reay, A. (2015). What it's like to be profoundly face-blind. *New York Magazine*, http://nymag.com/scienceofus/2015/07/what-its-like-to-beprofoundly-face-blind.html

Veränderungen der Konnektivität des fusiformen Gyrus
Thomas, C. et al. (2008). Reduction in white matter connectivity, revealed by diffusion tensor imaging, may account for age-related changes in face perception. *J Cogn Neurosci Biobehav Rev* 20, S. 268–284.

Erblichkeit von Prosopagnosie
Grueter, M. et al. (2007). Hereditary prosopagnosia: The first case series. *Cortex* 43 (6), S. 734–749.

Die Fähigkeit, bekannte Gesichter zu erkennen, lässt im Alter nach
Germine, L. T. et al. (2011). Where cognitive development and aging meet: Face learning ability peaks after age 30. *Cognition* 118, S. 201–210.

Älteren Menschen fällt es schwerer, Emotionen bei anderen zu erkennen
Ruffman, T. et al. (2008). A meta-analytic review of emotion recognition and aging: Implications for neuropsychological models of aging. *Neurosci Biobehav Rev* 32, S. 863–881.

Nachlassen der sozialen Interaktivität bei alternden Menschen und Affen
Almeling, L. et al. (2016). Motivational shifts in aging monkeys and the origins of social selectivity. *Curr Biol* 26 (13), S. 1744–1749.

Tanzen Sie die Nacht durch

Zitat von Mikhail Baryschnikow
http://www.brainyquote.com/quotes/quotes/m/mikhailbar131525.html

Tanzen verbessert die Kognition
Kattenstroth, J. C. et al. (2013). Six months of dance intervention enhances postural, sensorimotor and cognitive performance in elderly without affecting cardio-respiratory functions. *Front Aging Neurosci* 5, doi: 10.3389/fnagi.2013.00005.

Sturzprävention
Cameron, I. D. et al. (2012). Interventions for preventing falls in older people in care facilities and hospitals. *Cochrane Database Syst Rev* 12 (12): 10.1002/14651858.CD005465.pub3.

Sturzfolgen: Kosten für das Gesundheitssystem
Center for Disease Control. „Costs of falls among older adults", http://www.cdc.gov/homeand recreationalsafety/falls/fallcost.html
„The incidence and cost of falls injury among older people In New South Wales 2006/2007", http://www.health.nsw.gov.au/falls/Publications/incidencecost-of-falls.pdf

Menschliche Berührung

Körperkontakt ist für Menschen wichtig
Fields, T. (2010). Touch for socioemotional and physical well-being: A review. *Dev Rev* 30, S. 367–383.

Fünfzehn Minuten am Tag
Konnikova, M. (2015). The Power of Touch. *The New Yorker,* 4. März 2015.

Ihre Zufriedenheit

Definition von Zufriedenheit

Ed Diener über Glück und Zufriedenheit
Diener, E. (2000). Subjective well-being: The science of happiness and a proposal for a national index. *American Psychologist* 55, S. 34–43.

Martin Seligman über Optimismus und Wohlbefinden
Seligman, Martin (2015) [2011]. *Wie wir aufblühen: Die fünf Säulen des persönlichen Wohlbefindens.* München: Goldmann.

Mit fortschreitendem Alter geht es (meistens) aufwärts

Ältere Menschen sind tatsächlich zufriedener
Sutin, A.R. et al. (2013). The effect of birth cohort on well-being: The legacy of economic hard times. *Psychol Sci* 24 (3), S. 379–385.

Stabile Ehen
Walker, C. (1977). Some variations in marital satisfaction. In: *Equalities and Inequalities in Family Life,* hrsg. v. R.C.J. Peel. London: Academic Press, S. 127–139.
Schacter, D.L., D.T. Gilbert und D.M. Wegner (2013). *Introducing Psychology.* New York: Worth Publishers, S. 340.

Emotionale Stabilität im Alter
Roberts, B.W. und D. Mroczek (2008). Personality trait change in adulthood. *Curr Dir Psychol Sci* 17 (1), S. 31–35.
„Happiness increases with age, across generations", https://www.psychologicalscience.org/news/releases/happier-withage.html

Studie mit 1546 Probanden
Thomas, M.L. et al. (2016). Paradoxical trend for improvement in mental health with aging: A community-based study of 1.546 adults aged 21-100 years. *J Clin Psychiatry* 77 (8): e1019-e25.

Der Aufwärtstrend hält nicht endlos an
Sutin, A.R. et al. (2013). The trajectory of depressive symptoms across the adult life span. *JAMA Psychiatry* 70 (8), S. 803–811.

Was Satchmo dazu meint

Zitat von Louis Armstrong
„Smashed hits: How political is ‚What a Wonderful World'?" *BBC News Magazine,* http://www.bbc.com/news/magazine-16118157 (2011).

Positivitätseffekt: Definition
Mather, M. (2016). The affective neuroscience of aging. *Annu Rev Psychol* 67, S. 213–238.

Auswirkungen auf Gedächtnis und Aufmerksamkeit
Mather, M. und L.L. Carstensen (2005). Aging and motivated cognition: The positivity effect in attention and memory. *Trends Cogn Sci* 9 (10), S. 496–502.

Der Positivitätseffekt beeinflusst verschiedene Gedächtnissysteme und die Aufmerksamkeit
Reed, A.E. und L.L. Carstensen (2012). The theory behind the age-related positivity effect. *Frontiers in Psychology* 3, S. 339–353.

Eine Lektion aus London

Ebenezer Scrooge
Dickens, Charles (2017) [1843]. *Eine Weihnachtsgeschichte*. Renningen: Garant Verlag.

Sozioemotionale Selektivitätstheorie
Carstensen, L.L. et al. (1999). Taking time seriously: A theory of socioemotional selectivity. *Am Psych* 54 (3), S. 165–181.

FADE-Veränderungen
Jacques, P.L. et al. (2009). Functional neuroimaging studies of aging and emotion: Fronto-amygdalar differences during emotional perception and episodic memory. *J Int Neuropsychol Soc* 15 (6), S. 819–825.

Der Opa auf der Achterbahn

12 000 Achterbahnfahrten
Associated Press (2015). 73-year-old man rides roller coaster for 12,000th time. *New York Post*, http://nypost.com/2015/06/27/73-year-old-manrides-roller-coaster-for-12000th-time/

Risikobereitschaft und der Gewissheitseffekt
Mather, M. et al. (2012). Risk preferences and aging: The „certainty effect" in older adults' decision making. *Psychol Aging* 27 (4), S. 801–816.

Risikobereitschaft und veränderte Motivation
Zou, X. et al. (2014). In pursuit of progress: Promotion motivation and risk preference in the domain of gains. *J Personal & Soc Psych* 106, S. 183–201.

Ältere Menschen geben sich mit weniger zufrieden
Halvorson, H.G. (2013). How happiness changes with age. *The Atlantic*, http://www.theatlantic.com/health/archive/2013/05/how-happinesschanges-with-age/276274/

Da ist was faul

Die Geschichte des 75-Jährigen, der auf eine „Online-Liebe" hereinfiel
Joyce, P. „The sweetheart scam: Beware the wolf in sheep's clothing", https://www.agingcare.com/Articles/the-sweetheart-scam-169804.htm.

MetLife-Studie über Kosten
Weisbaum, H. „Expert warns about scams targeting seniors", http://www.today.com/money/ex
pert-warns-about-scams-targetingseniors-6C10486914.

Ältere Menschen sind leichtgläubiger – das hat mit der „Insula" im Gehirn zu tun
Castle, E. et al. (2012). Neural and behavioral bases of age differences in perceptions of trust.
PNAS 109 (51), S. 20848–20852.

Belohnungsvorhersage und die 20-Prozent-Zahl
Samanez-Larkin, G.R. (2014). Adult age differences in frontostriatal representation of prediction
error but not reward outcome. *Cogn Affect Behav Neurosci.* 14 (2), S. 672–682.

„Highway to Hell" und Risikobereitschaft
Samanez-Larkin, G.R. und B. Knutson (2015). Decision making in the aging brain: Changes in affective and motivation circuits. *Nat Rev Neurosc* 16 (5), S. 278–289.

Der dunkelste Grauton

Tod von Keith Emerson
Puenta, M. (2016). Coroner: Keith Emerson killed himself with a gun. *USA Today*, 14. März
2016.
„Why we need to talk about Keith Emerson's carpal tunnel syndrome", http://www.laweekly.com/
music/why-we-need-to-talk-about-keith-emersons-carpal-tunnel-syndrome-6723079

Definition von Depression bei älteren Menschen
Naprawa, A.Z. „Spotting Depression in Older Adults". *University of California, Berkeley,* http://
www.berkeleywellness.com/healthymind/mood/article/spotting-depression-older-adults

Erstes Zitat über Depression
U.S. Surgeon General (1999). Older Adults and Mental Health. In: *Mental Health: A Report of the
Surgeon General,* www.surgeongeneral.gov/library/mentalhealth/chapter5/sec1.html

Zweites Zitat über Depression
Zhao, K.X. et al. (2012). Age and risk for depression among the elderly: A meta-analysis of the
published literature. *CNS Spectr* 17 (3), S. 142–154.

Chronische Krankheiten und Depression
Huang, C.Q. et al. (2010). Chronic diseases and risk for depression in old age: A meta-analysis of
published literature. *Aging Res Rev.* 9 (2), S. 131–141.

Depression bei älteren Menschen mit körperlichen Erkrankungen
Leon, F.G. et al. (2003). Depression and comorbid medical illness: Therapeutic and diagnostic
challenges. *J Fam Pract* (2003): S19–S33.

Schätzungen bis 2020
Zhao, K.X. et al. (2012). Age and risk for depression among the elderly: A meta-analysis of the
published literature. *CNS Spectr* 17 (3), S. 142–154.

Dopamin-Schwund

Das dopaminerge System: Überblick
Bissonette, G.B. und M.R. Roesch (2016). Development and function of the midbrain dopamine system: What we know and what we need to know. *Genes Brain Behav* 15 (1), S. 62–73.
Nolte, J. (2010). *Essentials of the Human Brain*. Philadelphia, PA: Mosby, S. 273–275.

Dopamin und Suchtverhalten
Oliva, I. und M.J. Wanat (2016). Ventral tegmental area afferents and drug-dependent behaviors. *Front Psychiatry* 30: 10.3389/fpsyt.2016.00030.

Die Maus, die nicht fressen wollte

Mäuse mit Dopamin-Mangel verhungern
Szczypka, M.S. et al. (1999). Feeding behavior in dopamine-deficient mice. *PNAS* 96 (12), S. 12138–12143.

Verringerte Dopamin-Synthese im Alter
Ota, M. et al. (2006). Age-related decline of dopamine synthesis in the living human brain measured by positron emission tomography with L-[Beta-11c]Dopa. *Life Sci* 79 (9), S. 730–736.

Dopamin-Rezeptor-Verlust
Volkow, N.D. et al. (2000). Association between age-related decline in brain dopamine activity and impairment in frontal and cingulate metabolism. *Am J Psychiatry* 157 (1), S. 75–80.

Zellverlust
Costa, K.M. (2014). The effects of aging on *Substantia nigra* dopamine neurons. *J Neurosci* 34 (46), S. 15133–15134.

Dopamin-Defizit und Depression
Dailly, E. et al. (2004). Dopamine, depression and antidepressants. *Fund & Clin Pharm* 18 (6), S. 601–607.

Dopamin und Belohnungsvorhersage
Schultz, W. (2016). Dopamine reward prediction-error signaling: A two-component response. *Nat Rev Neurosc* 17 (3), S. 183–195.

Dopamin and psychologische Motivationen
Westbrook, A. and T.S. Braver (2016). Dopamine does double duty in motivating cognitive effort. *Neuron* 89, S. 695–710.

Dopamin und Risikobereitschaft
Norbury, A. et al. (2013). Dopamine modulates risk-taking as a function of baseline sensation-seeking trait. *J Neurosci* 33 (32), S. 12982–12986.

Dopamine und Aufmerksamkeit
Dang, L.C. (2012). Dopamine supports coupling of attention-related networks. *J Neurosci* 32 (28), S. 9582–9587.

Zeit des Erwachens

Sacks, Oliver (1991) [1973]. *Awakenings: Zeit des Erwachens*. Reinbek: Rowohlt.

Wiederherstellung der Belohnungsvorhersage
Rumana, C. et al. (2013). Dopamine restores reward prediction errors in old age. *Nat Neurosci* 16 (5), S. 648–653.

Nebenwirkungen von L-Dopa
Foster, H. D. und A. Hoffer (2004). The two faces of L-Dopa: Benefits and adverse side effects in the treatment of encephalitis lethargica, Parkinson's disease, multiple sclerosis and amyotrophic lateral sclerosis. *Med Hypotheses* 62 (2), S. 177–181.

Optimismusbias
Sharot, T. et al. (2012). How dopamine enhances an optimism bias in humans. *Curr Biol* 22 (16), S. 1477–1481.

Optimismuszitat
Scicurious (2013). Dopamine goggles make the glass half full. *Scientific American,* https://blogs.scientificamerican.com/scicurious-brain/dopaminegoggles-make-the-glass-half-full/

Menschen mit einer optimistischen Einstellung zum Altern leben 7,5 Jahre länger
Levy, B. R. et al. (2002). Longevity increased by positive self-perceptions of aging. *J Pers & Soc Psych* 83, S. 261–270.

Zitat von Oprah Winfrey
http://www.quotationspage.com/quote/31148.html

Oprah Winfreys Dankbarkeitstagebuch
http://www.oprah.com/spirit/Oprahs-Gratitude-Journal-Oprah-on-Gratitude

„Dankbarkeitsbesuch" und die „Drei guten Dinge": Forschungsergebnisse
Seligman, M. E. P. et al. (2005). Positive psychology in progress: Empirical validation of interventions. *Am Psych* 60, S. 410–421.

Zitat von Dirk Kummerle
Kummerle, D. A. (2013). Positive psychology and 21st century opportunities. *Massachusetts School for Professional Psychology,* https://dirkmspp.wordpress.com/2013/07/07/positive-psychology-and-21stcentury-opportunities/

Martin Seligmans Theorie des Wohlbefindens
Seligman, Martin (2015) [2011]. *Wie wir aufblühen: Die fünf Säulen des persönlichen Wohlbefindens.* München: Goldmann.

Ihr Stress

Senioren und Stress

Ältere Menschen sind weniger gestresst als jüngere
American Psychological Association (2016). „Stress in America", http://www.apa.org/news/press/releases/stress/2016/coping-withchange.pdf

Flucht vor dem Grizzlybären

Kampf oder Flucht
Schacter, D. L. et al. (2013). *Introducing Psychology*. New York: Worth Publishers.

Defekte Sensoren

Cortisol-Spiegel
Cushing's Support and Research Foundation. „Normal values of cortisol and ACTH", https://csrf.net/doctors-answers/diagnosis-qa/normal-valuesof-cortisol-and-acth/
Wilson, J. W. (2001). *Adrenal Fatigue: The 21st Century Stress Syndrome*. Petaluma, CA: Smart Publications, S. 83–97.

Stressreaktion: Umgekehrte U-Kurve
Sapolsky, R. M. (2015). Stress and the brain: Individual variability and the inverted U. *Nat Neurosci* 18 (10), S. 1344–1348.

Die Cortisol-Regulation verändert sich im Alter
Wrosch, C. et al. (2009). Cortisol secretion and functional disabilities in old age: Importance of using adaptive control strategies. *Psychosom Med* 71 (9), S. 996–1003.
Sapolsky, R. M. (2004). *Why Zebras Don't Get Ulcers*, 3. Aufl. New York: St. Martin's Griffin, S. 243–245.

Anhaltender Stress bringt den Cortisol-Stoffwechsel durcheinander
Sapolsky, R. M. (2004). *Why Zebras Don't Get Ulcers*, 3. Aufl. New York: St. Martin's Griffin, S. 249.

Ein dysfunktionaler Kaminofen

Anhaltender Stress hat Auswirkungen auf Hippocampus und Amygdala
Chattarji, S. et al. (2015). Neighborhood matters: divergent patterns of stress-induced plasticity across the brain. *Nat Neurosci* 18 (10), S. 1364–1375.
Randall, M. (2011). The physiology of stress: Cortisol and the hypothalamic-pituitary-adrenal axis, http://dujs.dartmouth.edu/2011/02/the-physiologyof-stress-cortisol-and-the-hypothalamic-pituitary-adrenalaxis/

Anhaltender Stress schädigt den präfrontalen Cortex
Arnsten, A. F. T. (2015). Stress weakens prefrontal networks: Molecular insults to higher cognition. *Nat Neurosci* 18 (10), S. 1376–1385.

Reaktion der Amygdala auf stressauslösende Reize
Mather, M. et al. (2004). Amygdala responses to emotionally valenced stimuli in older and younger adults. *Psych Sci* 15 (4), S. 259–263.

Zwölf Jahre jünger
Schafer, M.H. und T.P. Shippee (2010). Age identity, gender, and perceptions of decline: Does feeling older lead to pessimistic dispositions about cognitive aging? *J Gerontol B Psychol Sci Soc Sci* 65 (1), S. 91–96.

Neurogenese im Hippocampus
Barolow, C. und S.D. Targum (2007). Hippocampal neurogenesis: Can it be a marker for a new antidepressant? *Psychiatry (Edgmont)* 4 (5), S. 18–20.

Neurogenese im Hippocampus und menschliches Gedächtnis
Siebzehnrubl, F.A. und I. Blumcke (2008). Neurogenesis in the human hippocampus and its relevance to temporal lobe epilepsies. *Epilepsia* Suppl. 5, S. 55–65.

Frauen ticken anders

Schweiß, Versuchstiere und geschlechtsbasierte Unterschiede bei der Stressreaktion
Sorge, R.E. et al. (2014). Olfactory exposure to males causes stress and related analgesia in rodents. *Nature Methods* 11, S. 629–632.

Der Hippocampus schrumpft im Alter - vor allem bei Männern
Bouix, S. et al. (2005). Hippocampal shape analysis using medial surfaces. *Neuroimage* 25, S. 1077–1089.
Pruessner, J.C. et al. (2001). Age and gender predict volume decline in the anterior and posterior hippocampus in early adulthood. *J Neurosci* 21, S. 194-200.

Hormone machen den Unterschied
Ebner, N.C. et al. (2015). Hormones as „difference makers" in cognitive and socioemotional aging processes. *Front Psychol* http://dx.doi.org/10.3389/fpsyg.2014.01595

Ältere Frauen sind anfälliger für die negativen Auswirkungen von Cortisol
Burke, H.M. et al. (2005). Depression and cortisol responses to psychological stress: A meta-analysis. *Psychoneuroendocrinology* 30, S. 846–856.
Comijs, H.C. et al. (2010). The association between serum cortisol and cognitive decline in older persons. *Am J Geriatr Psychiatry* 18, S. 42–50.

Dieser Effekt ist bei Frauen dreimal so groß wie bei Männern
Ebner, N.C. et al. (2015). Hormones as „difference makers" in cognitive and socioemotional aging processes. *Front Psychol*, http://dx.doi.org/10.3389/fpsyg.2014.01595

Prävalenzraten der Alzheimer-Demenz
Alzheimer's Association (2015). Alzheimer's disease facts and figures. *Alzheimer's and Dementia* 11 (3), S. 332ff.

Mögliche Gründe für die höhere Prävalenz bei Frauen: Östrogen und Genetik
Kang, J. H. und F. Grodstein (2012). Postmenopausal hormone therapy, timing of initiation, apoe and cognitive decline. *Neurobiol Aging* 33 (7), S. 1129–1137.

Achten Sie auf Achtsamkeit

Jon Kabat-Zinn
Simon, R. und M. S. Wylie (2014). The mind-body magic of Jon Kabat-Zinn: One man's quest to bring therapeutic mindfulness to medicine. *Psychtherapy Networks,* https://www.psychothera pynetworker.org/blog/details/433/themind-body-magic-of-jon-kabat-zinn

Time Magazine
Pickert, K. (2014). The mindful revolution. *Time,* 3. Februar 2014.

Achtsamkeitstraining nach Jon Kabat-Zinn
Kabat-Zinn, J. (2014) [1994]. *Im Alltag Ruhe finden: Meditationen für ein gelassenes Leben.* München: Knaur MensSana.

Die Kernkomponenten von Achtsamkeit
Quaglia, J. T. et al. (2014). From conceptualization to operationalization of mindfulness. In: *Handbook of Mindfulness: Theory, Research, and Practice,* hrsg. v. K. W. Brown et al. New York: Guilford Press.

Achtwöchiges Achtsamkeitstraining
Teasdale, J. M. et al. (2014). *The Mindful Way Workbook.* New York: Guilford Press.

Die beruhigende Wirkung von Achtsamkeit
Prakesh, R. S. et al. (2015). The role of emotion regulation and cognitive control in the association between mindfulness disposition and stress. *Psychol Aging* 30 (1), S. 160–171.

Achtsamkeit, Schlaf und Cortisol
Brand, S. et al. (2012). Influence of mindfulness practice on cortisol and sleep in long-term and short-term meditators. *Neuropsychobiology* 65 (3), S. 109–118.

Achtsamkeit und psychische Gesundheit
Kumar, S. et al. (2014). Impact of mindfulness-based stress reduction (MBSR) on depression among elderly residing in residential homes. *Nurs J India* 105 (6), S. 248–251.
Vøllestad, J. et al. (2012). Mindfulness- and acceptance-based interventions for anxiety disorders: A systematic review and meta-analysis. *Br J Clin Psychol* 51 (3), S. 239–260.

Wer Achtsamkeit praktiziert, fühlt sich weniger einsam
Creswell, J. D. et al. (2012). Mindfulness-based stress reduction training reduces loneliness and pro-inflammatory gene expression in older adults: A small randomized controlled trial. *Brain Behav Immun* 26 (7), S. 1095–1101.

Auswirkungen von Achtsamkeit auf das Immunsystem
Davidson, R. J. et al. (2003). Alterations in brain and immune function produced by mindfulness meditation. *Psychosom Med* 65 (4), S. 564–570.

Achtsamkeit und kardiovaskuläre Gesundheit
Loucks, E. B. et al. (2014). Positive associations of dispositional mindfulness with cardiovascular health: The New England Family Study. *Int J Behav Med,* doi 10.1007/s12529-014-9448-9

Achtsamkeit und Aufmerksamkeitsfähigkeiten
Geiger, P. J. et al. (2016). Mindfulness-based interventions for older adults: A review of the effects on physical and emotional well-being. *Mindfulness* 7 (2), S. 296–307.

Aufmerksamkeitsblinzeln und Achtsamkeit
Van Leeuwen, S. et al. (2009). Age effects on attentional blink performance in meditation. *Conscious Cogn* 18 (3), S. 593–599.

Achtsamkeit und visuell-räumliche Verarbeitung, Arbeitsgedächtnis und Exekutivfunktionen
Zeidan, F. et al. (2010). Mindfulness meditation improves cognition: Evidence of brief mental training. *Conscious Cogn* 19 (2), S. 597–605.

Effekte von Achtsamkeitstraining auf Wortflüssigkeit und kognitive Flexibilität
Marciniak, R. et al. (2014). Effect of meditation on cognitive functions in context of aging and neurodegenerative diseases. *Front Behav Neurosci* 8, S. 17.

Ganzfeldpresse

Zitate von Phil Jackson
Jackson, P. und H. Delehanty (1995). *Sacred Hoops: Spiritual Lessons of a Hardwood Warrior.* New York: Hyperion Books.

Phil Jacksons 60-Millionen-Dollar-Vertrag
Shelboure, R. und C. Broussard (2014). Phil Jackson signs with Knicks. *ESPN,* 17. März 2014, http://www.espn.com/newyork/nba/story/_/id/10607795/phil-jackson-deal-new-york-knicks-finalized

Neuronale Mechanismen hinter dem Achtsamkeitstraining
Grecucci, A. et al. (2015). Mindful emotion regulation: Exploring the neurocognitive mechanisms behind mindfulness. *Biomed Res Int,* doi: 10.1155/2015/670724.

Cortisol-Spiegel, gemischte Forschungsergebnisse
Tang, Y. et al. (2015). The neuroscience of mindfulness meditation. *Nat Rev Neurosci* 16 (14), S. 213–225.

Studie über die Aktivierung der Amygdala
Taylor, V. A. et al. (2011). Impact of mindfulness on the neural responses to emotional pictures in experienced and beginner meditators. *Neuroimage* 57 (4), S. 1524–1533.

Die Aufmerksamkeit im Fokus

Die Rolle des ACC bei der Achtsamkeitspraxis
Tang, Y. et al. (2009). Central and autonomic nervous system interaction is altered by short-term meditation. *Proc Natl Acad Sci USA* 106 (22), S. 8865–8870.

Von Mäusen und Menschen

Blumen für Algernon
Keyes, Daniel (1970) [1966]. *Blumen für Algernon*. Stuttgart: Klett-Cotta.

Ihr Gedächtnis

George Burns

http://www.imdb.com/name/nm0122675/bio?ref_=nm_ov_bio_sm.
Wikipedia. „George Burns", https://en.wikipedia.org/wiki/George_Burns
Wikiquote. „George Burns", https://en.wikiquote.org/wiki/Talk:George_Burns

Viele verschiedene Gedächtnissysteme

Gedächtnisarten
Squire, L. und E. Kandel (1999). *Memory: From Mind to Molecules*. New York: Scientific American Library, S. 72–76.

Deklaratives Gedächtnis
Gardner, E.P. und J.H. Martin (2000). Learning and memory. In: *Principles of Neural Science*, 5. Aufl., hrsg. v. E.R. Kandel et al. New York: McGraw Hill, S. 1446–1447.

Altersweisheit

Das prozedurale Gedächtnis bleibt weitgehend stabil
Smith, C.D. et al. (2005). Memories that last in old age: Motor skill learning and memory preservation. *Neurobiol Aging* 26 (6), S. 883–890.

Erfahrungsschatz im Alter (einschließlich Zitat über Weisheit)
Lindenberger, U. (2014). The aging brain: Human cognitive aging: „Corriger la fortune"? *Science* 346, 572–578.

Nun zu den schlechten Nachrichten

Alan Baddeleys ursprüngliche Definition des Arbeitsgedächtnisses
Baddeley, A.D. und G.J. Hitch (1974). Working memory. In: *Attention and Performance*, hrsg. v. S. Dornic. Hillsdale, NJ: Lawrence Erlbaum, 1974.

Baddeley, A. (2012). Working memory: Theories, models and controversies. *Annu Rev Psychol* 63, S. 1–29.

Das Arbeitsgedächtnis lässt im Alter nach
Buckner, R. L. (2004). Memory and executive function in aging and ad: Multiple factors that cause decline and reserve factors that compensate. *Neuron* 44 (1), S. 195–208.
Park, D. C. et al. (1996). Mediators of long-term memory performance across the life span. *Psychol Aging* 11 (4), S. 621–637.

Arbeitsgedächtnis: Fähigkeiten und Defizite sind erblich
Blokland, G. A. M. et al. (2011). Heritability of working memory brain activation. *J Neurosci* 31 (30), S. 10882–10890.

Exekutivfunktionen sind erblich
Friedman, N. P. et al. (2008). Individual differences in executive functions are almost entirely genetic in origin. *J Exp Psychol Gen* 137 (2), S. 201–225.

Angezählt

Muhammad Ali in „This is Your Life"
https://www.youtube.com/watch?v=ZWZOBX1vE7A

Episodisches Gedächtnis: Definition
Brickman, A. M. und Y. Stern (2009). Aging and memory in humans. *Encycl Neurosci* 1, S. 175–180.

Frau mit außergewöhnlichem episodisch-autobiografischem Gedächtnis
Parker, E. S. et al. (2006). A case of unusual autobiographical remembering. *Neurocase* 12, S. 35–49.

Episodische Gedächtnisleistung sinkt um 33 Prozent
Kinugawa, K. et al. (2013). Aging-related episodic memory decline: Are emotions the key? *Front Behav Neurosci* 7 (2): 10.3389/fnbeh.2013.00002.

Quellengedächtnis
Schacter, D. L. et al. (1991). The relation between source memory and aging. *Psychol Aging* 6 (4), S. 559–568.

„Default Mode Network" (DMN): Definition
Buckner, R. L. et al. (2008). The brain's default network anatomy, function, and relevance to disease. *Ann NY Acad Sci* 1124, S. 1–38.

Episodisches Gedächtnis und DMN
Jeong, W. et al. (2015). Episodic memory in aspects of large-scale brain network. *Front Hum Neurosci* 9: 10.3389/fnhum.2015.00454.

Altersbedingte strukturelle Veränderungen von episodischem Gedächtnis und DMN
Kinugawa, K. Et al. (2013). Aging-related episodic memory decline: Are emotions the key? *Front Behav Neurosci* 7: 10.3389/fnbeh.2013.00002.

Es liegt mir auf der Zunge

Das Zungenspitzen-Phänomen
Brickman, A. M. und Y. Stern (2009). Aging and memory in humans. *Encycl Neurosci* 1, S. 175–180.
Shafto A. und L. K. Tyler (2014). Language in the aging brain: The network dynamics of cognitive decline and preservation. *Science* 346, S. 583–586.
Shafto, A. et al. (2010). Word retrieval failures in old age: The relationship between structure and function. *J Cogn Neurosci* 22 (7), S. 1530–1540.

Sprachverständnis und allgemeine Sprachproduktion bleiben bis ins hohe Alter erhalten
Shafto, A. und L. K. Tyler (2014). Language in the aging brain: The network dynamics of cognitive decline and preservation. *Science* 346, S. 583–586.

Wann ist die Gedächtnisleistung am größten, und wann lässt sie nach?
Fettes, K. A. (2015). When exactly does your memory start declining? *Womens' Health,* 27. März 2015.
Hartshorne, J. K. und L. T. Germine (2015). When does cognitive functioning peak? The asynchronous rise and fall of different cognitive abilities across the life span. *Psychol Sci* 26 (4), S. 433–443.

Auf Biegen und Brechen

Raumschiff-Enterprise-Episode
http://www.startrek.com/database_article/arena

Wie die syntaktische Verarbeitung funktioniert
Poeppel, D. (2014). The neuroanatomic and neurophysiological infrastructure for speech and language. *Curr Opin Neurobiol* 28, S. 142–149.

Lexikalische Repräsentationen
Buckner, R. L. (2004). Memory and executive function in aging and ad: Multiple factors that cause decline and reserve factors that compensate. *Neuron* 44 (1), S. 195–208.

Pierre-Paul Broca
Sabbatini, R. M. E. (2000). *A Brief Biography of Paul Pierre Broca: Mind, Brain, and Adaptation,* www.serendip.brynmawr.edu

Das Gehirn improvisiert

a) Die rechte Hemisphäre wird „rekrutiert"
Tyler, L. K. et al. (2010). Preserving syntactic processing across the adult life span: The modulation of the frontotemporal language system in the context of age-related atrophy. *Cereb Cortex* 20 (2), S. 352–364.

b) Der präfrontale Cortex wird „rekrutiert"
Davis, S. W. et al. (2014). Age-related sensitivity to task-related modulation of language-processing networks. *Neuropsychologia* 63, S. 107–115.

c) Es kommt zu Veränderungen der Konnektivität
Meunier, D. et al. (2014). Age-related functional reorganization, structural changes, and preserved cognition. *Neurobiol Aging* 35 (1), S. 42–54.

Die Wirkmacht des Neuen

Werbespot mit Mikey
„The 50 Greatest TV Commercials of All Time". *TV Guide,* News Corporation, 3. Juli 1999, https://www.youtube.com/watch?v=vYEXzx-TINc

Lebenslanges Lernen ist gut für die Kognition
Strauch, B. (2009). How to train the aging brain. *New York Times*, 29. Dezember 2009.

Offensives Lernen kurbelt das episodische Gedächtnis an
Park, D. C. et al. (2014). The impact of sustained engagement on cognitive function in older adults: The synapse project. *Psychol Sci* 25 (1), S. 103–112.

Anderen etwas beibringen: Der kognitive Nutzen
Fiorella, L. und R. Mayer (2013). The relative benefits of learning by teaching and teaching expectancy. *Cont Educ Psych* 38 (4), S. 281–288.

Gepriesen seien die Heiligen

Pabst Johannes-Paul II.
https://en.wikipedia.org/wiki/Abbà_Pater
http://www.npr.org/sections/deceptivecadence/2013/02/27/172718489/benedict-and-beethoven-the-outgoing-popes-musical-life
http://catholicexchange.com/the-many-languages-of-pope-john-paul-ii
https://www.skiinghistory.org/lives/john-paul-ii

Die positiven Effekte von Zweisprachigkeit und Fremdsprachenerwerb
Bak, T. H. et al. (2014). Does bilingualism influence cognitive aging? *Ann Neurol* 75 (6), S. 959–963.
Antoniou, M. et al. (2013). Foreign language training as cognitive therapy for age-related cognitive decline: A hypothesis for future research. *Neurosci Biobehav Rev* 37 (10), S. 2689–2698.

Die positiven Effekte des Musizierens
Seinfeld, S. et al. (2013). Effects of music learning and piano practice on cognitive function, mood and quality of life in older adults. *Front Psychol* 4 (2013): 10.3389/fpsyg.2013.00810.

Lesen und Langlebigkeit
Bavishi, A. et al. (2016). A chapter a day: Association of book reading with longevity. *Soc Sci Med* 164, S. 44–48.

Eine private Reserve

John Hetlinger
Worthington, D. (2016). 82-year-old Broomfield resident who fixed the Hubble telescope sings Metal on „America's Got Talent". *Denver Post*, 8. Juni 2016.

Kognitive Reserve: Definition
Antoniou, M. et. al. (2013). Foreign language Training as cognitive therapy for age-related cognitive decline: A hypothesis for future research. *Neurosci Biobehav Rev* 37 (10), S. 2689–2698.
Hall, C.B. et al. (2009). Cognitive activities delay onset of memory decline in persons who develop dementia. *Neurology* 73 (5), S. 356–361.

Zitat zur kognitiven Reserve
Antoniou, M. et. al. (2013). Foreign language training as cognitive therapy for age-related cognitive decline: A hypothesis for future research. *Neurosci Biobehav Rev* 37 (10), S. 2689–2698.

Man kann in jedem Alter anfangen, etwas Neues zu lernen
Tucker, A.M. und Y. Stern (2011). Cognitive reserve in aging. *Curr Alzheimer Res* 84 (4), S. 354.

Ihr Reaktionsvermögen

I Love Lucy

https://www.youtube.com/watch?v=4AZK2-Tfc84
„TV's Top 100 Episodes of All Time". *TV Guide,* 15. Juni 2009, S. 34–49.

Lebhafte Cocktailpartys

Informationen werden langsamer verarbeitet
Eckert, M.A. (2011). Slowing down: Age-related neurobiological predictors of processing speed. *Front Neurosci* 5, S. 24–38.
Wahl, H.W. et al. (2010). Is the emergence of functional ability decline in early old age related to change in speed of cognitive processing and also to change in personality? *J Aging Health* 22 (6), S. 691–712.

Warum die Verarbeitungsgeschwindigkeit im Alter sinkt
Kerchner, G.A. et al. (2012). Cognitive processing speed in older adults: Relationship with white matter integrity. *PLoS One* 7 (11): e50425.
Kerchner, G.A. (2014). What causes the brain to have slow processing speed, and how can the rate be improved? *Scientific Amer Mind* 26 (2), S. 70.
Cerella, J. und S. Hale. The rise and fall in information-processing rates over the life span. *Acta Psychol* 86 (2–3), S. 109–197.

10 Millisekunden vs. 100 Millisekunden
Braverman, E. (2012). You're getting dumber as you age: Here's how to slow the decline. *Atlantic Monthly,* 3. Februar 2012.

Braverman, E. (2012). *Younger Brain, Sharper Mind: A 6-Step Plan for Preserving and Improving Memory and Attention at Any Age from America's Brain Doctor*. New York, New York: Rodale Books.

75 Prozent schneller
Howieson, D. B. (2015). Cognitive skills and the aging brain: What to expect. *Cerebrum*, Dezember 2015.

Der größte Prädiktor für zukünftigen kognitiven Abbau
Salthouse, T. A. und E. Ferrer-Caja (2003). What needs to be explained to account for age-related effects on multiple cognitive variables? *Psychol Aging* 18 (1), S. 91–110.

Veranlagung, Umwelt und Geschwindigkeit

Stirnlappen, Kleinhirn und weiße Substanz
Kerchner, G. A. et al. (2012). Cognitive processing speed in older adults: Relationship with white matter integrity. *PLoS One* 7 (11): e50425.

Erosion der Oligodendrozyten
Eckert, M. A. (2011). Slowing down: Age-related neurobiological predictors of processing speed. *Front Neurosci* 5, S. 24–38.

Kleinhirn und Verlangsamung
Eckert, M. A. et al. (2010). Age-related changes in processing speed: Unique contributions of cerebellar and prefrontal cortex. *Front Hum Neurosci* 8 (4): 10.3389/neuro.09.010.2010.

Geistiger Schluckauf

Die Fähigkeit, Ablenkungen zu ignorieren, lässt im Alter nach
Landhuis, E. (2015). The distractible aging mind. *Scientific Amer Mind* 26 (2), S. 12.
Todorov, I. et al. (2014). Age-related differences in multiple task monitoring. *PloS One*, doi. org/10.1371/journal.pone.0107619.

Ereignisgrenze („Türschwelleneffekt")
Radvansky, G. A. et al. (2011). Walking through doorways causes forgetting: Further explorations. *Q J Exp Psychol* 64 (8) S. 1632–1645.

Zitat von Radvansky („Türschwelleneffekt")
Pratt, K. „Why you forget what you were doing when you walk into a room", http://brainpages. org/why-you-forget-what-you-were-doing-whenyou-walk-into-a-room/

Forschungen zur geteilten Aufmerksamkeit
Glisky, E. L. (2007). Changes in cognitive function in human aging. In: *Brain Aging: Models, Methods and Mechanisms*, hrsg. v. D. R. Riddle. Boca Raton (FL): CRC Press/Taylor & Francis.
McDowd, J. M. und F. L. Craik (1988). Effects of aging and task difficulty on divided attention performance. *J Exp Psychol Hum Percept Perform* 14 (2), S. 267–280.

Autofahren und die Fähigkeit, zwischen verschiedenen Aufgaben hin und her zu wechseln
Howieson, D. B. (2015). Cognitive skills and the aging brain: What to expect. *Cerebrum*, Dezember 2015.

Autofahren und Verarbeitungsgeschwindigkeit
Edwards, J. D. et al. (2010). Ten years down the road: Predictors of driving cessation. *Gerontologist* 50 (3), S. 393–399.

Empfehlungen vom National Institute on Aging
National Institute on Aging. „Health and aging: Older drivers", https://www.nia.nih.gov/health/publication/older-drivers

Keine besonders fluide Intelligenz

Wilhelm Wundt
faqs.org, http://www.faqs.org/health/bios/86/Wilhelm-Wundt.html

Entscheidungsfindung, Arousal, Annäherung und Vermeiden
Watson, D. et al. (1999). The two general activation systems of affect: Structural findings, evolutionary considerations, and psychobiological evidence. *Journal of Personality and Social Psychology* 76 (5), S. 820–838.

Definition von fluider Intelligenz (Zitat)
Samanez-Larkin, G. R. und B. Knutson (2015). Decision making in the aging brain: Changes in affective and motivational circuits. *Nat Rev Neurosci* 16 (5), S. 278–289.

Arbeitsgedächtnis und fluide Intelligenz
Makin, S. (2016). Memory games. *Nature* 531: S10–S11.

Altersbedingte Verluste von fluider Intelligenz
Kaufman, A. S. und J. L. Horn (1996). Age changes on tests of fluid and crystallized ability for women and men on the Kaufman Adolescent and Adult Intelligence Test (KAIT) at ages 17 to 94 years. *Arch Clin Neuropsychol* 11 (2), S. 97–121.

„Affect-Integration-Motivation"-System (AIM)
Samanez-Larkin, G. R. und B. Knutson (2015). Decision making in the aging brain: Changes in affective and motivational circuits. *Nat Rev Neurosci* 16 (5), S. 278–289.

Altersbedingte neuronale Veränderungen der fluiden Intelligenz und die Auswirkungen auf das AIM
Kievet, R. A. et al. (2014). Distinct aspects of frontal lobe structure mediate age-related differences in fluid intelligence and multitasking. *Nat Commun*, 18. Dezember 2014.

Entscheidungsfindung
Samanez-Larkin, G. R. und B. Knutson (2015). Decision making in the aging brain: Changes in affective and motivational circuits. *Nat Rev Neurosci* 16 (5), S. 278–289.

Positives und negatives subjektives Arousal
Knutson, B. et al. (2014). Inferring affect from fMRI data. *Trends Cogn Sci.* 18 (8), S. 422–428.

Die Rolle der fluiden Intelligenz beim Lernen neuer Inhalte
Rui, M. et al. (2011). Age differences in risky choice: A meta-analysis. *Ann NY Acad Sci* 1235, S. 18–29.

Szene aus „Unheimliche Begegnung der dritten Art"
https://www.youtube.com/watch?v=KW10xCub3Kg.

Spiele fürs Gehirn

FTC, Lumosity und Gehirntrainingsprogramme
Federal Trade Commission (2016). Lumosity to pay $2 million to settle FTC deceptive advertising charges for its „Brain Training" program. 5. Januar 2016,
https://www.ftc.gov/news-events/press-releases/2016/01/lumosity-pay-2-million-settle-ftc-deceptive-advertising-charges
Federal Trade Commission (2015). Makers of „Jungle Rangers" computer Game for kids settle FTC charges that they deceived consumers with baseless „Brain Training" claims,
https://www.ftc.gov/news-events/pressreleases/2015/01/makers-jungle-rangers-computer-game-kids-settle-ftccharges
Hensel, A. „Can you really boost your brain with games? The FTC isn't so sure", https://www.inc.com/anna-hensel/after-ftc-crackdownbrain-training-companies-rethink-their-marketing-stra tegies.html

Skeptische Wissenschaftler unterzeichnen Petition
Stanford Center on Longevity (2014). A consensus on the brain training industry from the scientific community. 20. Oktober 2014, http://longevity3.stanford.edu/blog/2014/10/15/the-con sensus-on-thebrain-training-industry-from-the-scientific-community/

Wissenschaftler sind geteilter Meinung über die Wirksamkeit von Gehirntraining
Koenig, R. (2014). Do ‚brain training' games work? It depends on which scientists you ask. *The Chronicle of Higher Education,* 17. Dezember 2014.

Positive Beurteilung von Gehirntraining (Zitat)
Hurley, D. (2016). The for-real science of brain training. *Scientific Amer Mind* 27, S. 65–68.

Geschwindigkeitsteufel

Entfernte und nahe Transfereffekte
Makin, S. (2016). Memory games. *Nature* 531: S10–S11.

Demenz und Videospiele
American Psychological Association (2016). „Brain training reduces dementia risk across 10 years", http://www.apa.org/news/press/releases/2016/08/brain-trainingdementia.aspx

Rebok, G.W. et al. (2014). Ten-year effects of the advanced cognitive training for independent and vital elderly cognitive training trial on cognition and everyday functioning in older adults. *J Amer Geriatrics Soc* 62, S. 16–24.

Mayo-Studie mit auditiven Reizen
Smith, G.E. et al. (2009). A cognitive training program based on principles of brain plasticity: results from the improvement in memory with plasticity-based adaptive cognitive training (impact) study. *J Am Geriatr Soc* 57 (4), S. 594–603.

Beeper Seeker *und Ablenkbarkeit*
Mishra, J. et al. (2014). Adaptive training diminishes distractibility in aging across species. *Neuron* 84 (5), S. 1091–1103.

Von Arcade-Spielen zum präfrontalen Cortex

NeuroRacer: *Ergebnisse und Zitat*
Anguera, J.A. et al. (2013). Video game training enhances cognitive control in older adults. *Nature* 501, S. 97–101.

Zitat von Gazzaley und Skepsis gegenüber Gehirntraining
Hambrick, D.Z. (2014). Brain training doesn't make you smarter. *Scientific Amer Mind,* https://www.scientificamerican.com/article/brain-trainingdoesn-t-make-you-smarter/

Ihre geistige Verfassung: Alzheimer

Auguste Deter: Die erste Alzheimer-Patientin

Maurer, K. et al. (1997). Auguste D. and Alzheimer's Disease. *Lancet* 349, S. 1546–1549.
Menigoz, A. (1996). Pathologies of the CNS: The sadly famous case of Alzheimer Disease, https://www.coursehero.com/file/19960028/Alzheimers-lecture-DrMenigoz.pdf/
Alzheimer Forschung Initiative e.V. „Ich habe mich sozusagen verloren": Die Geschichte der Alzheimer-Krankheit, https://www.alzheimer-forschung.de/alzheimer/wasistalzheimer/geschichte-alzheimer-krankheit/
Schuchart, S. (2017). Berühmte Entdecker von Krankheiten: Alois Alzheimer hat nicht geirrt. *Deutsches Ärzteblatt* 114, S. 29–30.

Leichte kognitive Störung (MCI)

Symptome
Mayo Clinic. „Mild cognitive impairment: Symptoms and causes", http://www.mayoclinic.org/diseases-conditions/mild-cognitiveimpairment/symptoms-causes/dxc-20206111.

282   Literaturverzeichnis

Ursachen und klinische Beurteilung von MCI

Langa, K. M. und D. A. Levine (2014). The diagnosis and management of mild cognitive impairment: A clinical review. *JAMA* 312 (23), S. 2551–2561.

Alzheimer's Association. „Mild Cognitive Impairment", http://www.alz.org/dementia/mild-cognitive-impairment-mci.asp

Robin Williams

Symptome und Tod von Robin Williams

Allen, N. (2015). Robin Williams' widow says he „only had three years left" after Parkinson's diagnosis. *The Telegraph*, 3. November 2015.

Lewy-Körper-Demenz

Zupancic, M. et al. (2011). Dementia with Lewy bodies: Diagnosis and management for primary care providers. *Prim Care Companion CNS Disord* 13 (5): PCC.11r01190.

Parkinson-Krankheit

Beitz, J. M. (2014). Parkinson's disease: A review. *Front Biosci* 6, S. 65–74.

Frontotemporale Demenz

Warren, J. D. (2013). Frontotemporal dementia. *BMJ* 347: PMC373533.

Die Alzheimer-Erkrankung: Ein Überblick

Bestätigung von Alois Alzheimers Befunden

Muller, U. et al. (2013). A presenilin-1-mutation in the first case of Alzheimer's disease. *Lancet* 12 (2), S. 129–130.

Kosten (Fakten und Zahlen)

Dolgin, E. (2016). How to defeat dementia. *Nature* 539, S. 156–158.

Alzheimer's Association (2016). Alzheimer's disease facts and figures. http://www.alz.org/ri/documents/facts2016_report(3).pdf.

Freter, H. J. (2014). Die Zahl der Demenzkranken steigt jährlich um 40 000. *Deutsche Deutsche Alzheimer Gesellschaft e. V.,* https://www.deutsche-alzheimer.de/ueber-uns/presse/artikelansicht/artikel/die-zahl-der-demenzkranken-steigt-jaehrlich-um-40000.html

Malakoff, D. und J. Mervis (2016). Science lessons for the next president: Brain health should be top of mind. *Science,* doi:10.1126/science.aal0283.

Forscher streiten darüber, was Alzheimer eigentlich ist

Morris, G. P. et al. (2014). Inconsistencies and controversies surrounding the amyloid hypothesis of Alzheimer's disease. *Acta Neuropathol Commun* 2, S. 135–156.

Es gibt keinen speziellen Alzheimer-Test

University of Iowa Hospitals Healthcare and Clinics, https://www.uihealthcare.org/ADAM/Neurology%20Center/33/000005.htm.

Alzheimer's Association. „Diagnosis of Alzheimer's Disease and Dementia", http://www.alz.org/alzheimers_disease_diagnosis.asp

Die Alzheimer-Erkrankung: Warnzeichen

Checkliste der amerikanischen Alzheimer's Association (zehn Warnzeichen)
Alzheimer's Association. http://www.alz.org/10-signs-symptomsalzheimers-dementia.asp
Alzheimerorganisation Deutschland. https://www.alz.org/de/10-symptome-alzheimer-demenz.asp
Alzheimer.de. http://www.alzheimer.de/alzheimer/diagnose/frueherkennung/warn.html

Die Liste mit den zehn Warnzeichen: Eine wissenschaftliche Evaluation
Raina, S. K. und V. Chander (2016). To evaluate the utility of 10 warning signs questionnaire in assessment of cognitive function among elderly people. *J Neurosci Rural Practv* 7: PMC4750323.
Leifer, B. P. (2009). Alzheimer's disease: Seeing the signs early. *J Am Acad Nurse Pract* 21 (11), S. 588–595.

Der lange Abschied

Ronald Reagans Abschiedsbrief
http://www.pbs.org/wgbh/americanexperience/features/primaryresources/reagan-alzheimers/
https://www.planet-wissen.de/gesellschaft/krankheiten/alzheimer/
pwieeinoffenerbriefvonronaldreagan100.html

Krankheitsverlauf
Bird, T. D. (2015). Alzheimer's disease overview. In: *Gene Reviews*, hrsg. v. M. P. Adam et al. Seattle, WA: University of Washington.

Stadien der Alzheimer-Demenz
National Institute on Aging. „Alzheimer's disease fact sheet. Disease education and referral center: Health and aging", https://www.nia.nih.gov/alzheimers

Zitat der amerikanischen Alzheimer-Gesellschaft
Alzheimer's Association (2016). „Factsheet", http://act.alz.org/site/DocServer/2012_6th_Cause_Fact_Sheet.pdf?docID=7149

Alzheimer – eine Ansammlung von Krankheiten?
Grant, J. L. et al. (2012). Reversal of paralysis and reduced inflammation from peripheral administration of amyloid-B in Th1- and Th17-versions of experimental autoimmune encephalomyelitis. *Sci Transl Med* 4 (145): 145ra05.

Die Amyloid-Hypothese

Castellanos Tod
Lubasch, A. H. (1992). Shot by shot, an ex-aide to Gotti describes the killing of Castellano. *New York Times*, 4. März 1992.

Die Amyloid-Hypothese und die Molekularbiologie von Amyloid und Tau
Riek, R. und D. S. Eisenberg (2016). The activities of amyloids from a structural perspective. *Nature* 539, S. 227–235.

Bloom, G.S. (2014). Amyloid-Beta and Tau: The trigger and bullet in Alzheimer's disease patho-genesis. *JAMA Neurol* 7 (4), S. 505–508.

Canter, R.G. et al. (2016). The road to restoring neural circuits for the treatment of Alzheimer's disease. *Nature* 539, S. 187–196.

Die Nonnenstudie

Schwester Mary und Alzheimer-Pathologien
Snowdon, D.A. (1997). Aging and Alzheimer's disease: Lessons from the nun study. *Gerontologist* 37 (2), S. 150–155.

Ergebnisse der Nonnenstudie
Snowdon, D.A. et al. (2003). Healthy aging and dementia: Findings from the nun study. *Ann Intern Med* 139 (5), S. 450–454.

Amyloid und Alzheimer (30-Prozent-Zahl)
Underwood, E. (2016). Tau protein – not amyloid – may be key driver of Alzheimer's symptoms, http://www.sciencemag.org/news/2016/05/tauprotein-not-amyloid-may-be-key-driver-alzheimer-s-symptoms

Fagan, T. „When there's no amyloid, it's not Alzheimer's", http://www.alzforum.org/news/research-news/when-theres-no-amyloid-its-not-alzheimers

Solanezumab (und Zitate)
Abbott, A. und E. Dolgin (2016). Failed Alzheimer's trial does not kill leading theory of disease. *Nature* 540, S. 15–16.

Lotfus, P. (2016). Eli Lilly Alzheimer's drug fails trial. *Wall Street Journal,* https://www.wsj.com/articles/eli-lillys-alzheimers-drug-trial-fails-toachieve-goals-1479902563

Mutmaßungen über weitere Ursachen von Alzheimer
Morris, G.P. et al. (2014). Inconsistencies and controversies surrounding the amyloid hypothesis of Alzheimer's disease. *Acta Neuropathol Commun* 2, S. 135–156.

Kann man Alzheimer in jungen Jahren vorhersagen?

Sprachliche Fähigkeiten und Alzheimer
IB Psychology. „Snowdon's Nun Study", http://www.thinkib.net/psychology/blog/12565/snow-dons-nun-study

Snowdon, D.A. et al. (1996). Linguistic ability in early life, cognitive function and Alzheimer's disease in late life: Findings from the nun study. *JAMA* 275 (7), S. 528–532.

Pittsburgh Compound-B
Cohen, A.D. und W.E. Klunk (2014). Early detection of Alzheimer's disease using PiB and FDG PET. *Neurobiol Dis* 72, S. 177–222.

Alzheimer-Präventionsinitiative
Reiman, E.M. et al. (2011). Alzheimer's prevention initiative: A plan to accelerate the evaluation of presymptomatic treatments. *J Alzheimers Dis.* 26, S. 321–329.

Genmutation in Antioquia
Lalli, M. A. et al. (2014). Origin of the PSEN1 E280a mutation causing early-onset Alzheimer's disease. *Alzheimer's Dement* 10: S277–S283.
Stahl, L. „The Alzheimer's Laboratory", CBS News, http://www.cbsnews.com/news/60-min utes-alzheimers-disease-medellincolombia-lesley-stahl/

Neurolinguistische Evaluation der kolumbianischen Kohorte
Arango-Lasprilla, J. C. et al. (2007). Cognitive changes in the preclinical phase of familial Alzheimer's disease. *J Clin Exp Neuropsychol* 29 (8), S. 892–900.

Ihre Ernährung und Ihre sportliche Aktivität

Henry Heimlich

Grasha, K. und B. Tweh (2016). At 96, Heimlich performs his own maneuver. *USA Today Network,* http://www.cincinnati.com/story/news/2016/05/26/henry-heimlich-finallyuses-famed-ma neuver/85003350/

Ruhig, cool und gefasst

Präsident Obama und Exekutivfunktionen
„President Obama roasts Donald Trump at White House Correspondents' Dinner!" (2011), https://www.youtube.com/watch?v=k8TwRmX6zs4
Shear, Michael D. (2011). Obama and Gates gave no hint of raid at Correspondents' Dinner. https://thecaucus.blogs.nytimes.com/2011/05/02/obama-and-gates-gave-no-hint-of-raid-at-correspondents-dinner/

Entwicklung der Exekutivfunktionen in der Kindheit
Center on the Developing Child, Harvard University (2012). „In brief: Executive function", http://developingchild.harvard.edu/resources/inbriefexecutive-function/
Blair, C. (2016). Developmental science and executive function. *Curr Dir Psychol Sc* 25 (1), S. 3–7.

Risse, Lecks und Schlaglöcher

Seattle
Assefa, S. „Seattle's Population and Demographics". City of Seattle, http://www.seattle.gov/dpd/cityplanning/populationdemographics/

Exekutivfunktionen lassen im Alter nach
Kirova, A. et al. (2015). Working memory and executive function decline across normal aging, mild cognitive impairment, and Alzheimer's disease. *BioMed Research International,* Article ID: 748212.

Degeneration der „Verkehrswege" und die 82-Prozent-Zahl
Fjell, A.M. et al. (2016). The disconnected brain and executive function decline in aging. *Cereb Cortex,* doi: 10.1093/cercor/bhw082.

Präfrontaler Cortex und Hippocampus schrumpfen
Stephens, J.A. und M.E. Berryhill (2016). Older adults improve on everyday tasks after working memory training and neurostimulation. *Brain Stimul* 9 (4), S. 553–559.

Bringen Sie Ihr Gehirn in Schwung

Norman Lear
IMBD, „Norman Lear", http://www.imdb.com/name/nm0005131/
NPR (2016). „Not my job: How much does producer Norman Lear know about Learjets?", http://www.npr.org/2016/07/02/484009777/notmy-job-how-much-does-producer-norman-lear-know-about-learjets
The Doctor Oz Show (2014). „Oz Five: Norman Lear", http://www.doctoroz.com/episode/paleo-solutionpain?video_id=3938750087001

Sport wirkt sich positiv auf die Exekutivfunktionen aus
Colcombe, S. und A.F. Kramer (2003). Fitness effects on the cognitive function of older adults: A meta-analytic study. *Psych Sci* 14 (2), S. 125–130.
Gajewski, P.D. und M. Falkenstein (2016). Physical activity and neurocognitive functioning in aging: A condensed updated review. *Eur Rev Aging Phys Act* 13 (1), doi: 10.1186/s11556-016-0161-3.
Albinet, C.T. et al. (2010). Increased heart rate variability and executive performance after aerobic training in the elderly. *Eur J Appl Physiol* 109 (4), S. 617–624.

Nutzen noch nach 25 Jahren messbar
Chang, M. et al. (2010). The effect of midlife physical activity on cognitive function among older adults. *J Gerontol A Biol Sci Med Sci.* 65 (12), S. 1369–1374.

Zitat von Frank Hu
Shaw, J. (2004). The deadliest sin: From survival of the fittest to staying fit just to survive: Scientists probe the benefits of exercise and the Dangers of Sloth. *Harvard Magazine,* http://harvardmagazine.com/2004/03/the-power-of-exercise

Fokus wird durch Sport nicht beeinflusst
Landuis, E. (2015). The distractible aging mind. *Scientific American Mind* 26 (2), S. 12.

Ergebnisse zum Arbeitsgedächtnis sind nicht so eindeutig
Desjardins-Crépeau, L. et al. (2014). Physical functioning is associated with processing speed and executive functions in community-dwelling older adults. *J Gerontol B Psychol Sci Soc Sci.* 69 (6), S. 837–844.

Bauen Sie Ihr Nervengewebe auf

Sportliche Aktivität verhilft bestimmten Gehirnregionen zu einem kognitiven Sixpack
Voelcker-Rehage, C. und C. Niemann (2013). Structural and functional brain changes related to different types of physical activity across the life span. *Neurosci Biobehav Rev* 37 (9), S. 2268–2295.

Sport wirkt sich positiv auf den präfrontalen Cortex aus (v. a. auf den dorsolateralen PFC)
Gordon, B. A. et al. (2008). Neuroanatomical correlates of aging, cardiopulmonary fitness level, and education. *Psychophysiology* 45 (5), S. 825–838.

Sport vergrößert das Volumen des Hippocampus (2-Prozent-Zahl)
Erickson, K. I. et al. (2011). Exercise training increases size of hippocampus and improves memory. *PNAS* 108 (7), S. 3017–3022.

Sport verbessert die Konnektivität
Voss, M. W. et al. (2010). Plasticity of brain networks in a randomized intervention trial of exercise training in older adults. *Front Aging Neurosci,* doi: 10.3389/fnagi.2010.00032.

Ausdauersport vergrößert das Volumen der grauen Substanz um 8 Prozent
Thomas, A. G. et al. (2012). The effects of aerobic activity on brain structure. *Front Psychol,* doi: 10.3389/fpsyg.2012.00086.

Die Effekte von sportlicher Aktivität auf die graue Substanz sind auch nach neun Jahren noch messbar; das Demenzrisiko sinkt
Erickson, K. I. et al. (2010). Physical activity predicts gray matter volume in late adulthood: The cardiovascular health study. *Neurology* 75 (16), S. 1415–1422.

Die Effekte von sportlicher Aktivität auf den „Brain-Derived Neurotrophic Factor" (BDNF)
Erickson, K. I. et al. (2012). The aging hippocampus: Interactions between exercise, depression and BDNF. *Neuroscientist* 18, S. 82–97.

Die Effekte von sportlicher Aktivität auf das zerebrale Blutvolumen
Schmidt, W. et al. (2013). Train the vessel, gain the brain: Physical activity and vessel function and the impact on stroke prevention and outcome in cerebrovascular disease. *Cerebrovasc Dis* 35 (4), S. 303–312.

Molekulare Grundlage der Angiogenese
Tang, K. Et al. (2010). Exercise-induced VEGF transcriptional activation in brain, lung and skeletal muscle. *Respir Physiol Neurobiol* 170 (1), S. 16–22.

Kleiner Einsatz – große Wirkung

Wie viel Sport sollte man treiben, um einen kognitiven Nutzen zu erzielen?
Colcombe, S. und A. F. Kramer (2003). Fitness effects on the cognitive function of older adults: A meta-analytic study. *Psych Sci* 14 (2), S. 125–130.

Der Effekt hängt von der Dosis ab
Lautenschlager, N. T. und O. P. Almeida (2006). Physical activity and cognition in old age. *Curr Opin Psychiatry* 19 (2), S. 190–193.

Deckeneffekt
Erickson, K. I. et al. (2010). Physical activity predicts gray matter volume in late adulthood: The cardiovascular health study. *Neurology* 75 (16), S. 1415–1422.

Resistenztraining
Liu-Ambrose, T. et al. (2012). Resistance training and functional plasticity of the aging brain: A 12-month randomized controlled trial. *Neurobiol Aging* 33 (8), S. 1690–1698.

104 Minuten mehr Bewegung
Pahor, M. et al. (2014). Effect of structured physical activity on prevention of major mobility disability in older adults: The life study randomized clinical trial. *JAMA* 311 (23), S. 2387–2396.

Selbst ein geringfügiges körperliches Training ist bei Senioren erstaunlich wirksam
McGuire, K. A. und R. Ross (2011). Incidental physical activity is positively associated with cardiorespiratory fitness. *Med Sci Sports Exerc* 43 (11), S. 2189–2194.

Bewegungsradius und Alzheimerrisiko
Bennett, D. A. (2016). Banking against Alzheimer's. *Sci Am Mind* 27 (4), S. 29–37.

Unterschiedliche Arten von sportlicher Aktivität bewirken unterschiedliche kognitive Effekte
Voelcker-Rehage, C. und C. Niemann (2013). Structural and functional brain changes related to different types of physical activity across the life span. *Neurosci Biobehav Rev* 37 (9), S. 2268–2295.
Voelcker-Rehage, C. et al. (2011). Cardiovascular and coordination training differentially improve cognitive performance and neural processing in older adults. *Front Hum Neurosci,* doi: 10.3389/fnhum.2011.00026.

Käseliebhaber, nehmt euch vor Bettlaken in Acht

Scheinkorrelationen
Vigen, Tyler. „Spurious Correlations", http://tylervigen.com/spuriouscorrelations

Skepsis gegenüber Ernährungsforschung
Spector, R. (2009). Science and pseudoscience in adult nutrition research and practice. *Skeptical Inquirer* 33 (3), http://www.csicop.org/si/show/science_and_pseudoscience_in_adult_nutrition_research_and_practice.
Carroll, A. E. (2015). The upshot: Unexpected honey study shows woes of nutrition research. *New York Times,* 26. Oktober 2015,
http://www.nytimes.com/2015/10/27/upshot/surprising-honey-studyshows-woes-of-nutrition-research.html

Freie Radikale in einem hungrigen Gehirn

2 Prozent des Körpergewichts, 20 Prozent der Kalorien
Raichle, M.E. und D.A. Gusnard (2002). Appraising the brain's energy budget. *PNAS* 6 (99), S. 10237–10239.

Das Gehirn verstoffwechselt Zucker, kein Fett
McKinley, R.A. et al. (2008). Human information processing in the dynamic environment. *Air Force Research Laboratory* 2008, S. 1–3.

Molekulare Instandsetzungsprozesse lassen im Alter nach
Stranahan, A.M. und M.P. Mattson (2012). Recruiting adaptive cellular stress responses for successful brain aging. *Nat Rev Neurosci* 13 (3), S. 209–216.

Oxidativer Stress und Antioxidantien
Pisoschi, A.M. und A. Pop (2015). The role of antioxidants in the chemistry of oxidative stress: A review. *European Journal of Medicinal Chemistry* 97, S. 55–74.

Weniger ist (möglicherweise) mehr

Steigerung der Lebenserwartung von Mäusen um 50 Prozent
Speakman, J.R. und S.E. Mitchell (2011). Caloric restriction. *Mol Aspects Med.* 32 (3), S. 159–221.

Steigerung der Lebenserwartung bei anderen Tieren (einschließlich Fruchtfliegen)
S.D. Katewa et al. (2016). Peripheral circadian clocks mediate dietary restriction-dependent changes in lifespan and fat metabolism in drosophila. *Cell Metab* 23 (1), S. 143–154.

Verringerte Kalorienzufuhr beim Menschen
Martin, C.K. Et al. (2016). Effect of calorie restriction on mood, quality of life, sleep, and sexual function in healthy nonobese adults. *JAMA Internal Medicine* 176 (6), S. 743–752.

Was Ihrem Gehirn schmeckt

Die Mittelmeerdiät
Estruch, R. et al. (2013). Primary prevention of cardiovascular disease with a Mediterranean diet. *N Engl J Med* 368, S. 1279–1290.
Guasch-Ferré, M. et al. (2014). Olive oil intake and risk of cardiovascular disease and mortality in the PREDIMED study. *BMC Med,* doi: 10.1186/1741-7015-12-78.

Auswirkungen der Mittelmeerdiät auf die Kognition
Valis-Pedrit, C. et al. (2015). Mediterranean diet and age-related cognitive decline: A randomized clinical trial. *JAMA Internal Medicine* 175 (7), S. 1094–1103.

Zitat von David Bennett
Bennett, D.A. (2016). Banking against Alzheimer's. *Sci Am Mind* 27 (4), S. 29–37.

Mittelmeer-, MIND- und DASH-Diät
„Mediterranean Diet", *U.S. News,* http://health.usnews.com/bestdiet/mediterranean-diet
„MIND Diet", *U.S. News,* http://health.usnews.com/best-diet/mind-diet
„DASH Diet", *U.S. News,* http://health.usnews.com/best-diet/dash-diet

Michael Pollan
DeNoon, Daniel, 7 rules for eating. *Webmd,* http://www.webmd.com/food-recipes/news/2009 0323/7-rules-for-eating#1
Pollan, Michael (2009). *Lebens-Mittel: Eine Verteidigung gegen die industrielle Nahrung und den Diätenwahn.* München: Goldmann.

Ohne Fleiß kein Preis

Hormesis
Calabrese, E. J. et al. (2007). Biological stress response terminology: Integrating the concepts of adaptive response and preconditioning stress within a hormetic dose-response framework. *Toxicol Appl Pharmacol* 222, S. 122–128.

Kalorienrestriktion und Hormesis
Hyun, D. et al. (2006). Calorie restriction up-regulates the plasma membrane redox system in brain cells and suppresses oxidative stress during aging. *PNAS* 103, S. 19908–19912.
Arumugam, T. V. et al. (2010). Age and energy intake interact to modify cell stress pathways and stroke outcome. *Ann. Neurol.* 67, S. 42–52.

Phytochemikalien und Hormesis
Son, T. G. et al. (2008). Hormetic dietary phytochemicals. *Neuromolec Med* 10, S. 236–246.

Die Auswirkungen der Mittelmeerdiät auf die Konnektivität
Pelletier, A. et al. (2015). Mediterranean diet and preserved brain structural connectivity in older subjects. *Alzheimer's Dement* 11 (9), S. 1023–1031.

Antioxidantien in Tablettenform sind weitgehend unwirksam
Bjelakovic, G. et al. (2013). Antioxidant supplements for prevention of mortality in healthy participants and patients with various diseases. *Cochrane Database of Systematic Reviews* 2, Artikel CD007176.

Ihr Schlaf

Susannah Mushatt Jones
Lewis, D. „Brooklyn's Susannah Mushatt Jones, the world's oldest person at 115, thanks sleep for long life". *New York Daily News,* http://www.nydailynews.com/new-york/sleep-world-oldest -person-secretlongevity-article-1.2266141
Waxman, O. B. (2014). Long-life secrets from an (almost) 115 year old woman. *Time,* http://time.com/2873247/second-oldest-american-115-birthday/

Eulen und Lerchen

Die Biologie des Schlafes: Grundlagen
Weber, F. und Y. Dan. (2016). Circuit-based interrogation of sleep control. *Nature* 538, S. 51–59.
Webb, W. B. (1970). Individual differences in sleep length. *Int Psych Clin* 7 (44–47).
„What is ‚normal' sleep?", *U.S. National Library of Medicine,* https://www.ncbi.nlm.nih.gov/pub medhealth/PMH0072506/
Passer, M. W. und R. E. Smith (2001). Sleep and dreaming: Stages of sleep. In: *Psychology: Frontiers and Applications*. New York: McGraw-Hill, S. 183–184.
Walker, M. P. (2009). The role of slow wave sleep in memory processing. *J Clin Sleep Med* 5 (2): S20-S26.
Welberg, L. (2013). Sleep: Not such a waste. *Nat Rev Neurosci* 14 (12), S. 16–17.

Wie viel Schlaf brauchen wir?
Passer, M. W. und R. E. Smith (2001). Sleep and dreaming: Stages of sleep. In: *Psychology: Frontiers and Applications*. New York: McGraw-Hill, S. 186.
Walch, O. J. (2016). Get an early night. *Nature* 533, S. 151.

Wellenreiten

Opponent-Process-Theorie
Foster, R. G. und L. Kreitzman (2005). *Rhythms of Life: The Biological Clocks That Control the Daily Lives of Every Living Thing*. London: Profile Books, S. 177–200.

Erste Erkenntnis: Wir schlafen, um zu lernen

Gedächtniskonsolidierung
Walker, M. P. (2009). The role of slow wave sleep in memory processing. *J Clin Sleep Med* 5 (2): S20–S26.
Stickgold, R. (2015). Sleep on it! *Scientific American* 313, S. 52–57.

Langsam wirkende Säure

Der chemische Zerfall von Videokassetten
Van Bogart, J. W. C. (1995). Estimation of magnetic tape life expectancies. In: *Magnetic Tape Storage and Handling a Guide for Libraries and Archives*. Washington, D.C.: The Commission on Preservation and Access.

Altersbedingte Veränderungen von REM- und Tiefschlaf
Scullin, M. K. und D. L. Bliwise (2015). Sleep, cognition, and normal aging: Integrating a half century of multidisciplinary research. *Perspect Psychol Sci* 10 (1), S. 97–137.

Unsere innere Uhr

Die präziseste Atomuhr der Welt
Mann, A. (2014). How the U.S. built the world's most ridiculously accurate atomic clock. *Wired*, 4. April 2014, https://www.wired.com/2014/04/nistatomic-clock/
Glass, D. (2013). What happens if GPS fails? *The Atlantic*, 13. Juni 2016, http://www.theatlantic.com/technology/archive/2016/06/what-happens-ifgps-fails/486824/

Der suprachiasmatische Nucleus
Nakamura, T. J. et al. (2016). The suprachiasmatic nucleus: Age-related decline in biological rhythms. *J Physiol Sci* 66 (5), S. 367–374.

Aus dem Takt

Wie sich der Schlaf im Alter verändert
Kondratova, A. A. und R. V. Kondratov (2012). The circadian clock and pathology of the aging brain. *Nat Rev Neurosci* 13 (5), S. 325–335.

Die Schlaf-Kognitionshypothese
Beullens, J. (2001). Sleep and intellectual functioning in the elderly: The role of sleep quality and apnea. Literature survey. *Tijdschr Gerontol Geriatr* 32 (4), S. 165–173.

Alter, Gedächtnis und Exekutivfunktionen
Fogel, S. M. et al. (2014). FMRI and sleep correlates of the age-related impairment in motor memory consolidation." *Human Brain Mapping* 35 (8), S. 3625–3645.

Vorsorge treffen

Josef und der Pharao
Genesis/1. Buch Mose, 41,1–57.

Zitat von Scullin und Bliwise
Scullin, M. K. und D. L. Bliwise (2015). Sleep, cognition, and normal aging: Integrating a half century of multidisciplinary research. *Perspect Psychol Sci* 10 (1), S. 97–137.

Zweite Erkenntnis: Wir schlafen, um unser Gehirn zu entmüllen

Müllentsorgung über Nacht
Welberg, L. (2013). Sleep: Not such a waste. *Nat Rev Neurosci* 14 (12), S. 16–17.

Das glymphatische System und die Entsorgung toxischen Abfalls im Schlaf
Thiyagaragan, M. A. et al. (2016). Glymphatic distribution of csf-derived apoe into brain is isoform specific and suppressed during sleep deprivation. *Mol Neurodegener* 11, S. 74–94.

Wenn die Müllabfuhr streikt

Streik der New Yorker Müllabfuhr 1911
http://stuffnobodycaresabout.com/2013/08/21/old-new-york-in-photos-31/

Schlaf, Gedächtnis und Alzheimer-Demenz
Lucey, B. P. und D. M. Holtzman (2015). How amyloid, sleep and memory connect. *Nat Neurosci* 18 (7), S. 933–934.
Tarasoff-Conway, J. M. et al. (2015). Clearance systems in the brain-implications for Alzheimer disease. *Nat Rev Neurol* 11 (8), S. 457–470.

Die Rolle des Säuberungssystems bei der Neurodegeneration
Musiek, E. S. und D. M. Holtzman (2016). Mechanisms linking circadian clocks, sleep, and neurodegeneration. *Science* 25, S. 1005–1008.

Die richtige Gutenachtgeschichte

Goldlöckchen und die drei Bären
https://hekaya.de/maerchen/goldloeckchen-und-die-drei-baeren--southey_1.html

Die optimale Schlafdauer
Hublin, C. et al. (2007). Sleep and mortality: A population-based 22-year follow-up study. *Sleep* 30 (10), S. 1245–1253.
Shen, X. et al. (2016). Nighttime sleep duration, 24-hour sleep duration and risk of all-cause mortality among adults: A meta-analysis of prospective cohort studies. *Sci Rep.* 6, doi: 10.1038/srep80.

Schlafstörungen und psychische Gesundheit
Leblanc, M. et al. (2015). Sleep problems in anxious and depressive older adults. *Psychol Res Behav Manag* 8, S. 161–169.

Wie man besser schläft

Dr. Peter Hauri
Hauri, Peter (1994) [1990]. *Das große Buch vom gesunden Schlaf: Schlafprobleme lösen ohne Medikamente.* Rastatt: Pabel-Moewig.
Sleep Research Society. „Conversations with our founders: Peter Hauri, PhD", http://www.sleepresearchsociety.org/conversationwithfounders.aspx

Empfehlungen zur Schlafhygiene
Dorfner, M. (2015). Sandman not doing the job? Use these behavioral strategies for sleep difficulties. Mayo Clinic, http://newsnetwork.mayoclinic.org/discussion/sandman-not-doing-the-job use-these-behavioral-strategies-for-sleep-difficulties/
Torborg, L. „Mayo Clinic Q and A: ongoing insomnia? Variety of factors could be at play", http://newsnetwork.mayoclinic.org/discussion/mayoclinic-q-a-ongoing-insomnia-variety-of-factors-could-be-at-play/

Verhaltensintervention für ältere Menschen mit Schlafproblemen
Buysse, D.J. et al. (2011). Efficacy of brief behavioral treatment for chronic insomnia in older adults. *Arch Intern Med* 171 (19), S. 887–895.
Span, P. (2011). Simple rules for better sleep. *New York Times*, 23. März 2011.

Die Wirkung von Schlafmitteln bei älteren Menschen
Glass, J. (2005). Sedative hypnotics in older people with insomnia: Meta-analysis of risks and benefits. *BMJ* 331, S. 1169.

Ihre Langlebigkeit

Super Agers
Connell, M.O. (2017). The immortality campaign. *New York Times Magazine*, 12. Februar 2017.
Rogalski, E.J. et al. (2013). Youthful memory capacity in old brains: Anatomic and genetic clues from the Northwestern Superaging Project. *J Cogn Neurosci* 25 (1), S. 29–36.

Verschiedene britische Längsschnittstudien
Steptoe, A. (2016). Tracing the social roots of Health. *Nature* 531, S. 32–33.

Die schottische Studie
Underwood, E. (2014). Starting young. *Science* 346, S. 568–571.

Genetische Studien
Wheeler, H.E. und S.K. Kim (2011). Genetics and genomics of human aging. *Philos Trans R Soc Lond B Biol Sci* 366, S. 43–50.
Melzer, D. et al. (2007). Genetic variation and human aging: Progress and prospects. *J Gerontol A Biol Sci Med Sci* 6 (3), S. 301–307.

Der Heilige Gral der INDY-Gene

INDY-Gene
Highfield, Roger (2000). „Indy"-gene may be holy grail for longevity. *The Telegraph*, 21. Dezember 2000, http://www.telegraph.co.uk/news/science/sciencenews/4757682/Indy-gene-may-be-Holy-Grail-for-longevity.html

Fruchtfliegen und die Forschungen von Michael Rose
Nusbaum, T.J. und M.R. Rose (1994). Aging in „Drosophila". *Comp Biochem Physiol* 109 (1), S. 33–38.

Langlebigkeit von Mäusen
Bartke, A. et al. (2013). Links between growth hormone and aging. *Endokrynol Pol* 64 (1), S. 46–52.
Pilcher, H.R. (2003). Money for old mice. *Nature*, http://www.nature.com/news/2003/030915/full/news030915-13.html

Langlebigkeit von Fadenwürmern
Ayyadevara, S. et al. (2008). Remarkable longevity and stress resistance of nematode Pi3k-null mutants. *Aging Cell* 7 (1), S. 13–22.

Die Zellen der Henrietta Lacks

Henrietta Lacks
Skloot, Rebecca (2010). *Die Unsterblichkeit der Henrietta Lacks.* München: Irisiana.
Zielinski, S. (2010). Cracking the code of the human genome. *Smithsonian,* http://www.smith sonianmag.com/science-nature/henrietta-lacks-immortalcells-6421299/

Die Kontroverse um die HeLa-Zellen
Callaway, E. (2013). Deal done over HeLa cell line. *Nature* 500, S. 132–133.

Unsterblichkeit und Krebs
Masters, J.R. (2000). Human cancer cell lines: Fact and fantasy. *Nature Review Molecular Cell Biology* 1, S. 233–236.

Countdown

Das Hayflick-Limit
Shay, J.W. und W.E. Wright (2000). Hayflick, his limit, and cellular aging. *Nature Reviews Molecular Cell Biology* 1, S. 72–76.

Wenn unterlassene Hilfeleistung ein Segen ist

Basic biology of telomeres
Blackburn, E.H. et al. (2015). Human telomere biology: A contributory and interactive factor in aging, disease risks, and protection. *Science* 350, S. 1193–1199.
Blackburn, E.H. und Greider, C.W. (1996). Telomeres, telomerase and cancer. *Scientific American* 274 (2), S. 92–97.

Verfall und Untergang von Langlebigkeitsgenen

Edward Gibbon
Gibbon, Edward (2003) [1776–1788]. *Verfall und Untergang des Römischen Imperiums.* Sechs Bände. München: dtv.

Sirtuine
Bonkowski, M.S. und D.A. Sinclair (2016). Slowing ageing by design: The rise of Nad$^+$ and Sirtuin-activating compounds. *Nature Review Molecular Cell Biology* 17 (11), S. 679–690.

IGF-1
Milman, S. et al. (2014). Low insulin-like growth factor-1 level predicts survival in humans with exceptional longevity. *Aging Cell* 13 (4), S. 769–771.

mTOR-Pfad und Rapamycin
Longo, V.D. et al. (2015). Interventions to slow aging in humans: Are we ready? *Aging Cell* 14 (4), S. 497–510.

Eine Pille gegen das Altern?

Vermeintliche Wundermittel gegen das Altern
Fabry, M. (2017). A cure for the ages. *Time* 189 (7), S. 86–87.

Metformin
Hall, S.S. (2015). A trial for the ages. *Science* 349, S. 1275–1277.

Montelukast
Marschallinger, J. et al. (2015). Structural and functional rejuvenation of the aged brain by an approved anti-asthmatic drug. *Nat Commun* 6, S. 8466-8482.

Basis und Nicotinamid-Adenin-Dinukleotid (NAD)
Verdin, E. (2015). NAD$^+$ in aging, metabolism, and neurodegeneration. *Science* 350, S. 1208–1213.
Zhang, S. (2016). The weird business behind a trendy „anti-aging" pill. *Wired*, 6. Juli 2016, https://www.wired.com/2016/07/confused-elysiums-antiaging-drug-yeah-fda/

Blutsbrüder

Geschichte der Parabiose
Fabry, M. (2017). A cure for the ages. *Time* 189 (7), S. 86–87.

Wie die Parabiose funktioniert
Scudellari, M. (2015). Ageing research: Blood to blood. *Nature* 517, S. 426–429.

Das Experiment von Tony Wyss-Coray
Villeda, S.A. et al. (2014). Young blood reverses age-related impairments in cognitive function and synaptic plasticity in mice. *Nature Medicine* 20, S. 659–663.

Die klinische Studie
McGilvray, A. (2016). Aging: Restoration project. *Nature* 531: S4–S5.

Kontroverse um die klinische Studie
Kaiser, J. (2016). Young blood antiaging trial raises questions. *Science,* http://www.sciencemag.org/news/2016/08/young-blood-antiagingtrial-raises-questions

Ihr Ruhestand

Das Schlimmste, was Sie sich antun können

Charles Eugster
Stump, S. „World's fittest 96-year-old, Charles Eugster, shares diet and exercise tips", http://www.
   today.com/health/world-s-fittest-96-year-oldcharles-eugster-shares-diet-t87956
Eugster, C. „Charles Eugster expert in successful ageing & multiple record holder", www.char
   leseugster.net/home

Ruhestand auf Platz 10 der Liste der stressreichsten Lebensereignisse
„The Holmes-Rahe Stress Inventory", http://www.stress.org/holmes-rahestress-inventory/

Ein früher Eintritt in den Ruhestand ist mit einem früheren Tod assoziiert
Wu, C. et al. (2016). Association of retirement age with mortality: A population-based longitudinal study among older adults in the USA. *J Epidemiol Community Health* 70 (9), S. 917–923.

Der Ruhestand in Zahlen

Das Herzinfarkt- und Schlaganfall-Risiko ist um 40 Prozent höher
Moon, J.R. et al. (2012). Transition to retirement and risk of cardiovascular disease: Prospective
   analysis of the US health and retirement study. *Soc Sci Med.* 75 (3), S. 526–530.

*Das Risiko einer chronischen Erkrankung ist bei Ruheständlern signifikant höher (21 Prozent vs. 11 Pro-
zent bei berufstätigen älteren Menschen)*
Behncke, S. (2012). Does retirement trigger ill health? *Health Econ* 21 (3), S. 282–300.

*Die Messwerte der fluiden Intelligenz und der Gedächtnisleistung nehmen bei Ruheständlern deutlich
ab*
Wroblewska, A. „Your brain on retirement". JSTOR, https://daily.jstor.org/your-brain-on-retire
   ment/
Rohwedder, S. und R.J. Willis (2010). Mental retirement. *J Econ Perspect* 24 (1), S. 119–138.

Die Wahrscheinlichkeit, eine Depression zu entwickeln, ist bei Ruheständlern um 40 Prozent höher
Sahlgreen, G.H. (2013). Work longer, live healthier. *IEA Discussion Paper* 46, https://iea.org.uk/
   wpcontent/uploads/2016/07/Work%20Longer,%20Live_Healthier.pdf

Der Ruhestand ist mit einem erhöhten Demenzrisiko assoziiert
Dufouil, C. (2014). Older age at retirement is associated with decreased risk of dementia. *Eur J
   Epidemiol* 29 (5), S. 353–361.

Die gute alte Zeit

Colonel Sanders
Getlen, L. (2012). Cluck off. *New York Post*, 15. April 2012, http://nypost.com/2012/04/15/cluck-
   off/

Das soziale Netzwerk ist um 25 Prozent größer
Patacchini, E. und G.V. Engelhardt (2016). Work, retirement, and social networks at older ages. *Center for Retirement Research,* http://crr.bc.edu/wp-content/uploads/2016/11/wp_2016-15. pdf

„Nostalgie" im Oxford English Dictionary
Pearsall, J. (Hrsg.) (1998). *The New Oxford Dictionary of English.* Oxford: Oxford University Press, S. 1266.

Nostalgie tut gut
Sedikides, C. et al. (2016). Nostalgia fosters self-continuity: Uncovering the mechanism (social connectedness) and the consequence (eudaimonic well-being). *Emotion* 16, S. 524–539.

„Unser Lied"

„Reminiscing" von der Little River Band, https://www.youtube.com/watch?v=gS4u3P2nFfg

Der praktische Nutzen von Nostalgie
Sedikides, C. und T. Wildschut (2016). Nostalgia: A bittersweet emotion that confers psychological health benefits. In: *The Handbook of Positive Clinical Psychology,* hrsg. v. J. Johnson und A. Wood. Hoboken, NJ: Wiley, 2016.
Tierney, J. (2013). What is nostalgia good for? Quite a bit, research shows. *New York Times,* 8. Juli 2013.

Was Nostalgie mit unserem Gehirn anstellt

Bildgebende Verfahren
Oba, K. et al. (2016). Memory and reward systems coproduce „nostalgic" experiences in the brain. *Soc Cogn Affect Neurosci* 11 (7), S. 1069–1077.

Unsere goldenen Zwanziger

Reminiszenzhöcker und Abrufbias
Jansari, A. und A.J. Parkin (2005). Things that go bump in your life: Explaining the reminiscence bump in autobiographical memory. *Psychol & Aging* 11, S. 85–91.
Draaisma, D. (2013). *The nostalgia factory: Memory, time and ageing.* New Haven, CT: Yale University Press, S. 58–76.
Vidal, G. (1984) [1976]. *1876.* München: Heyne.

Wie wir in unseren Sechzigern auftauen

Permastore
Bahrick, H.P. et al. (2013). *Life-Span Maintenance of Knowledge.* Milton Park: Taylor and Francis, Psychology Press.
Draaisma, D. (2013). *The nostalgia factory: Memory, time and ageing.* New Haven, CT: Yale University Press, S. ix-xi.

Vorbehalte gegen den Reminiszenzhöcker
Janssen, S. M. et al. (2005). The reminiscence bump in autobiographical memory: Effects of age, gender, education, and culture. *Memory* 13 (6), S. 658–668.

Die Uhr zurückgedreht

Langers Webseite, „The Young Ones" (Film) und Zitate der Teilnehmer
The Langer Mindfulness Institute. „The Young Ones", http://langermindfulnessinstitute.com/the-young-ones/
McDonald, T. (2010). The Young Ones: Can re-living your youth make you young again?, BBC, http://www.bbc.co.uk/blogs/tv/2010/09/the-youngones.shtml
Smith, P. The Young Ones: You're only as old as the era you love. *The Telegraph*, http://www.telegraph.co.uk/culture/tvandradio/8000407/The-Young-Ones-youre-only-as-old-as-the-era-you-love.html

Ellen Langers Forschungsergebnisse
Langer, E. (2011) [2010]. *Die Uhr zurückdrehen? Gesund alt werden durch die heilsame Wirkung der Aufmerksamkeit*. Paderborn: Junfermann Verlag.
Langer, E. et al. (1990). Nonsequential development and aging. In: Higher Stages of Development: Perspectives on Adult Growth, hrsg. v. C. N. Alexander und E. J. Langer. Oxford: Oxford University Press, S. 130–134.

„A Day in the Life" (Vergangenheit)

A Day in the Life
„A Day in the Life: An in depth analysis". Apple Corporation, Interview with John Lennon and Paul McCartney, https://web.archive.org/web/20080419020720/http://www.applecorp.com/aditl/origins.htm

Ein Tag im Leben (Gegenwart)

Die „Erinnerungsecke"
Marshall, C. (2011) [1967]. *Christy*. Holzgerlingen: SCM Hänssler.

Aus vielen kleinen Quellen entsteht ein mächtiger Strom

Ngandu, T. et al. (2015). A two year multidomain intervention of diet, exercise, cognitive training, and vascular risk monitoring versus control to prevent cognitive decline in at-risk elderly people („FINGER"): A randomized controlled trial. *Lancet* 385 (9984), S. 2255–2263.

Blue Zones: Wo die fitten Hochbetagten leben

Die „Blue Zones"
Buettner, Dan (2005). The secrets of long life. *National Geographic*, November 2005, S. 2–27, https://www.bluezones.com/wp-content/uploads/2015/01/Nat_Geo_LongevityF.pdf [Stand: 23. August 2018].

Worrall, Simon (2015). Here are the secrets to a long and healthy life. *National Geographic*, April 2015.

Ikaria
Panagiotakos, D.B. et al. (2011). Sociodemographic and lifestyle statistics of oldest old people (>80 years) living in Ikaria island: The „Ikaria Study". *Cardiology Research and Practice,* http://dx.doi.org/10.4061/2011/679187

Costa Rica
Rosero-Bixby, L. et al. (2013). The Nicoya region of Costa Rica: A high longevity island for elderly males. *Vienna Yearb Popul Res* 11, S. 109–136.

Studie, die großzügig zu Genen ist
Herskind, A.M. et al. (1996). The heritability of human longevity: A population-based study of 2872 Danish twin pairs born 1870-1900. *Hum Genet* 97, S. 319–323.

Wir können lediglich 6 Prozent der Varianz auf unsere Genetik schieben
Karasik, D. et al. (2004). Genetic contribution to biological aging: the Framingham Study. *J Gerontol A Biol Sci Med Sci* 59 (3), S. 218–226.

Was uns die „Blue Zoners" lehren
„Lessons from the Blue Zones" (2015). In: *Business Engagement in Building Healthy Communities: Workshop Summary*. Washington, DC: National Academy of Sciences, https://www.nap.edu/read/19003/chapter/3#6

Wohlan denn, Reisender

Die Voyager-Mission
„Voyager, the interstellar mission", http://voyager.jpl.nasa.gov/mission/index.html

Kosten Milch, Honda
„1977 Economy/Prices", http://www.1970sflashback.com/1977/economy.asp
„1989 Economy/Prices", http://www.1980sflashback.com/1989/economy.asp
Martin, M. (2008). 1977 Honda Accord, http://jalopnik.com/5089743/1977-honda-accord
Autoblog (2014). „Is today's Honda Accord cheaper than it was back in 1989?", http://www.autoblog.com/2014/09/24/honda-accord-cheaper-now-than-1989/

Steigende Lebenserwartung in den USA
„United States, Life Expectancy at Birth" (2015), https://www.indexmundi.com/facts/united-states/life-expectancy-at-birth

Über den Autor

Dr. John Medina, Jahrgang 1956, ist Entwicklungsbiologe mit Schwerpunkt Molekularbiologie und befasst sich hauptsächlich mit den Genen, die an der Entwicklung des menschlichen Gehirns beteiligt sind, sowie mit der Genetik psychiatrischer Störungen. Er bekleidet eine Gastprofessur für Bioingenieurwesen an der Medizinischen Fakultät der University of Washington und ist außerdem als Forschungsberater für biotechnologische und pharmazeutische Unternehmen tätig.

Medina war Gründungsdirektor zweier Hirnforschungsinstitute: des Brain Center for Applied Learning Research an der Seattle Pacific University und des Talaris Research Institute, einer Non-Profit-Organisation, die u. a. die Endkodierung und Verarbeitung von Informationen bei Kindern erforscht.

Neben seiner Forschungstätigkeit berät Medina die Bildungskommission der Bundesstaaten (Education Commission of the States) und hält regelmäßig Vorträge über die Zusammenhänge von Neurologie und Bildung. Für seine Lehrtätigkeit ist er mehrfach ausgezeichnet worden.

John Medina ist Autor zahlreicher Sachbücher, darunter *Am Tor zur Hölle: Die Biologie der sieben Todsünden* (2002); *Gehirn und Erfolg: 12 Regeln für Schule, Beruf und Alltag* (2009) und *Brain Rules für Ihr Baby: Wie neurowissenschaftliche Erkenntnisse helfen, dass Ihre Kinder schlau und glücklich werden* (2. deutsche Auflage 2017).

Ein Leben lang hat es Medina fasziniert, wie unser Gehirn Informationen aufnimmt und verarbeitet. Als Vater zweier Söhne interessiert es ihn, wie die Hirnforschung Einfluss darauf nehmen kann, wie wir unsere Kinder unterrichten. In seinen Vorträgen gibt er sein Wissen an Politiker, Mediziner, Unternehmer und Vertreter von Schulbehörden und Non-Profit-Organisationen weiter.

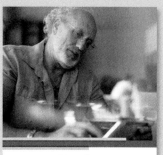
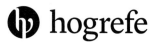

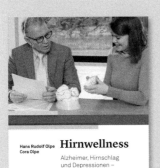
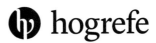